十三五
规划教材

"十三五"高等教育医药院校规划教材/多媒体融合创新教材

供护理、助产、相关医学技术类等专业使用

护理教育学

HULI JIAOYUXUE

主编◎陈海燕 赵美玉

U0340551

郑州大学出版社

郑 州

图书在版编目(CIP)数据

护理教育学/陈海燕,赵美玉主编. —郑州:郑州大学
出版社,2017.7(2021.1 重印)
ISBN 978-7-5645-4294-8

Ⅰ.①护… Ⅱ.①陈… ②赵… Ⅲ.①护理学–教育
学 Ⅳ.①R47

中国版本图书馆 CIP 数据核字 (2017)第 114153 号

郑州大学出版社出版发行

郑州市大学路 40 号   邮政编码:450052
出版人:孙保营   发行部电话:0371-66966070
全国新华书店经销
河南龙华印务有限公司印制
开本:850 mm×1 168 mm   1/16
印张:17.75
字数:432 千字
版次:2017 年 7 月第 1 版   印次:2021 年 1 月第 2 次印刷

书号:ISBN 978-7-5645-4294-8   定价:39.00 元

作 者 名 单

主　编　陈海燕　赵美玉

副主编　张莉芳　王　霞　高明霞
　　　　马丽丽

编　委　(以姓氏笔画为序)
　　　　马丽丽　王　洁　王　霞
　　　　张莉芳　陈海燕　赵美玉
　　　　高明霞　黄　娟　焦丹丹

"十三五"高等教育医药院校规划教材／多媒体融合创新教材

建设单位

（以单位名称首字拼音排序）

安徽医科大学	济宁医学院
安徽中医药大学	嘉应学院
蚌埠医学院	井冈山大学
承德医学院	九江学院
大理学院	南华大学
赣南医学院	平顶山学院
广东医科大学	山西医科大学
广州医科大学	陕西中医药大学
贵阳中医学院	邵阳学院
贵州医科大学	泰山医学院
桂林医学院	西安医学院
河南大学	新乡医学院
河南大学民生学院	新乡医学院三全学院
河南广播电视大学	徐州医科大学
河南科技大学	许昌学院医学院
河南理工大学	延安大学
河南中医药大学	延边大学
湖南医药学院	右江民族医学院
黄河科技学院	郑州大学
江汉大学	郑州工业应用技术学院
吉林医药学院	

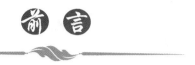

前　言

　　随着新时期高等教育改革的稳步发展,我国护理教育的改革呈现出向纵深推进的良好趋势,无论是护理学专业人才培养模式、课程设置、教学方法、信息化建设,还是学校教学与医疗卫生机构之间的相互配合与有效衔接等,均有了更深层次的推进。在此背景下,我们联合全国一些本科院校组织编写了本教材,供护理学专业本科学生使用。

　　护理教育学作为护理学学科体系中一门新兴的交叉学科,是将教育学、心理学的相关理论和方法技术应用于护理教育领域,以研究护理教育现象与规律的学科。本学科的建设和发展对于培养护理人才、提高护理教育质量、推动护理教育事业发展具有重要意义。

　　本教材紧扣本科学生的培养目标,突出应用型人才的培养定位,既注重强调教材的基本知识,又适应目前护理学专业发展的需要,特别是护理本科人才在临床的使用需要。在编写教材时,紧密结合护理学专业的课程设置、课堂教学、临床教学、教学评价等对学生的能力提出具体的要求,将教育学基本理论与护理教育实践相结合,教给学生比较实用的方法与技巧。

　　本教材以教学过程为主线,按照教育理论—教学内容—教学方法—教学评价的顺序展开,并对最新护理教育动态、学生的素质教育、评判性思维能力培养等内容做了详尽的介绍,内容包括四个模块。①宏观层面:第一章,重点阐述教育学与护理教育学的基本概念和本质、结构和功能、特点和任务、护理教育的改革和发展。②中观层面:第二至五章,阐述护理教育的目标与课程、心理学基础和护理教育中的师生关系等内容。③微观层面:第六至九章,阐述了护理教育实践过程中的应用理论和基本技术,包括教学规律、教学原则、教学组织形式、教学方法及教学评价。④学生素质教育:第十至十一章,介绍学生的全面发展、评判性思维能力培养的重要性及相应的理论和技术。

　　本教材有以下特点:①强调教育理念的更新,在教材中系统介绍了近年来在护理教育中常用的教育心理学理论;②系统介绍了各种教学方法;③每章配有典型案例,通过丰富的案例揭示教育理论与方法的内涵,有利于学习者对知识的理解和应用;④章末设置小结和思考题,有助于培养学习者对知识点归纳及分析问题和解决问题的能力。

　　本教材虽然经过各位编者认真撰写,但仍难免有疏漏之处,恳请广大读者批评指正。

编　者

2017 年 4 月

目 录

第一章

导论

【教与学导引】

从护理学鼻祖南丁格尔在泰晤士河畔创办世界上第一所护士学校至今,护理与教育在这百年中得到了超乎寻常的结合与发展。原因在于社会对护理工作的需求不断提高,同时教育科学及相关学科的发展也时时在促使着护理教育的发展进程。因此,无论你是以何种目的翻开这本教材,本章作为全书的起点,我们还是希望你从教育的基础知识开始学习,然后再一起走入护理教育领域内,重点讨论护理教育的性质、特点和任务,分析护理教育学与其他相关学科之间的关系,归纳我国护理教育体系的结构变化及特点,回顾总结国内外护理教育发展的历史、现状,并展现未来护理教育的发展趋势。

护理教育学是近年来在医学教育领域中新兴的一门学科。它是应医学模式的转变,社会对护理专门人才的需求及护理教育的发展对护理师资的急需而产生的。

护理教育学是护理学和教育学相交叉的一门边缘性学科,它是从教育学母体中派生出来的一棵新枝。所以,要了解和研究护理教育学的问题,首先必须了解教育和教育学的问题,即教育的产生和发展,教育学的形成和发展,教育与社会发展、教育和人的发展的辩证关系、教育学研究的对象和任务等一系列问题,继而确立正确的教育方向和立场。然后进一步了解什么是护理教育和护理教育学,护理教育学研究的对象、任务和方法,护理教育学与相关学科的关系及学习护理教育学的意义等问题。本章围绕这些基本问题给予阐述。

第一节　教育与教育学概述

一、教育的概念与本质功能

(一)教育的概念

教育(education)是人类特有的社会现象。人们普遍认为,教育是一种培养人的社

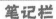

会活动。这是教育区别于其他一切社会活动的根本特点,并贯穿于社会的一切教育之中。在使用和解释教育的概念中,一般有两种含义:一种是指广义的教育,即指增进人们的知识和技能,影响人们的思想观念的活动。如"对社会不同群体进行的思想道德教育、科学文化教育和健康教育",这里使用的"教育"就是广义的教育,指的是以影响人的身心发展为直接目的的社会活动。另一种是指狭义的教育,主要是指学校教育,即教育工作者依据一定的社会要求,有目的、有计划、有组织地对受教育者的身心施加影响,使受教育者的思想和行为发生预期变化的活动。狭义教育的概念中隐含着四层含义:

第一,教育是一种培养人的活动。教育是由教育者依据一定的要求,对受教育者进行的一种有目的、有计划、有组织的影响活动。它对教育的性质、教育的功能和意义以及教育活动的针对性、程序性、规范性和专业化、科学化均有一定的要求。在这一活动中,促使受教育者掌握知识和技能,形成个体的价值观体系,获得一定的身心发展。

第二,教育是社会活动。一方面,教育活动在一定的社会环境中进行,社会为教育活动提供必要的条件;另一方面,教育的目的是将受教育者培养成为社会需要的人。因此,教育反映了社会对受教育者的要求,并受一定社会因素的制约。

第三,教育是传递社会经验的媒介。教育活动的基本形式是知识和经验的传递,是将人类积累起来的生产及生活经验传授给下一代,使之能够适应现存的生产和生活方式。因此而言,教育培养人的过程其实就是将社会的知识、生活方式、行为规范、意识形态不断地内化于教育对象,继而激发、调整、升华受教育者知、情、意、行等方面的素质与潜能,促使个体的社会化,使其按照一定的社会规范及要求来发展自己,并在继承前人经验的基础上不断开拓创新和完善。

第四,教育是促进社会发展的保证。首先,通过教育,奠定发展社会生产力所需要的德、智、体、美全面发展的各类人才基础。其次,通过教育,将各类人才创造的各种科研成果和技术科学转化为现实的生产力,加速社会生产力和经济的发展。

(二)教育的本质功能

当我们分析教育的概念时,就从理论上初步了解了教育的内涵和外延。当我们在学校教育实践层次上真正理解教育的概念时,才会真正地理解揭示教育的本质功能。对教育功能的认识,有助于我们进一步从教育、人、社会三者关系中理解教育传递文化培养人的本质。教育、人、社会三者关系可以简约地概括如下:教育受社会发展和人的发展制约,又通过社会文化传递积极影响作用于社会和人的发展。由此,我们对教育本质可表述为:教育是根据一定社会要求和人的身心发展特点和规律,通过传递人类文化,对人的身心发展施加影响,促使其社会化,进而又反作用于社会的实践活动。教育本质的这一表述,概括了教育与人、社会的关系,也包括了教育两方面功能:对人的发展功能,对社会发展的功能,两方面功能是内在的统一的。教育的本质属性是传递人类文化,促进人的社会化,因而呈现出人的发展功能或育人功能:促使人先天遗传素质提供的发展可能性变为现实;把人类文化转化为个体的精神财富;按一定社会要求造就一定式样的社会成员。

学习助手：

名人名言录

世界上没有才能的人是没有的。问题在于教育者要去发现每一位学生的禀赋、兴趣、爱好和特长，为他们的表现和发展提供充分的条件和正确引导。

——苏霍姆林斯基

教育者应当深刻了解正在成长的人的心灵……只有在自己整个教育生涯中不断地研究学生的心理，加深自己的心理学知识，才能够成为教育工作的真正的能手。

——苏霍姆林斯基

二、教育的基本要素及其相互关系

(一)教育的基本要素

教育的基本要素由受教育者、教育者和教育中介而组成。具体而言：

1. 受教育者　指的是在各种教育活动中进行学习或实践的人。在整个教育活动中，受教育者是处在第一位的。若没有受教育者的存在，教育者也就没有了"用武之地"，教育活动也就无法展开。从人的生命历程来看，受教育者在教育活动中所处的地位，是有变化的。在生命初期，因为人的生理功能尚未成熟，经验贫乏，自我意识较弱，虽然外界的影响总是要经过受教育者的"内因"的作用，对其身心起到一定的影响作用，但相对而言，受教育者处于较为被动的地位。随着生理功能日趋成熟，心理功能不断发展，受教育者的自主和自决在教育活动中越来越占据重要地位，个体的主观能动性成为实施教育的基本前提。但是，由于整个教育活动一般是由教育者引导和控制的，其教育目的、内容、方法和手段大都是由教育者制订的。所以，在整个教育活动过程中，受教育者既是教育活动的客体，是教育的对象；同时就学习活动本身而言，受教育者又是学习的主体，因为知识的掌握需要经过个体的内省、感悟、吸收、转化过程才能完成。

2. 教育者　是指能对受教育者在知识、技能、思想品德等方面产生影响和教育作用的人。也可以说教育者是指能够在一定社会背景下，根据自己对于个体身心发展及社会发展状况或趋势的认识，来引导、促进和规范个体社会化和社会个性化活动的人。鉴于此，一个真正的教育者必须有明确的教育目的，了解个体身心发展的规律以及社会对个体发展所提出的客观要求，理解其在教育实践活动中所肩负的促进个体发展和社会进步的任务和使命，而且要同时具备必要的能够实现促使个体发展及社会进步任务和使命的知识。教育者这个概念，不仅仅是对从事教育职业的人的总称，更是对他们内在态度和外在行为的一种界定。

3. 教育中介　是教育者与受教育者在进行教育活动时所依赖的一切事物的总和。教育中介是由教育目的、教育内容、教育方法、教育手段、教育组织形式和教育环境六个要素组成的。

(1)教育目的　是教育活动所要达到的预期目的。

(2)教育内容　指依据教育目的或目标选择出来的知识、经验等。在学校教育中,教育内容主要体现在教科书上。

(3)教学方法　指为达到教育目的或目标,使受教育者掌握所传递的内容而采用的方法,如讲授法、讨论法、角色扮演法等。

(4)教育手段　指教育活动中运用的物质手段,如实验器材、投影仪、幻灯机等。

(5)教育组织形式　指教育活动方式的形态,可分为不同的形式。根据教育活动性质划分为正规化教育和非正规化教育;根据实施教育机构的不同分为学校教育、家庭教育和社会教育等。

(6)教育环境　指的是实施教育的各种物理环境,包括自然环境和人文环境。其中自然环境如教室、运动场地、各种教育技术、课堂教学设备等;人文环境即学校和教育机构在教育过程提供的软件设施,包括师生关系、课堂气氛、教学相关人员的教学意识以及老师的教学态度等。

(二)教育基本要素之间的关系

教育各要素之间相互联系、相互依存、相互制约,缺一不可。在教育要素中,教育者与受教育者属于能动要素,教育内容、教育方法和手段、教育组织形式与教育环境属于非能动要素。在教育过程中,教育者必须把握受教育者心理发展程度、学习态度、知识基础及能力水平等,科学地利用教育的非能动因素,不断地激发受教育者的学习意愿,促使受教育者不断提高学习的积极性和终身学习的自觉性,以及主动参与教学活动的主观能动性。除此以外,在对教育中介进行调控时,必须以人的发展规律、人才培养目标和社会需求为依据。

三、教育学及其发展

(一)教育学的概念

教育学(pedagogv)一词来源于希腊文"pedagogue",原意为"教仆",意指照顾儿童的学问。后来引申为关注教育过程的应用艺术。本书将采用来自于《教育大辞典》中的教育学定义,即"教育学是研究教育现象及教育问题,揭示教育规律的一门学科。其任务是培养人的社会教育活动,揭示教育的客观规律,阐述适应社会需要、符合教育规律的教育理论以指导教育实践"。

(二)教育学的发展

教育学的发展,按照时间顺序,教育学的发展经历了四个阶段:

1. 教育学的萌芽阶段　萌芽阶段指的是对教育问题的研究已经开始,但研究的问题还很不明显。这一时期的研究实际上是对经验的总结或对教育事实的记述和描绘,而研究的成果,散见于哲学、政治的学说之中。在中国,以春秋战国时期的孔子、孟子为代表,他们均以自己的哲学思想为基础,对教育实践中积累起来的经验进行了概括性的总结,并提出了许多颇有指导价值的教育观念与教育主张,许多古籍中记载了这方面的成就。如《论语》一书,它是孔子的哲学、政治、伦理和教育言论、见解,论说的汇集,其中教育学说占有重要的位置。孔子的教育见解、教育学说有重要的影响和意义。如"学而时习之""不愤不启,不悱不发""学而不思则罔,思而不学则殆""因材施教"等,这些都是十分有价值的教育思想。西方国家以古希腊的苏格拉底、柏拉图、亚里士多德等为代表,特别是在古希腊和古罗马的文化遗产中,也记载了教育研究的成果。如希腊大哲学家、客观唯心主义奠基人柏拉图,在他的《理想国》一书中,阐发了他的教育思想,概述了他的教育经验。柏拉图极为重视教育的作用,力图从教育未来统治者入手,建立理想的王国。他提出了一个比较系统的教育制度,规定了不同的教育内容等。

2. 教育学体系形成阶段　在我国古代最早的也是最具有代表性的教育专著是《学记》。这部专著对先秦儒家教育思想、教学经验作了较为系统的总结。其中对教育的作用、教育制度,特别是对教与学中的许多问题,做了极为精辟的解释。该文虽只有1200多字,但其内容极为丰富,如"教学相长""禁于未发""及时施教""循序渐进""长善于救失""善喻"等。这些观点至今对我们教育学的科学化,仍有启迪作用。这篇著作被中国教育界誉为世界上最早的教育学著作。

西方国家则于文艺复兴时期,教育学开始从其他学科中分化出来,步入一个崭新的历史阶段,并逐渐形成了自己独立的理论体系。在这个过程中,捷克著名的教育家夸美纽斯(1592—1670年)和德国教育家赫尔巴特(1776—1841年)做出了卓越的贡献。夸美纽斯开掘了对教育学进行专门研究的先河,于1632年所撰著的《大教学论》,副题为《把一切事物教给一切人的普遍的艺术》成为教育学形成独立学科的里程碑。夸美纽斯认为这是一种"教得准有把握""教得使人感到愉快""教得彻底"的艺术。书中明确提出并详细论证了一系列的教学原则和教学规则,提出并论述了各种教学方法(包括一般的教学方法和分科的教学方法),拟订了各级学校的课程设置,确立了学校教学工作的基本组织形式,制订了编写教科书的原则要求,甚至对教师如何上好一堂课也都作了具体的规定。作为教育学家、心理学家的赫尔巴特,于1860年出版的《普通教育学》则被公认为第一部具有科学体系的教育学著作。在教育史上留下了最持久的影响,他努力使教育从形而上学中解脱出来成为一门独立的科学并激起这一领域的革命性变革。他被誉为"科学教育学的奠基人",在世界教育史上被称为"教育科学之父"。

3. 科学教育学建立阶段　马克思主义诞生之后,历史唯物主义与辩证唯物主义不仅为科学教育的建立提供了世界观与方法论的指导,而且对教学中的一些根本问题,诸如教育的社会性质与作用、教育与人的发展及教育与其他社会现象之间的关系等,做出了科学的回答,使教育学走向了科学化发展的阶段,真正成为一门学科。

4. 教育学的多元化发展与深化阶段　第二次世界大战以后,科学技术的发展呈现出既高度分化又高度综合的趋势。如20世纪初,欧美的教育学者利用实验、统计和比较的方法研究教育问题,出现了"实验教育学"。"实验教育学"这个名称是1901年由德国的梅伊曼(1862—1915年)首先提出的。他认为过去的教育学是概念化的,往往与实际相抵触,为了防止仅仅根据理论和偶然经验下结论,必须采用实验的方法研究儿童的生活和学习。另一名德国教育家拉伊(1862—1926年)于1903年出版了《实验教育学》,完成了对实验教育学的系统论述。

19世纪末20世纪初,美国实用主义者杜威(1859—1952年)创立了实用主义教育学说,其代表著作为1916年出版的《民本主义与教育》。杜威从实用主义出发,反对传统的教育以学科教材为中心和脱离实际生活;主张让学生在实际生活中学习,提出"教育即生活""教育即生长""学校即社会"和"从做中学"的一系列观点。

19世纪初,中国的教育学主要是一方面翻译介绍国外资产阶级的教育学,另一方面也在创编自己的教育学,出现了一些比较好的教育著作。如孟宪承的《教育概论》,吴俊升《教育哲学大纲》,钱亦石的《现代教育原理》等,从体系到内容都比较完整、系统、充实。

我国新民主主义革命时期,出版了《新教育之纲》一书,这是我国第一本试图用马克思主义的观点论述教育的著作。书中论述了教育的本质和作用,指明了教育是社会上层建筑之一,是营谋社会生活的手段,是阶级斗争的工具,揭露了旧中国教育的反动本质,起到了教育理论上的启蒙作用。这本书是当时苏区和解放区的师范学校和教育工作者的重要读物。

新中国成立后,广大的教育理论工作者以马克思主义为指导,总结新中国成立前后的教育经验,曾编写和出版了一批教育学的论著,这可以说是马克思主义教育学在我国的创建阶段。

四、教育与社会的发展

教育的发展水平与功能作用与社会诸多方面的因素有着密切的联系,且与社会物质生产、社会政治和文化相互作用,继而推动社会的发展。

(一)教育与社会物质生产

1. 社会物质生产是发展教育的基础

(1)制约教育发展的规模与速度　办教育需要一定的人力、物力和财力作为基础性条件。这些条件依赖于社会物质生产的发展水平。

(2)制约人才培养的规格和教育结构　随着社会物质生产的进步,生产规模的扩大、现代高新技术、工具等的开发,要求学校培养的人才不仅应具有扎实的科学知识基础和实用的专业技能,还应具有独立的学习能力和创造精神。社会物质生产水平还制约着教育内部结构的变化,包括设立什么样的学校、开设哪些专业、各级各类学校之间和各种专业间的比例等。

(3)促进教学内容、设备和手段的发展　社会物质生产的发展必然推动科学技术的发展,使得人们对世界及人类自身的认识日益丰富,教学的内容也必然随之不断丰富、更新。社会物质生产发展对教育的作用,还反映在为教育提供的设备的数量与现代化水平上,如进入20世纪后,电视、录像、计算机、人造卫星等现代化教学手段被广泛应用于教学,就是以社会物质生产和现代科学技术发展为前提条件的。

2. 教育对社会物质生产具有促进作用

(1)实现劳动力再生产和提高劳动能力　人的劳动能力不是与生俱有的,而是通过教育和训练而成的。自近代资本主义社会起,随着劳动过程的复杂化、知识化,学校教育就成为培养、训练劳动者,提高已成为社会生产力的劳动者的劳动能力,使之适应社会生产发展需要的重要手段。

(2)实现科学文化知识再生产和产生新的科学技术　科学知识也是生产力,但是在未用于生产实践之前,还只是潜在的生产力,只有通过教育,培养出掌握科学技术的生产者,才能使潜在生产力转化为现实的生产力。而且通过教育进行的科学知识的再生产是一种扩大性、高效率、创造性和发展性的再生产。它通过有经验的教师和有效的组织形式与方法,大大缩短了生产科学的必要时间,扩大了科学知识的传播范围和传播速度,并利用学校所具有的资源优势,开展科学研究,发展和创造新的科学理论与技术。

3. 教育与社会物质生产关系的性质　社会物质生产是人类最基本的社会活动。它是其他一切社会活动的基础和决定性因素。因此,社会物质生产是教育的基础并起决定性作用。社会物质生产发展的需要决定教育发展的需要。但教育对社会的物质生产具有一定的反作用,它为社会物质生产的发展创造条件。

(二)教育与社会政治

1. 政治决定教育的性质

(1)决定教育的领导权　在人类社会发展史中可以看到,任何在政治上占统治地位的阶级为了使教育能够体现本阶级的利益,都必然利用政治来控制教育的领导权。这种控制主要是通过组织手段对教育机构直接领导,颁布教育的方针、政策和法令,派遣和任免学校的管理人员及教师等强制性手段来实现的。

(2)决定受教育的权利　什么人接受什么样的教育,进入不同教育系列的标准如何确定,是由社会的政治制度决定的,以此实现原有社会政治关系的延续、发展,或加速改变。

(3)制约教育的目的与内容　教育的根本任务是培养人。在一定社会中,培养具有什么样政治方向、思想意识的人是由政治所决定的。

2. 教育为政治服务

(1)宣传一定政治观点、路线、方针,造成舆论　社会舆论对社会政治的巩固或动摇有着重要的作用,而任何一种教育都可以成为宣传社会思想,形成社会政治舆论的工具。

(2)培养合格的公民和所需人才　任何时代、任何国家都要通过教育造就具有相应世界观、人生观、思想品德、知识技能的人才和公民;通过各种形式的教育,促进年轻一代的政治社会化,以维持社会政治的稳固。

3. 教育与社会政治关系的性质　社会政治与教育之间的关系的性质是决定与被决定的关系,即社会政治的性质决定教育的性质;政治对教育的决定作用具有双向性,即积极促进或消极破坏。但是社会政治对教育的决定作用是有限度的。社会政治不能违背教育自身的发展规律,也不能用政治的要求去替代社会其他方面,如经济、文化方面对教育的要求。

(三)教育与文化

1. 文化推动教育的发展　文化是指人类社会在一定物质资料生产方式基础上进行的创造精神财富的活动及其成果,包括传播这些精神财富的活动及其手段,还包含了一定的时代与社会中各民族或阶级在长期的社会实践中形成的群体特性、传统、风俗习惯、行为方式等。文化对教育的推动作用主要表现在以下几个方面:①构成并不断丰富教育的内容;②更新教育方法、手段和组织形式;③改变教师在教学中的地位和作用;④提高人们对教育的需求,加强教育与社会的联系;⑤ 影响教育的目的等。

2.教育传播和普及文化

（1）延续和更新文化　科学知识作为人类文化的组成部分，通过以物和以人为载体延续，这两种方式虽然能够促成人们对文化的掌握，但必须通过教育来实现。

（2）普及文化　普及教育作为提高全民族文化水平的重要手段，就要通过教育，使每个公民遵纪守法，懂得科学，运用科学知识和技能进行工作、学习和生活。

3.教育与文化关系的性质　文化与教育关系是相互包含，相互作用，并互为目的与手段的交融关系。文化中部分内容构成教育的内容，而教育活动又是传播一定文化的手段，是文化活动的构成部分。但教育与文化之间各有自己的相对独立性，表现为：文化的内容与教育的内容在范围和形式上有区别，作为教育内容的文化仅是整个文化中的一部分，且需根据教育的目的和对象特点，进行选择、加工，使之真正成为滋养新生一代的文化精品；文化与教育之间还存在对象与功能的区别，教育是以人为对象的社会活动，主要功能是为人和社会的发展服务；文化是以人的精神活动产品为对象的活动，主要功能是丰富社会和人的精神生活。

五、教育与个体的发展

教育对个体的功能有正向和负向之分。正向功能有促进个体发展（促进个体社会化、促进个体个性化）和促进个体谋生和享用功能。负向功能有使学习者身心健康受损、给受教育者造成负担、使受教育者形成职业局限性等。本节内容主要围绕教育对个体的正向功能，介绍下列几个方面的问题。

（一）影响个体身心发展的基本因素和作用

影响个体身心发展的因素分为遗传、个体后天因素、环境、个体实践活动和教育五个因素。

1.遗传因素对个体发展的影响

（1）先天性遗传因素对个体发展的影响

1）遗传素质为个体的身心发展提供了可能：人的发展总是要以遗传获得的生理组织及一定的生命力为前提的。没有这个前提，任何发展都不可能。如色盲是由遗传而来的，后天不能补救；所以色盲不能成为画家，也不能从事需要辨别颜色的工作。

2）遗传素质的差异是造成个体间个别差异的原因之一：人与人之间的遗传素质是有差异的。由于遗传素质上的差异有的使人易于发展成一个善于思辨的科学家，有的易于使人发展成一个有才能的音乐家，有的易于使人发展成为一个优秀的体育运动员。由于遗传素质的差异，不同的民族、种族、性别之间产生的区别通常不是靠简单的后天努力可以补救的，这要通过遗传的缓慢进化才能实现。

3）遗传素质的成熟制约身心发展的水平及阶段：所谓生理成熟指的是个体受遗传素质的生理功能和构造的变化在一般的年龄阶段所达到的一般程度。人的身心发展在一定程度上要受到遗传素质生理成熟水平的制约。同年龄阶段的儿童身心发展在同年龄阶段不仅有共同的表现，同时彼此之间又可能有一定的区别。这些区别即因个人之间生理成熟程度不同而导致的超前发展或延后表现，许多超常儿童表现出一般儿童所不具有的早熟或少年早慧，而另一些儿童又可能有许多行为表现得与其年龄不十分相称。这些都是生理成熟的不同程度的具体表现。

4)遗传素质仅为人的发展提供物质基础,而不能决定人的发展:遗传素质有差异,但就一般人而言并不是相差很大;遗传素质为人的发展提供了巨大的可能性,但这种可能性能否变成现实取决于后天的环境。我们不能片面夸大遗传的作用,反对"遗传决定论"。

(2)遗传因素对个体发展的影响在整个发展过程中呈减弱趋势　出现这种趋向的原因有两个:一是遗传因素在人的发展过程中,随着时间的推移,逐渐由"可能"变成了"现实"或错过了发展为"现实"的时机;二是随着个体的发展,影响发展的因素逐渐增多、增强,人的心理发展也趋向于高级复杂,故遗传的作用相对减弱。

2. 后天因素对个体发展的影响

(1)个体后天因素　指个体出生后在发展过程中逐渐形成的身心特征,包括身体生长的健康状态、知识经验的积累水平、对外界倾向性的情感态度等。它既是前阶段发展的结果,又是影响后阶段发展的因素,并处于变化中。就个体之间而言,它又具有显著的差异性。个体后天因素赋予个体发展的主观能动性,是护理教育工作者应特别关注的因素之一。

(2)个体后天因素对人发展的影响　主要表现如下几个方面。①影响个体对环境的选择与作用方式。在日常生活中,常可发现处于同一环境中的人对同一事物会有不同的感受或表现出不同的注意倾向。这是因为人总按照自己已有的知识、经验、兴趣、爱好以及需要对客观环境做出选择性反应。这种个体对客观环境体的选择与作用方式,使每个人真实地生活在一个不同于全部客观存在的,带有个人情感、意志色彩的独特世界中,从而获得各不相同的发展。②影响个体对自身发展的自觉、自控能力。当个体的发展达到具有较清晰的自我意识和自我控制水平时,个体就能有目的地、自觉地影响自己的发展,并从以下两个方面表现出来:一是在认识自身与周围环境现实关系的前提下,不断为自己的发展创造条件;二是选择自己的发展目标,决定自己的行为策略,坚持实现目标的行动等。

3. 环境　指直接或间接影响个体形成和发展的一切外部因素。按照性质划分,环境可分为自然环境和社会环境;若按范围划分,可分为大环境和小环境。大环境是指个体所处的总体的自然与社会环境,小环境是指与个体直接发生联系的自然与社会环境。环境是任何个体生存和发展必不可少的条件,就人类而言,社会环境又是使人从自然人发展为社会人的基本条件。环境因素对个体发展的影响主要表现如下:

(1)环境为个体的发展提供多种可能性　每个人的一生中也常常会遇到许多机遇,对于个人来说,总是具有多种意义的。每一种环境均为个体的发展提供了直接间接的客观条件,也提供了认识与实践的客体,这些条件和客体对人类来说都是可认识、可选择和可利用的。

(2)环境对个体的发展具有一定限制性　任何个体的发展都要受到他所处的时代和自己生活的小环境的限制。如东方人和西方人在发展上有很大差异,这主要取决于社会制度和社会意识形态的不同。再如东西方文化的差异性,导致中国人与西方国家的人不同的性格特征。正是因为思维方式取向的不同,在不少情况下,东方人和西方人在对人的行为归因上往往正好相反:美国人强调个人的作用,而中国人强调环境和他人的作用。东西方文化的差异性也导致同一社会制度下,不同的阶级,不同的国家和不同的地区,人的发展也是有差异,这主要取决于社会关系。

（3）环境对个体发展的影响是一个变量　①环境中不同构成成分对人的不同发展时期影响不同。②随着个体自我意识的形成而相对减弱。③随着个体活动能力大小而变化,如童年期,活动范围小,活动能力弱,环境因素变化不大;而青年期,活动能力增强,活动范围扩大,环境因素变化程度就较大。

（4）环境对个体发展的影响在性质上有积极与消极之分　环境对个体发展的影响是一种自发的影响,可以是积极的,也可以是消极的。在同一环境中,各种因素作用方向可能是一致的、协调的,也可能是不一致的、互相矛盾的。

4. 个体实践活动　个体与环境的相互作用,无论是精神的,还是物质的,都要通过个体实践活动来实现。

（1）个体实践活动的构成和对发展的作用　按活动水平划分,个体的活动可分为三个层次,从低到高依次为生理活动、心理活动和社会实践活动。生理活动是满足人的生存与发展最基本需要的活动,与人的身体发展直接相关,是人的心理、社会实践活动的基础。心理活动是个体认识外部世界和认识并构建自己内部世界的过程,具有调控主体活动的作用。社会实践活动是人作为社会成员为满足社会、群体和自己发展需要所从事的各种活动。这三类不同水平的活动在实际进行时是交融为一体的。随着社会实践活动的范围不断扩大,内容不断丰富,人的身心发展水平就不断提高。因此而言,个体实践活动是个体发展的决定性因素。

（2）影响个体实践活动对发展作用的因素　个体实践活动对人发展的影响大小与下列因素有关。①活动对个体的要求与个体现有发展水平的相差度。②活动的组织结构水平与重复度。③个体对活动的态度可分为三个等级:被动应答,是个体对外界刺激所做的应答性反应,对个体发展的影响较小;自觉适应,是个体主动接受、理解活动的目的、要求,自觉参加活动,为完成活动任务调动自己的潜在能力,在活动中得到发展;主动创造,是个体为满足自己需求提出活动目的和任务,在活动中处于一种积极主动的探索。这是最富有发展意义的活动。活动中个体自主程度越高,对个体发展影响越大。④活动的成效及个体对成效的感受:如果活动在个体努力下获得成功,个体可由此感受自己的能力,增强信心,激发更高水平的需求。如果活动结果是失败,可能会导致个体消沉,丧失信心,但也可以使个体成熟、坚强,进一步调整自己的目标、策略,为今后的发展创造条件。活动的最坏结果是没有结果,不了了之,这对发展只会起到消极影响。

5. 教育　教育对个体的发展来说,是一种包含着特殊个体与特殊环境相互作用的特殊活动因素。这种活动的特点是它为实现教育目的,完成教育任务而服务,为影响受教育者成长而精心设计,充满着科学、文化和道德规范的气息。因此,教育对参与教育活动的个体发展起引导作用。

（1）教育在人身心发展中的作用

1）教育是对个体发展方向的引导:教育是根据一定的社会需要,按照一定培养目标来进行的有计划、有组织的影响活动,并由经过专门训练的专职教育工作者负责进行。因此对个体的影响力更加集中、持久,对受教育者更易发生作用,它能够帮助个体对发展的多种可能性做出判断与价值选择。

2）教育是影响个体发展的各种因素的综合:教育能对环境加以一定的控制和利用,利用其中对个体发展有积极意义的因素,克服或排除不利于个体发展的消极因素。

教育可以为遗传素质的充分发展提供最大可能性。教育还可以根据不同个体已有的发展水平,组织多种形式的活动,加快个体的发展。

3)教育可使受教育者在短期内达到当代社会对人的要求:由于教育者是受过专门训练的,他们了解人身心发展的规律;教育的内容是经过精心选择的,教育过程是经过科学组织的,因此,教育促进人身心发展的速度与效果是其他活动不可比拟的。

4)教育为人的终身发展奠定基础:教育不仅传授给个体知识,更重要的是培养、形成个体的一定品质与能力,如自我教育能力、自我控制和选择能力。这些品质与能力是个体可持续发展的基础和条件。

(2)教育对人身心发展作用的限度　教育对人发展引导作用要受到以下因素的影响。

1)环境的影响:一方面不同的时代,教育发展的程度不同,对人的影响也不同。另一方面当社会大环境与学校小环境在对受教育者要求不一致时,教育的作用就会被削弱,甚至被抵消。

2)年龄阶段的影响:一般表现为两头小、中间大,即童年期以前受家庭影响较大,而青年后期,自我意识形成并成熟后,自主选择能力增强,也会影响个体对教育内容的接受或排斥。

3)个体发展的不同方面的影响:一般表现为对智力的影响较大,对身体方面影响相对较小。

4)教育本身水平的影响:学校的教学设施、师资的教学水平、学校的科研与管理水平等都会影响受教育者的发展水平。

(3)教育要遵循个体身心发展的规律

1)身心发展的顺序性与阶段性:个体的身心发展是一个由低级到高级、由量变到质变的连续不断的发展过程。而且这个发展过程具有一定的顺序性,因为身体的发展是遵循自上而下和从中心到边缘方向进行的,记忆的发展是从机械记忆到意义记忆,思维的发展是从具体到抽象。因此而言,身心发展具有一定的顺序性。但从另一个角度来讲,因其个体的身心发展,表现在不同的年龄阶段的总体特征、主要矛盾和面临的发展任务不同,前一阶段准备了向后一个阶段的过渡,进行有规律的更替,所以说身心发展又具有阶段性。

2)个体身心发展的不平衡性:个体身心发展的不平衡性主要通过两个方面表现出来。一是在不同年龄阶段发展速度的不平衡。例如,青少年的身高体重在出生后的第一年和青春发展期这两个阶段发展最快,称之为发展高峰期。二是不同方面发展的不平衡性。有的方面在较早的年龄阶段就已达到较高的发展水平,有的方面则要在较晚的年龄阶段才能达到成熟的水平。如在生理方面、神经系统、淋巴系统成熟在后。在心理方面,感知成熟在先,思维成熟在后,情感成熟更靠后。

3)个体身心发展的互补性:互补性反映个体身心发展各个组成部分的相互关系,它首先指机体某一方面的功能受损或缺失后,可以通过其他方面的超常发展得到部分补偿。如失明者通过听觉、触觉、嗅觉等方面的超常发展得到补偿。除此而外,互补性也存在于心理功能与生理功能之间,如人的精神、意志、情绪状态对整个机体能起到协调作用,帮助人战胜疾病和残缺,如果一个人的心理承受能力很弱,缺乏自我调节能力和坚强的意志,即使他患有不很严重的疾病或遇到任何一点磨难均会被击倒。

笔记栏

4）个体身心发展的差异性：个体差异性存在于不同的层次上。首先，从群体的角度而言，不仅仅表现为男女性别的差异，还包括由性别带来的生理功能和社会地位和交往群体等方面的差别。其次，个别差异表现在身与心所构成的方方面面。这些差异性的成因主要是由于个人的先天素质、内在功能以及环境因素的差异所致。

5）身心发展的稳定性与可变性：表现为在一定的社会和教育条件下个体的发展和变化过程大体是相同的。但由于社会和教育条件不完全相同，在每个个体身上作用大小不同、性质不同，以及个体主观努力的不同，身心发展的速度、水平是有差异的。例如，在不同的社会制度中，个体的个性、品德会有很大的差别；新的、先进的教学方法与手段可以在一定程度上加速个体的发展。

第二节　护理教育学概述

一、护理教育学的概念

护理教育学是将教育学的学科原理、方法与护理学相互交叉渗透而形成的一门研究护理领域内的教育现象和教育问题，揭示教育规律，并指导护理教育和教学工作实践的应用性学科。它是应医学模式转变和护理教育发展要求而出现的一门新兴学科，是教育学科的一个分支，属于学科教育学的范围。

随着社会发展和人们对健康的需求越来越重视，社会对护理人员的需要越来越多，对护理人员的素质要求越来越高，护理教育应该培养出不仅能胜任临床护理工作的护理技术人员，而且还要培养出能胜任护理教学、科研，推动护理教育发展的骨干人才，因此，学习和研究护理教育学，也就成为护理教育的一项重要内容。

二、护理教育学与其他学科的关系

（一）护理教育学与教育科学

1. 护理教育学与教育学　护理教育学和教育学之间的关系可以看作为一般和特殊的关系，护理教育学的研究，要以教育科学理论为指导，紧密联系护理教育实践，从护理教育实践中总结，概括出新的理论和规律，进一步丰富和发展教育科学理论。

2. 护理教育学与教育心理学　心理科学是护理教育学的又一基础理论学科。特别是教育心理学，为护理教学、护理学习和护理临床实践提供了直接的理论依据。在研究护理教育问题，解释护理教育现象，预测调控护理教育效果等方面具有重要作用。

（二）护理教育学与护理科学

1. 护理教育学与基础护理学　护理教育学与护理科学是指导与被指导的关系，是"教什么"和"怎么教"及"为什么这样教"的问题，是根据护理专业培养目标确定的。护理教育学为护理教育和护理教学提供科学的理论依据，而护理学科的课程则提供的是护理教育的具体的专业内容，即护理知识和技能。因此，护理教学的研究离不开具体的护理科学和护理实践，而护理科学和护理实践技能的发展和形成更需要护理教育学科理论的指导。

2.护理教育学与其他护理相关学科　护理教育学与其他护理相关学科构成了护理教育的学科群,如护理心理学、护理管理学、护理美学、护理科研方法等,这些学科的学习,都对学习护理教育学有一定的促进作用。

三、护理教育的性质、研究对象和任务

(一)护理教育的性质

护理教育的性质与教育的性质是一致的,属于社会意识的传递系统。就整个教育系统而言,护理教育是一种培养护理人才的专业教育活动。护理专业的学生接受这种教育的直接目的是为今后从事护理工作奠定扎实的基础。

(二)护理教育研究的对象

1.护理教育学总论　护理教育学是教育学的一门分支学科,教育学的理论是其产生的母体和基础。研究护理教育学就必须首先了解教育、教育学产生和发展的历史过程及护理教育的发展进程,把握护理教育的基本规律和教育学研究的范畴,为形成科学的护理教育教学思想奠定理论依据。

2.护理教育的基本问题　护理教育的基本问题主要包括我国的教育方针、护理教育目的和护理教育培养目标、护理教育资源、护理学制及护理课程设置等。护理教育学首先在阐明我国教育方针的基础上,具体解释护理教育目的和标准,以及成人护理教育目标;其次,介绍护理教育的功能和护理教育中的各种资源,如人才培养功能、科学研究功能和社会服务功能,护理教育中的教师、学生,教育的基本条件,教育的信息资源和教育环境资源等护理教育的软件和硬件;再次,进一步研究了我国当前护理教育体制和护理课程设置等问题。

3.教育学的基本理论及其在护理教育中的应用　在长期的教育实践中,随着教育的发展,教育家提出了多种教育学的理论观点,形成了多种理论流派,从不同的角度论证了教育的规律,对护理教育工作者具有重要的启示和指导作用。如本教材中重点介绍了行为主义学习理论、认知学习理论、社会学习理论、人本主义学习理论、构建主义学习理论等主要理论以及这些理论在护理教育教学中的应用。

4.护理教学　护理教学是护理教育学中研究的核心内容,因为护理教育的目的和护理培养目标最终要通过教学活动来实现。所以,护理教学是办学者、教学者、学习者共同关心的焦点。护理教育学首先要依据课程理论和护理教育目标,确定设置的课程,明确护理专业学生应该学习什么,掌握哪些专业理论知识和专业技能;其次,运用教学原理阐明护理教学过程中的具体问题。如教学的实质、教学目标、教学计划、教学原则、教学设计、教学媒体、教学形式、教学方法等,使护理教育教学工作者,学习掌握教学规律,指导教学实践,提高教学效果。

5.护理学习　众所周知教学活动是教师的教和学生的学共同活动的过程。在这个过程中,教师是主导,学生是主体,二者缺一不可;教师的教学只有在符合学生的需要、兴趣、已有经验的前提下,才能调动学生学习的积极性,充分发挥学生学习的主体作用。因此,针对护理学生的学习主要讨论护理学习的特点、护理学习与个体发展的关系、影响护理学习的心理因素以及护理学习的主要内容。旨在运用学习理论和心理学的理论,揭示护理学习过程中关于知识、技能和社会规范学习中的方法与规律,明确

学生学习的特点和影响学生学习的主观因素,指导学生"学会学习",提高学习效率。

6. 护理学生的基本素质教育　素质教育既是现代教育改革的核心,也是医学模式转变对护理人员提出的新要求。因此,护理专业学生的素质教育就成为当前和今后护理教育的重要任务。护理教育学依据素质教育的理念,研究护理专业学生的基本素质内涵,具体阐述护理专业学生素质教育的目标、内容和途径。

7. 护理临床教学及管理　护理教育是实践性非常强的教育活动,临床教学是护理教育的重要环节。护理临床教学不仅可以检验护理专业学生临床学习和护理临床教学的效果,而且可以使专业护理学生通过临床护理获得具体的实践技能,是理论与实践结合的具体体现。因此,对护理临床教学的研究就成为护理教育学中不可缺少的内容。

8. 护理教学评价　运用科学的方法对教学进行评价是当今教育发展的一个重要标志,也是教育管理的重要任务,更是促进教师教学和学生学习的重要手段。因此,护理教学评价就成为护理教育学研究的又一重要内容,为示重视,我们把它独立出来,进行单独研究。

9. 护理教育研究　护理教育的发展离不开护理教育研究的支持。多年来,由于我们对护理教育研究工作重视不够,致使护理教育研究落后于护理教育的发展。护理研究与护理教育研究既有联系又有区别,为了帮助护理教育工作者提高护理教育研究的能力和水平,我们把护理教育研究也作为一个独立的内容,进行了专题讨论。

(二)护理教育的任务

1. 培养合格的护理人才　护理教育担负着为国家、为社会培养各层次合格的护理人才的重要使命,这也是护理教育的基本任务。

护理教育必须把主要力量放在使学生掌握护理学基础理论、基本技能和发展智力与核心能力、综合能力上。同时还必须重视职业道德品质的教育,要注重培养学生的职业情感和强烈的人文关怀精神,树立为提高人类健康水平而终身奉献的专业信念不断加强身心锻炼,在未来的护理工作中成为身心健康,社会适应良好,能为护理事业奋斗一生的人。

2. 开展护理科学研究和护理教育研究　护理院校是护理研究的重要力量。护理院校集中了较高专业水平的教师、科研人员,专业较齐全,实验设备条件好,信息交流快,学术活动丰富,同时又有研究生等科研所需的人才保证。因此,有条件的护理院校应建成教学与科研两个中心。这不仅有益于更新教学内容,提高教育质量,培养护理人才的科学研究能力,而且对于开发护理学理论与技术,促进护理事业的发展都有着十分重要而深远的意义。

3. 发展社会服务项目　社会服务是专指护理院校除教学、科研以外的面向社会的服务活动。例如开展各种护理咨询活动、护理科研成果的推广与应用,举办护理技能培训班、卫生保健知识讲座,为社会承担教育、预防保健的任务等。

护理院校为社会服务,不仅有助于增进人们健康保健意识,促进社会物质文明和精神文明以及政治文明的发展,而且加强了护理教育与社会的联系,理论与实际的联系,帮助护理院校不断根据社会需要改进教育、教学和科研工作,提高培养护理人才的社会适应性。

14

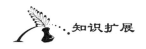

护士核心能力

职业核心能力又叫关键能力,是适用于各种职业伴随终生的可持续发展的基础能力。在知识经济社会,职业核心能力的培养是世界职业教育和人力资源开发的发展趋势。职业核心能力是一种可迁移的能力,它使劳动者能够迅速适应岗位的变化,顺利进行职业活动,具有普遍性、可迁移性和工具性的特点。职业核心能力强调的是:当职业发生变更或者当劳动组织发生变化时,劳动者所具有的这一能力依然起作用,它使劳动者能够在变化了的环境中重新获得新的职业知识和技能。当劳动者面对复杂的实际情况时,能具有不断获取知识和迁移知识的基本能力。因此,职业核心能力的培养对于提高职业竞争力、体现教育目标和教育特色具有很重要的意义。

美国护理学院学会(American Association of Colleges of Nursing, AACN)于1986年制定了《护理专业本科教育标准》,其中对护士核心能力有明确的规定和描述。1998年出版的《护士核心能力》包括批判性思维能力、评估能力、沟通能力和技术能力,并且对这4种能力进行了清晰而又详尽的描述。从AACN对美国护士核心能力的描述中可以看出:每一个护士核心能力的内涵中都包含了多项具体能力或概念,如沟通能力包含了表达能力、书写/写作能力、沟通技能、合作能力、获取信息能力、健康教育能力、档案管理能力、治疗性沟通能力等。护士核心能力为护理教育和课程设置提供了方向。核心能力随着社会及护理科学的发展而不断修订和完善。Lenburg于20世纪90年代也对护士核心能力及其标准进行了界定和描述,指出护士核心能力包括评估和干预能力、交流能力及其标准进行了界定和描述,指出护士核心能力包括评估和干预能力、交流能力、批判性思维能力、人际交往能力、管理能力、领导才能、教育能力和知识综合能力,同样每一项核心能力的内涵中也包含了多项具体能力或概念。

(选编自沈宁:《护理专业教学改革研究报告》,高等教育出版社2000年版,第11-12页)

四、护理教育的基本特点

护理教育是建立在普通教育基础上,以培养护理人才为目标的专业教育。一方面护理教育与普通教育一样,均具有教育的基本属性;另一方面由于专业性质和人才培养规格的不同,使得护理教育又具有区别于普通教育及其他专业教育的固有特点。

(一)护理教育的任务特点

护理教育是以培养各层次护理专业人才为目标的,是为国家卫生保健事业发展服务的。因此,护理教育的规模、结构、层次乃至教学内容等受到社会政治、经济、文化和科学发展水平的影响,必须根据国家卫生保健事业发展的需要确定。近年来,随着社会对高级护理人才的需求及社会健康保健意识的增强,高等护理教育与社区保健教育已在护理教育中占据重要地位。

(二)护理教育的专业特点

护理是一个需要奉献爱心的专业,护士应该能够在服务对象有健康需求的时候,提供专业帮助和人文关怀。因此,护理教育不仅是提供专业知识和技能的教育,同时还必须利用课程,尤其是隐形课程帮助学生构建正确而坚定的职业情感和专业态度,以利于护理人员在今后的从业过程中克服来自社会方面的影响,客观正确地理解护理工作的现实价值,坚定不移地走专业化发展道路,诸多因素这是专业性质所决定的护理教育特点。

(三)护理教育的内容特点

护理教育的内容具有综合性、整体性的特点。随着医学模式的转变和整体护理思想的确立,护理的目标已指向使护理对象不仅在身体方面,而且在心理、社会适应各方面都达到健康完好的状态。要实现这一目标,护理工作者就必须具备跨学科知识,除了要掌握医学基础知识、护理学专业知识外,还需要学习心理学、管理学、教育学、社会学、伦理学及美学等人文科学知识。

(四)护理教育的对象特点

目前,护理仍然是以女性为主体的专业,虽然有男护士,但其数量对职业性别的影响微乎其微。因此,在护理教育活动中学生性别元素相对单一这一特点,对学习氛围的营造、学生学习积极性的调动策略以及师生关系的处理等方面形成了护理教育的性别特色。另外,在终身护理教育的体系中,由于护理教育对象——女性在其社会角色中的多重性,特别是家庭角色与职业角色之间的矛盾,对她们学业过程所带来的影响也给护理教育提出了特殊要求。因此,在护理教育的总体安排上教育对象的性别特点不可忽视,否则将影响护理教育的效果。

(五)教育组织与方法的特点

护理工作的对象是人,护理学是关于人类生命与健康的科学。在教学过程中,许多护理学知识与技能的学习必须通过对患者的直接护理行为方能习得。其中除一部分可用模型替代外,还有一部分只能在学习者自己身上进行练习。另外,还有相当一部分教学内容必须通过临床见习和实习,方能获得感性认识,达到掌握水平。这就给教学的组织安排、教学方法的选用与改革提出了特殊的要求。

(六)护理教育的艰巨性特点

护理教育(主要指高等护理教育)的艰巨性是由护理专业及护理教育的历史特点所决定的,它主要体现在两个方面:

1.教学工作的艰巨性　高等护理教育在许多方面相对于其他专业教育来说就存

在着不可避免的差距,如课程设置、教学内容(教材)、教学方法、师资队伍等方面均亟待完善。这就要求护理教师必须付出不懈的努力,丰富和完善自身的知识体系,提高教学能力;同时还要在课程的设置、教学内容的确定以及教学方法的选择上投放很大的精力。

2.学生专业思想教育的艰巨性　由于历史的原因,护理专业在社会上的地位一直不高。在人们的思想意识中,护理工作只是医生的"附属品",因而社会上普遍对护理工作以及护理工作者存有不同程度的偏见。这种社会刻板印象对护理专业学生的专业思想是一个很大的冲击,也给护理教育者的工作带来了一定的难度。对护理专业的教师而言,除了向学生传授护理专业的知识和技能之外,还必须耐心细致地教育学生巩固专业思想。但这一工作仅仅靠说教是远远不够的,必须晓之以理,动之以情,才能收到好的效果。通常靠一次、两次的教育是达不到目的的,学生的思想还会出现波动,因此,护理教师必须把专业思想教育贯穿于学生学习过程的始终。

(七)护理教育管理的特点

护理教育的实践性特点,决定了护理教育不可能在课堂上、学校里全部完成。

护理教育有赖于教学医院的支持、社区各部门的支持。因此,护理教育管理具有层次多、部门多、参与管理的人员多的特点,需要参与护理教育的各部门、各层次机构理顺关系,保持畅通联系、相互支持、密切配合。

五、护理教育的研究方法

1.观察法　观察法指的是护理教育研究者按照预定的目的和计划,在自然条件下,对研究对象进行观察,以取得全面的、完整的材料。观察的步骤是:第一,制订观察计划。明确观察目的、内容和重点,确定观察的方式和进行的手段。第二,按计划进行观察。记录观察结果,并把观察中的特殊情况记录下来,以备研讨。第三,及时整理观察材料。对大量的观察材料利用统计技术进行整理汇总,对典型材料进行分析。观察有时需要多次完成,甚至要做长期的追踪观察,以资比较。

2.实验法　实验法是在人工控制护理教育现象的情况下,有目的、有计划地观察护理教育现象的变化和结果的一种方法。它能使观察、研究更精密,便于澄清每一个条件下所产生的影响,保证研究工作的准确进行。实验法分为自然实验和实验室实验。教育研究多采用自然实验法。实验法一般可分为单组法、等组法和循环法三种。①单组法:就是在一组或一个班中进行实验,研究施加某一实验因子之后,与施加之前,或施加另一实验因子之后比较,在效果上有何不同。②等组法:就是将各方面基本相同的两个班或组,分别施以不同的实验因子,再来比较其效果,做出肯定或否定的评价。③循环法:就是把各个不同的实验因子,按照预定的排列顺序,分别施加在不同的班或组中,然后把每个因子的几次效果加在一起,进行比较,做出结论。进行实验要事先拟定好实验计划,选好实验对象,确定实验方式和实验手段,认真做好实验记录,处理好实验结果,最后得出实验结论。必要时可进行反复实验,以验证结论的可靠程度。

3.文献法　文献法是在护理教育研究中,通过阅读有关文件、资料、图书、作业、试卷等,来全面地、准确地掌握所要研究的情况。文献法要求的材料,最好是第一手原始材料。如果是间接的资料,首先要鉴别其真伪及是否准确。文献法的步骤为:第一,搜集一切可搜集到的文献,并从中选择出重要的和确实可用的材料;第二,详细阅读有关文献,认真审阅,并做摘录、分类;第三,分析研究材料,提出研究意见,确立大纲;第四,写出研究报告。

4. 比较法 比较法是经常运用于护理教育研究的一种方法。比较的根本要求是同质相比,即在同一护理教育问题上由两个或两个以上的单位进行比较。进行比较的材料必须是同类范围的,采用的标准、处理方法必须都是同一的,否则就没有可比性。

比较研究法可分为:同时代的不同国度、民族、地区、学校等之间在某一课题上的横向比较;同一国家、民族、地区、学校等自身在某一课题上不同时期的纵向比较。比较研究法的步骤:一般说,先广泛搜集所要研究课题的教育资料,而后对资料进行分析比较,进而得出比较的结论。比较教育研究工作可分四步:①描述,描述各个考察对象的某一护理教育现象或教育事实;②解释,主要是对所了解的教育情况进行解释,并从社会、经济、心理诸方面分析影响护理教育的各种因素;③并列,主要是把要比较的材料,按可比的形式排列起来,决定比较的格局,确立比较的标准,然后进行资料分析,提出比较分析假说;④比较,即全面地比较研究,验证假说,得出结论。

5. 统计法 统计法是把通过观察、测验、调查、实验所得到的大量数据材料,进行统计分类,然后对所研究的护理教育问题做出数量分析的一种方法。统计法可用于研究护理教育问题的各个方面。如对教育护理行政效率的检验,对教育护理经费的合理分配,对专业课程量规定的测定,对护理专业学生成绩的比较等。教育统计分为描述统计和推断统计两大类。

统计法一般分两大步骤。①统计分类:整理数据,列成系统;分类统计,制订统计表或统计图。②数量分析:通过数据进行计算,找出集中趋势、离散趋势或相关系数等,以便从中找出规律性的东西。掌握统计法,必须学统计学,以掌握科学推理方法和统计计算技术。

6. 调查法 调查法是护理教育研究常用的一种研究方法。调查法的分类方法很多,从不同的角度可分为不同的类型。按调查的人数可分为:①为了某一目的对某一范围内所有研究对象进行的全面普查;②从调查总体中抽选一部分有代表性的对象进行调查;③依据所得的结果推断调查总体特征的非全面调查。

按研究对象发生的时间可分为:①通过调查历史的护理教育资料或由研究对象回顾护理教育历史事实,从中寻找某一护理教育现象的特点及相关因素的回顾性调查;②调查某一护理教育现象或研究对象在未来一段时期内发展变化的特征及其相关因素的前瞻性调查。

按方向性可分为:①对同一研究对象在不同时期内的发展、变化和特征进行调查研究的纵向调查;②同一时间或空间对属于同一性质范畴内的不同对象的发展、变化和特征进行调查研究的横向调查。

护理教育调查法研究的步骤可分为三个阶段。①准备阶段:包括提出问题、查阅文献、形成假说;制订调查计划;拟订调查提纲和设计调查表。②调查阶段:包括直接观察、收集书面材料、谈话、开调查会、问卷等调查方法。③资料分析阶段,包括资料整理、资料分析、形成调查研究的结论和论文。

六、学习护理教育学的意义和方法

(一) 学习护理教育学的意义

高等护理教育的一个重要任务是为中等护理教育培养和输送师资人才,因此,护理教育学就成为护理教育的一门重要课程。学习护理教育学在以下几方面具有重要意义。

1. 学习护理教育学有助于树立正确的教育思想　教育思想是指人们在一定历史时期,对教育所持的根本看法。主要是培养什么人,用什么思想作指导按什么目标和培养规格去培养人,以及如何培养等问题。思想是行动的先导。护理教师进行教育工作要有正确的教育思想指导,才能坚持正确的办学方向,保证实现护理教育的办学目标。我国的护理教育中存在着许多薄弱环节,特别是一部分教师没有受过正规的教育理论学习培训,其教育思想、教育观念淡漠,教育科学理论贫乏,直接影响其教育效果。学习护理教育学理论,能帮助护理教师正确认识和处理护理教育与社会发展、护理教育与学生自身发展的关系,树立科学的教育价值观、教学观、人才观、质量观和学习观,认识和把握教育的基本规律。树立起正确的教育思想,从根本上说,就是要按教育规律来对待和处理教育工作中的各种问题。

2. 学习护理教育学有助于指导护理教育实践活动　教育学理论是教育实践的高度概括和科学的抽象,它是教育实践深刻、正确、完整的反映,对教育实践具有重要的指导意义。学是为了用,高等护理专业学生学习护理教育学的目的,是为了在走上工作岗位后能做好教育工作,或者成为一名合格的大学教师,或者成为一名优秀的专家型护士。有一种观点认为,只要学好某一门专业课,就能教好或用好这门课;对哪一门学科造诣深,教好或者用好这门学科本领也就大,"学者即良师"。诚然,一位合格大学教师必须掌握好他所教学科的专业知识,否则是难以完成教学任务的。学者和教师有共同之处,教师应成为学者,但学者未必能当好教师。这是因为教育对象是活生生的人,每个人都有自己的个性特点,他们的志趣、爱好、性格、才能是千差万别的。教师在进行教育工作时,既要遵照把学生培养成全面发展的社会主义新人的要求,又要考虑学生的年龄特征和个别差异;既要根据教学大纲要求进行教学,又要考虑学生的基础和接受能力;既要认识学生是教育的对象,又要了解学生是有主观能动性的,是自我教育的主体。要当好教师,除了专业知识之外,还必须掌握教育理论,具有做好教育教学工作的技能。学习护理教育学,能使我们在教育实践中减少盲目性,增强自觉性,正确地理解和运用教育教学的原则和方法,提高教育的效益,使教育工作的过程成为真正的科学的过程。

3. 学习和掌握护理教育学理论有利于指导护理教育改革　我国护理教育的发展和改革的实践已证明,只有遵循正确的方向和建立在教育科学理论的基础之上,按照教育规律的特点办事,才能取得成功。否则就会造成严重的失误。护理教育学总结教育实践中成功的经验,失败的教训,并在理论上加以概括,因而对护理教育改革有很大的指导意义。

4. 学习护理教育学有利于护理专业教师教研能力的提高和发展　教学能力与研究能力是当代教师必备的两种能力,教学研究离不开教育科学理论的指导。在教学中,教师不仅要知道自己"教的什么内容",而且要知道"用什么方法教",还要知道为什么要选择这种教学方法,而不是另一种方法。用什么样的方法使教学效果最优化,对自己的教学效果、教学质量进行不断的总结和研究,使自己成为一名优秀的专家型护理教育工作者,都离不开护理教育学理论的指导。

最后,学习护理教育学还有助于培养教师研究教育理论的兴趣,逐步学会对在教育实践中遇到的教育问题做出科学的分析,把教育实践经验提高到理论高度,为发展和丰富教育理论做出贡献。

(二)学习护理教育学的方法

1.要坚持理论联系实际的学风 教育理论来源于教育实践,而又高于实践。学习护理教育学的目的在于以教育理论指导教育实践。教育理论只有在教育实践中不断受到检验,才能表明它是否符合实际,是否科学,也才能不断得到丰富和发展。在学习护理教育理论时,要经常到护理教学一线去接触护理教育实践,了解教师是怎样教书育人的,怎样进行教育改革实验的,学生是怎样学习成长发展的,当前护理教育工作中存在哪些急需解决的问题,并努力把所学的理论与实际联系起来,力求运用学到的理论去解决护理教育的实际问题,这样才能学好护理教育学,掌握护理教育的科学理论。

2.要学、思、练结合 学习教育理论时,一方面要认真读书,聆听教师的讲解,努力吸取前人已取得的教育科学方面的成就;另一方面要努力进行独立思考,培养分析问题和解决问题的能力。学习教育理论还要进行一定的练习,完成必要的作业。本书每章的复习思考题是帮助同学们掌握基本理论,培养分析和解决教育实际问题能力的重要材料,一定要认真练习、自觉完成。

3.要努力掌握理解教育问题所必需的有关学科知识 现代科学发展的特点是不断综合又不断分化。作为社会科学的护理教育学,不仅与其他社会科学互相渗透,而且还广泛运用数学统计的方法和系统论、控制论、信息论这些科学方法进行教育研究。因此,努力掌握有关学科的知识,已成为学好护理教育学的要求。

第三节 国内外护理教育的发展趋势

学习助手:

近年来国际护理教育的研究热点

有关文献报道,基于文献计量法和内容分析法、利用词频分析,共词聚类分析,结合具体论文和专业知识,较真实、客观地总结了近三年来国际护理教育的如下几个研究热点,即教学方法、护生实习效果评价、护士沟通能力、护士执业选择及护士角色、护理教学标准制定及教学评价、护理教育历史及发展趋势。

（摘自于叶然,徐桂华,陈璇,等. 近三年国外护理教育研究热点的共词聚类分析[J]. 解放军护理杂志,2012,29(10B):26-29.）

一、国外护理教育的发展趋势

(一)护理教育体系日益完善及多样化

国外很多国家逐渐完善了护理教育体制,形成了从中等护理教育到博士教育的多层次、多途径的教育局面,而且方式灵活,为各种学历的护士提供了继续深造的机会。这些国家以美国、英国等为代表。目前美国护士起点为大专教育,主体部分为本科教育,辅以部分硕士、博士教育。2006 年,美国有 940 所院校开展护理高职教育;开展研究生教育的院校增至 518 所,其中 101 所院校开展了博士的学位教育。至 2008 年,美国本科及以上学历的护士占注册护士的 47.2%。英国的护理高等教育分为注册前教育和注册后教育两个层次。注册前护理教育包括高职教育,注册后护理教育则包括注册后培训和研究生教育。尽管英国高等护理教育开始相对较晚,但发展迅速。至 2004 年 1 月,英国就有 20 多所院校开展了护理博士教育,另有 10 所院校计划在未来两年内开展博士教育。此外,近年来还发展了另一类机动灵活的培养模式,如分轨式、校外学历模式等,以满足就对护理人才的需求和为在职护士提供更多受教育的机会。

(二)构建护理终身教育体系

从教育科学的视角看,现时代的基本特征就是所谓"三大爆炸":知识技术爆炸、教育人口爆炸及教育需求爆炸。传统的教育观念和教育框架已无法适应这一局面。1972 年联合国教科文组织(United Nations Educational, Scientific and Cultural Organization UNESCO)国际教育发展委员会发表了具有里程碑意义的《学会生存——教育世界的今天和明天》,对终身教育理论、原则进行了系统而深刻的论述。自此终身教育日益被世界各国和各地区护理界广泛接受。许多国家和地区以立法形式确认倡导学习的时间是人一生的时间。而每种学习又与其他学习相互渗透,相互补益。一方面要重视继续教育,学习新理论、新知识、新技术及新方法,使护理人员适应工作的变化;另一方面要重视终身教育在塑造人格、发展个性及增强人文关怀精神等心理修养和行动能力上的意义,要求全面改造护理院校教育及其课程,变知识传递、知识复制型学校为知识创造、知识操作型学校,变一次性、批量化教育为多次性、个性化教育,以及由此而带来的各国教育政策、制度、法律等方面的变化对构建护理终身教育体系具有的重要作用。

(三)调整培养目标,造就全面发展的护理人才

1. 国际护理教育培养目标　培养目标是一个国家培养人才的具体规范,具有权威性和导向性。世界各国护理界为迎接 21 世纪的挑战,在对未来社会的预测和对现行教育制度进行反思的基础上,纷纷制定和修订本国的护理教育标准和护理人才培养目标,以造就适应 21 世纪需要的合格护理人才。美国、英国、加拿大、澳大利亚、日本等国家制定的教育标准和世界一流的 20 余所护理院校的培养目标中展现了以下鲜明的特点。①重视专业价值观、专业发展能力和专业人文精神的培养;②提出国际观念和国际活动能力的培养;③强调对卫生保健政策的知晓和提供成本效益合理的护理;④强调能适应多样化卫生保健的实践环境;⑤提出个性化目标,要求教育尊重人的个性,培养独特的个体;⑥体现能力本位,突出对学生专业核心能力培养的要求。这些为正在实施素质教育的我国护理教育界来说具有很好的借鉴意义。

2.培养全面发展的高级护理实践人才　20世纪下半叶开始,美国的护理专业化发展加速,高级护理实践活动的兴起是其最鲜明的标志。20世纪80年代美国护理界逐渐出现并使用高级护理实践护士(advanced practice nurses,APN)的概念。Hamric提出APN的任职资格包括研究生教育背景(获得硕士或博士学位),有专业资格认证,能为患者或家庭提供直接的护理,其核心能力包括直接的护理能力、专家指导和培训能力、咨询能力、研究能力、临床及专业领导能力、合作能力及伦理决策能力。目前,越来越多的国家开始重视培养高级护理实践人才,如美、英等国家就是通过护理研究生教育的方式来培养高级护理实践人才,美国护理学院协会(American Association of Colleges of Nursing,AACN)制定的硕士学位护理教育培养目标为:培养具有各专科临床护理实践专长的高级实践护士及护士指导者,以提高护理、保健及治疗水平,更好地服务于不同民族、多种文化的人群。毕业后可成为护理专家,也可以担任护理临床教师,不过,硕士学位最主要的目的是培养学生的临床能力。另外,还对护理硕士研究生应具备的知识和技能做了具体的规定:博士学位中的专业学位教育的培养目标是与硕士专业学位教育相近,是培养各专科临床护理实践专长的高级实践护士。此外,在护理研究生的招生上,美国、英国等国家都要求申请人必须为注册护士,部分国家甚至要求申请人具有一定的临床经验,这就保证了在以后的研究生培养阶段,能够更好地实现理论和实践的结合,促进护理学科的发展。

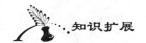

知识扩展

临床护理专家(clinical nurse specialist,CNS)

国外对临床护理专家的界定是"在护理专业的某一特殊领域内,通过学习和实践达到硕士或博士水平,具有较高水平的护理知识和技能、丰富的临床实践经验的专家型临床护理人员"。CNS在护理工作中行使多重职能,主要集中于5个方面:护理专家、顾问、研究者、教育者、管理者。国内CNS的功能主要包括5个方面。一是临床实践:把专家的知识和技能应用到护理实践中,负责对专科疾病的直接与间接护理,解决临床疑难护理问题;二是临床教学:承担本专业护士及护生的护理教学、查房、继续教育、患者与患者家属的有关教育工作,参与护理部对全院护士的专业培训;三是护理研究:担任科研带头人,对本专科护理实践进行科学研究,以逐步形成系统、规范的专科护理理论和技术,并不断创新,将研究的新成果应用到临床并给予正确评价;四是护理会诊:参与科内及科室之间的护理会诊,保证护理疑难问题的解决;五是护理管理工作:协助护士长完成临床护理质量、护理技术及护理人力资源管理,改进护理工作,提高患者满意度。

（四）进行课程设置改革，提高教育质量

1. 国外课程改革的趋势　面对21世纪的挑战，各国高等护理教育方面有一些趋势值得重视：①淡化学科界限，建立综合性课程，提升学生整体认识和应用知识的能力。②开设核心课程，实施通识教育，实现科学教育与人文教育的统一，促进学生品格、心智全面发展，具备可持续学习与发展的能力。③理论教育与实践相结合，训练学生的思维、交流、动手能力。④加强护理科研教育，让学生参加各种科研活动，为学生创造发展智能的环境和条件，培养创新能力。⑤注意将最新医学、护理学成就和本国、本民族传统文化相结合。北欧各国在课程改革中注意在"壮根"的基础上，有选择地吸收最新的科学成就。"壮根"就是体现本国文化传统的文化知识。⑥开设多样性选修课，给学生更多的选课自由，以发展学生的个性和特长。

2. 国外课程设置的依据　国外护理院校在课程设置上无统一规定，各院校有较大的自主性，制订课程设置的依据主要有：①教育理念，即社会需求和个人发展关系性质的认识与定位；②毕业生的特色，各校都力求自己培养的学生与众不同；③理论模式，选择一种或多种护理理论模式作为课程设置的依据。

3. 国外课程设置体系的调整　国外课程设置总是根据社会的需求进行相应的调整。随着人们生活水平的提高生活质量的改善、疾病谱的改变、人类老龄化问题的日益突出等，疾病预防、老年护理、社区护理以及临终关怀等都应适当地融入护理课程中。目前，美国已经将计算机辅助制造（computer aided manufacturing，CAM）信息学、老年学、遗传学等纳入课程内容的研究中，从而使护理课程更具有时代性。同时，由于美国是多民族国家，强调多元文化的护理，所以美国的护理教育在重视社会科学和人文科学的教育的同时，强调了专业保健护理服务必须同宗教、文化价值、家庭观念等相结合，为不同地区、不同民族不同文化的患者提供优质服务。

（五）重视社区护理的发展

世界卫生组织认为，人类的健康问题80%可以在社区卫生服务中得到解决，而社区护理在社区卫生服务中占有举足轻重的地位。国外护理教育发展的趋势之一是从侧重临床转向侧重社区。目前，美国、英国、加拿大等许多国家社区护士的培养起点较高。以大学教育为主，在加拿大，许多护理院校设有社区护理专业学士与硕士位点；英国与澳大利亚的各护理院校也开设了社区护理学士及硕士课程，并制定出2年全日制硕士学位培养计划；同时两国还形成社区开业护士（具有处方权与治疗权、循证行医和诊断能力的护理硕士）培养方案，且立法严守开业护士的准入条件，要求护士必须从事过3年以上专科工作。在韩国，大学4年级时，安排学生参与患者的出院计划制订、患者家庭的访问等活动。另外，开设从事家庭护理的护理专家培训课程，培训时间为600学时，授课内容有患者及健康人管理、家庭的管理、有关保健医疗和政策等。同时，为扩展社区护士的角色，政府卫生行政部门出资，支持社区护士的继续教育和海外研修。

（六）加强护理教师队伍建设，注重能力的培养

1. 护理师资队伍建设　主要趋势和措施是：①制订教师专业标准，以提升教师形象和推动教师专业化进程。②关注教师本人的全面成长，关注师德、关注教师的情感、价值观和态度的培养。③加强各国教师的合作和交流，为教师的专业化发展提供有质量的国际资源。④提高教师选任标准,强化教师在职培训。美国护理院校规定评护理教授必须获博士学位者才能竞争上岗。学术交流、进修学习,读书报告、著作、论文发表均成为任职培训的有效方法。⑤提高教师的工资和福利待遇,以吸引优秀护理人才从教,并确保现有教师队伍的稳定。

2. 注重能力的培养　目前,很多国家开展了"能力本位教育",根据从事护理工作所应具备的能力,明确培养目标,开展护理教育。美国护理院校的教学计划都附有本教学计划所要达到的总体目标和学期分层次、分阶段目标,以控制教学计划实施过程的质量,目标体系体现出很强的能力培养意识。美国护理院校的本科教学计划的目标体系就重点强调了运用护理程序、实施护理干预、有效沟通和合作、信息利用、评判性思维、独立决策、跨文化护理、自主学习等多种能力。强调本科毕业生在毕业时应具备6 个维度的核心胜任力,包括健康促进能力、管理能力、人际沟通能力、临床护理能力、计算机能力和病例管理能力。

(七)广泛采用高科技教学手段,教学方式多样化

国外的护理教学形式多样,充分体现以学生为主体教学理念。如在以学生为主体,以职业胜任力为核心,体现"做中学"现代教育理念导引下,护理教学策略从替代式教学策略为主转变成以生产式教学策略为主,改变学生的学习过程,使之将思考与学习结合,从"吸收—储存—再现"的传统模式变革为"探索—转化—创造"的创造型模式,广泛采取情景化教学、合作教学、以问题为基础的教学、服务性学习、互动式学习、案例分析等方法,培养学生多维的职业核心能力,如批判和反思的能力、自我学习能力、人际交往能力、合作能力、运用信息技术的能力、独立决策能力和问题解决能力。

另外,国外护理院校对教材的使用,没有硬性的要求,均无单一的固定教材,而给学生多本参考书和参考文献,要求按照课程大纲的要求阅读大量的最新文献,可以多途径、多手段的获取知识,并经过自己比较、分析、选择和综合掌握知识。学生学会获取最新知识的方法,获取了自主学习的能力。

(八)推行教育标准化,保证教育质量

近 20 年来,全球范围内掀起了一场以高等教育标准化为显著特征的质量保证运动。作为这场运动的先行国家的美国,早在 1986 年,美国护理学院学会就签署了关于《护理学专业高等教育标准》的文件,第一次从国家的角度定义了护理学本科教育应提供的知识、价值观和专业行为。1998 年《美国护理学专业本科标准》定稿。在美国护理教育的带动下,英国、加拿大、澳大利亚等国家也纷纷制定本国的护理学教育标准,并成立了相应的护理教育认证机构和组织,对本国的各层次护理教育进行定期的质量评估和资格认证,有效地保障了护理教育的质量水平。2008 年,世界卫生组织颁布了《专业护士与助产士初级护理教育全球标准》,作为护理和助产本科教育的最低要求和基本纲要,将指导各国护理教育标准的建立。

(九)促进护理教育国际化

为适应未来世界各国之间的联系和交往日益频繁的趋势,各国普遍重视并采取护理教育国际化措施:①广造舆论,引起领导、公众对护理教育国际化的必然性和重要性的认识;②开展国际合作研究,建立全球护理教育标准,逐步实现国际护理教育资质和质量的互认;③开设专门课程,如世界文化、国际关系和国际问题等课程,或在有关课

程中渗透护理教育国际化内容,加强对护理教育国际化的理解;④加强外国语教学;⑤广泛开展护理教育的国际交流和合作,包括互换学生和访问者、合作研究、合作著书等。

二、国内护理教育改革的发展趋势

自 20 世纪 90 年代,根据教育部面向 21 世纪高等医学教育教学改革计划精神,护理教育以培养适应 21 世纪社会发展需要的高等护理人才为目标,在全国范围内开展了护理教育改革。改革的主要内容包括:

1. 调整护理学专业培养目标,体现时代要求　在对经济全球化、社会需求、学科发展趋势和新时期青年学生特征分析的基础上,许多学校调整了护理本科生的培养目标。新修订的培养目标的总体特征是:①突出了护理人才培养的国际化要求;②将护理人才的专业发展和全面发展统一起来;③强调护理人才可持续发展素质的提高和核心能力的培养;④重视护理学专业人文精神的培养。

2. 调整学年编制,体现护理特点　根据护理学专业的实践特点,许多护理院改变了以往沿用的医学教育 5 年制的学制模式为 4 年制,以学制改革带动教学的整体改革。同时突破传统的"三阶段",先理论后实践的教学计划安排,采取"渐进式"教学计划安排,即专业课提前,理论和实践同步进行,学生早期进入临床,边学习理论,边实践理论,实践时间逐步增多,较好地培养了学生的临床实践能力和专业情感。

3. 调整课程设置,突出专业特色　遵循整体性和综合性原则,努力探索既符合国情,又能与国际接轨的高等护理教育课程体系。课程改革的主要特点为:①强化培养目标,淡化学科界限;②体现现代医学模式,减少公共基础课程比例,增加人文社会学科课程比例;③以护理为主线,突出整体人的概念,精简整合医学基础课,优化重组护理学专业课程;④强调理论与实践相结合,减少理论教学时数,增加实践教学时数。

4. 编写新教材,体现时代需要　与课程体系改革配套,重新构建护理学科理论和技术体系,编写了一批面向 21 世纪课程教材和国家重点规划教材。新教材展现了以下特点:①重构学科知识体系;②强化"三基"内容;③补充专业发展新知识;④融入人文精神;⑤重视学生能力培养;⑥提高可读性;⑦加强助学功能。

5. 优化教学方法,注重素质教育　改变以教师为中心,灌输式教学法,探索以学生为中心,有效培养学生能力和专业情感的新教学方法,如目标教学法、以问题为基础的教学法、实践反思讨论法、情境导学法、案例教学法等。

6. 创新教学手段,提高教学现代化水平　运用先进的计算机多媒体技术,开展计算机辅助教学研究,研制开发与护理学课程配套的 CAI 课件,将现代计算机多媒体技术成功运用于课堂教学中。运用高仿真模拟训练器材,模仿各种临床情境,给学生创造了工作情境、专业角色和特定的工作任务相关联的学习,使学生的专业能力得到整合性的训练,提高未来职业岗位的适应性。

7. 改革评估方法,构建科学的评价体系　围绕素质教育的目标,研究提出护理本科生的专业素质理论模型,围绕这一理论模型,从护理院校办学水平评价和护理人才专业素质质量评价两条线分别开展护理教育教学评价指标体系、评价工具和评价方法的研究,在理论和实践研究的基础上建立了相应的教学管理和运行制度。

8. 创新临床教学模式,强化学生实践能力训练　表现为:①建立健全临床教学管理组织机构,设立在护理部领导下的临床教研室、总带教、科室带教三级护理教学管理体系;②制订科学实习计划,强化对学生综合能力,如临床技能、科研能力和管理能力的训练;③实施科学的评价方法,加强过程评价和终末评价,引入标准化患者为对象的多站式临床技能综合考评,有效测评学生的护理操作技能、沟通能力、团队协作能力、评判性思维能力和职业态度等。

9. 扩宽教育渠道,加速护理人才培养速度　通过不同渠道、不同办学方式大力发展护士在职教育、学历教育及继续教育,为广大临床护理人员提高学历,更新知识结构提供了更多的机会,在一定程度上缓解了受高等教育办学规模的限制,难以在短时间内提高护士队伍整体水平的矛盾。主要有以下几种教育形式:①开办全国性护理学专业专升本自学考试;②争取国际各类基金资助,如由美国中华医学基金会资助,与泰国清迈大学合办护理研究生教育;③在有护理硕士学位授予院校开办护理学专业研究生课程班。

10. 健全完善国家护士执业考试制度,促进护理教育发展　为了加强护理人员执业资格管理,提高护理人员整体素质,我国于1994年建立了护士执业考试制度,这是在借鉴发达国家的成功经验并结合我国实际情况后进行的一项重要的护理教育改革,它对于加强护士管理、规范护理队伍、提高护理质量和促进护理教育发展起到了举足轻重的作用。目前已形成了一套适合中国国情,基于专业实践能力的考试方法和制度,并通过《护士条例》进一步确立其合法性与必要性。

三、21世纪我国护理教育发展的主要方向和策略

(一)重视高等护理教育、走多样化发展道路、适应社会需求

随着医学模式的转变,护理服务的内涵和外延扩大,护理服务的需求具有多样性和层次性,护理由简单从属的辅助工作发展为独立的、系统的、现代的护理学科。发展高等护理教育,培养高等护理人才,为不同的人群提供多形式、多层次的护理服务,应更加重视社区护理人才的培养,以适应社会发展的需求,这是时代的选择。基于我国的国情,应扩大研究生和博士生的培养,逐步普及本科教育,使其成为高等护理教育的主体。政府应加大对高等护理教育的扶持,扩大办学规模,缩小与国外的差距,实现跨越式发展。

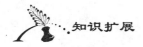知识扩展

当代世界教育思潮的宏观演变

1. 从"学会生存"到"学会关心",即从强调终身教育、能力培养到强调参与社会,学会合作,关心和保护生态环境,为公众利益学习。

2. 从科学主义、经济主义到推崇教育的社会价值取向,即从教育促进科技发展、教育适应经济发展的需求到教育要适应人类社会的进步,培养学生的社会责任心和义务感及相应的能力。

3.从国家主义教育到国际化教育,即从教育强调服务于民族、国家的利益,促进国家的发展作用到教育应具有国际的内容和全球视野,要为国际社会做出贡献。

4.从阶段性教育到终身教育,即从强调学校教育、一次性、阶段性、制度化教育转向连续性、整体性、个性化、社会化教育。

(二)更新护理教育理念、加快护理教育的现代化和国际化进程

第一,要打破传统的教育理念对护理教育发展的束缚,使护理教育面向现代化、面向世界、面向未来;打破狭隘的办学观念,更新传统的教育理念,树立国际型人才观。

第二,护理教育国际化的趋势是社会发展的必然,也是我国护理专业毕业生就业需要和国际护理专业人才缺乏的必然要求。我国应充分利用国际护理教育信息与技术资源,加速护理教育师资队伍的培养和高级护理人才的培养。

第三,积极发展国际合作办学,探索灵活多样的合作办学模式,推动护理教育市场化和产业化发展。

(三)深化高等护理教育的教学改革、走科学发展道路

1.进一步建立适应时代需求的人才培养目标 与美国相比,我国护理教育的培养目标还明显不明确,缺乏对学生应具备的知识和能力方面的具体标准,特别是缺乏对学生综合素质和核心能力方面培养的要求。为了适应护理人才国际化、规范化的要求,我国应培养具有全球意识,具备跨文化护理的知识和能力,具有国际护理执业资格的"宽知识、厚基础、强能力、高素质"的护理人才,注重其心理素质和人文素质的培养,强调综合素质。

2.改进和完善护理教育培养目标 使之成为适应新世纪要求的国际化的人才培养目标,推动我国护理教育的发展。

3.培养护理人才 未来适应新世纪对护理人才的需求,应围绕能力本位的人才培养目标,高度重视培养具有专业责任感、审慎思考和评判性思维能力,能够独立从事专业实践和发展专业理论,具有创新精神的可持续发展的护理人才。同时还要着力于培养具有强烈的人文关怀意识和良好的职业伦理素养,高水平的人际沟通技能和充分的理解他人、尊重差异、善于合作的工作态度的护理人才。在上述基础上,还要注重护理人才的个性化教育与培养,本着尊重受教育者的主体性、个性和个别差异,培养具有独立人格和丰富多彩个性的护理人才。

(四)建立健全具有专业特色的人才培养模式

1.具有专业特色的课程设置 应充分体现现代护理观的转变,满足现代护理人才培养目标需要,转变以学科为中心的课程观,建立以学生为主体,以专业系统知识和核心能力为中心的课程观,充分突出护理学科的特点,从护理程序和整体护理的需求出发,重新设计护士的综合能力结构,按照能力培养需求进行课程结构的改革,如增加人文社会科学知识,减少医学基础课时;重点突出护理基础知识和专业知识;早期接触临床,加强实践性教学,打破学科间的壁垒,优化组合学科板块,以有效利用教学时空资源。同时还要更多地引入与时代共进的专业新知识、新技术,如灾难(灾害)护理、患

笔记栏

者安全、伦理决断等,以满足护理实践领域扩展后护士角色多样化对护理人才知识储备的需要。

2.倡导创新教育、探索具有专业培养功能的教学方法和教学组织形式 在新世纪,教学方法应以专业素质培养为核心,有利于培养学生的自学能力、独立分析能力、解决问题能力、创新思维和创造能力,有利于学生个性的发挥和才能的全面发展。优化教学过程,把科学素质教育和人文素质教育、知识传授教育和能力培养教育、专业精神教育和人格养成教育完美地结合起来,体现和落实到课堂教学、临床实践、社区卫生服务、家庭健康管理等各种教学活动中。不断地扩大教学场所,理论与实践同步进行,提高教学质量。

3.建立具有专业特色的护理教育评价体系 护理教育的评价体系应结合国际护理教育的发展、社会的需求、护理教育的培养目标,建立既能与国际护理接轨,又能适应我国护理实践发展的具有中国特色的护理教育质量标准和评价体系,以确保人才培养的质量,促进护理教育的有序发展。

4.基于专业行为表现的考评模式 配合课程设置和教学策略的变化,以课程标准为基准,实施基于专业行为表现和(或)学习成果的考评模式,即是在最真实的情况下记录学生专业能力的真实表现,观察学生积极地参与到完成某项专业任务过程和结局的评价。包括档案袋评价、客观结构化临床考试等。这种考评模式要求学生获得事实性知识,并用有意义的方法运用它们,促使学生运用分析、综合、评价等高水平思维技能进行复杂学习,不仅有助于提高学生对自己学习负责的意识和学习的积极性,而且可以客观地验证教学的成效,促使现代教学回归培养高质量、实用性护理人才的正确轨道上。

5.进一步营造优化教育环境,提高护理人才培养整体水平 应充分利用社会教育资源,创设学校—医院—社区一体化的综合教育环境,通过多样化的培养途径和活动形式,有效地把课内教育活动和课外教育活动,理论教学活动和实践教学活动、专科教学活动和通科教学活动、显性课程教育和隐性课程教育、知识教育和情感教育有机结合起来,全面提高护理人才培养的整体水平。

(五)提高护理教育的产出效益

1.进一步加快师资队伍建设,全面提高护理师资队伍的总体水平 高等护理教育的发展离不开高素质的护理师资,21世纪护理教师的角色已从传播者转变为学生学习的帮助者、促进者、引导者。为了提高护理师资的整体素质,要充分利用国内外的资源,加强国际交流,多渠道培养,优化教师队伍的学历结构和知识结构。同时加强护理临床师资队伍的培养和稳定性,提高带教意识和技能,提高临床实践质量。与此同时,还要进一步密切院校与临床、社区的合作,实施院校师资和临床师资双向交流,组建不同学科的优秀教学团队或高效能教学团队,完善双师型师资的培养机制,使现代护理师资队伍既能适应社会政治、经济、科学文化发展的需要,又能胜任培养基于职业胜任力为核心的现代护理专业人才的任务。

2.进一步巩固、完善和加强护理继续教育 继续护理教育是继毕业正规化专业培训后以学习新理论、新知识、新技能、新方法为主的一种终身性护理培训制,为了紧跟技术发展的全球化,终身学习是实现护理队伍自我发展的前提。制定护理继续教育法,以法制手段在全国推行护理继续教育将成为必然趋势。采取多样化的办学形式和教育管理制度,开发远程教学,规范教育内容和考核标准、制定管理措施,使护理继续教育沿着法制化、规范化的道路发展。

3.进一步采取多样化办学形式,建立灵活变通的教育管理制度　根据我国目前护理人员整体队伍科学素质不高,学历层次偏低的现状,21世纪的护理教育仍需要加大投入,要采取多样化的办学形式和灵活变通的教育管理制度,开发远距离教育资源和形式,为临床、社区从业的一线护理人员提供良好的继续教育环境和教育资源,使他们成长为一定实践领域内具有高水平实践能力,能独立行使专业职能的高级护理学专业人才。护理院校要以人为本,最大限度地开发学校教育资源的利用度,采取以学生为中心,便利于学生的课程计划和教学形式,建立能使专业设置和课程体系不断随卫生保健市场需求变化的教学管理制度,以提高教学与学生学习需求的契合性和护理人才在医疗卫生人力市场上的竞争力。

4.进一步完善护理教育质量标准,有序推进专业认证　质量是教育事业的生命,是人才素质的保证。要认真研究和建立既能与国际护理接轨,又能适应我国护理实践发展需要的护理教育质量标准和科学的质量评价指标体系,在教育部高教司主管部门的指导下,稳步、有序地推进护理学专业认证工作,以规范、监控护理教学过程,保证教育教学质量达到国家标准,促进院校护理学专业建设,加速我国护理教育国际化进程。

（嘉应学院医学院　赵美玉）

思与练

1.教育、教育学和护理教育学这三个概念之间有何区别?

2.运用本章所学知识分析以下观点的正误:

(1)经济要发展,教育须先行。

(2)为社会发展服务是教育价值的根本体现。

(3)人受什么样的教育就会变成什么样的人。

(4)错过发展的最佳期,人就很难发展了。

3.运用所学知识举例说明教育对社会、对个体发展的影响。

4.简述护理教育的性质、任务和基本特点。

5.简述我国当前护理教育的发展与改革要点。

6.结合自己的学校与学习生活,谈谈我国的护理教育应进行哪些方面的改革。

7.结合我国当前护理教育的层次结构与形式结构,谈谈21世纪我国护理教育发展的主要方向以及应对策略。

第二章
护理学专业的教师与学生

护理学专业的教师与学生是护理教育系统中最基本的要素。护理学专业的学生是护理教育活动的对象,护理学专业的教师是护理教育活动的直接组织者和实施者。因此,全面了解学生的基本属性,正确认识教师劳动的价值、特点、权利和义务,认识教师的职责、角色和职业素质,探究护理学专业教师专业发展的方法与途径以及和谐师生关系的构建,对于实现护理教育培养目标,完成护理教育任务,提高护理教育质量具有十分重要的意义。

教与学导入

外科护理学的王老师,上课一开始就展示一样东西让学生猜是什么,学生七嘴八舌:是鸡蛋? 鸭蛋? 鹅卵石? 老师告诉大家这个像鸭蛋的东西是膀胱结石,你们有什么问题吗? 学生非常好奇,学习兴趣一下子提高了,提了很多问题。接着王老师针对学生提出的问题一一详细进行讲解,有些问题请学生思考讨论后回答,之后再引导学生总结归纳出下尿路结石的特点,并与上尿路结石比较有哪些异同点,与胆囊结石有什么不同。尽管有些学生回答的不正确,但王老师并没有批评,尊重每一位学生的回答和想法,循循善诱,耐心给予鼓励和激励,最后老师给出一个膀胱结石的案例请学生用前面所学知识制订护理计划。下课了,同学们意犹未尽,都期待着下一次课堂。

结合案例说明护理教学中教师的主导作用是如何体现的以及该教师所具备的职业道德和心理品质。

第一节 护理学专业的学生

护理学专业的学生是护理学专业教育活动中的受教育者和主体,是护理教学过程的能动参与者。护理教学效率和质量的高低,不仅取决于教师对教学内容的熟悉程度和呈现教材的有效性,且还取决于他们是否了解学生的属性与特点。因此,了解教学对象是教师因材施教的前提条件。为了帮助教师更有效地引导和促进学生的学习,激发学生的学习动机和学习兴趣,本节将介绍护理学专业学生的基本属性、权利与义务,进而使护理教学取得事半功倍的效果。

笔记栏

一、护理学专业学生的基本属性

护理学专业的学生是护理学专业教育活动中的受教育者。他们在专业学习过程中通过专业训练,习得专业知识和专业技能,表现专业道德,并逐步提高自身从业素质,成为一个合格的护理学专业人才。护理学专业学生作为受教育者具有以下基本属性:

1. 具有发展潜能　学生是发展中的人,从开始专业学习到毕业,他们身心的各个方面都潜藏着向各方面发展的可能性,所展现出的身心发展特征还处于变化之中,具有极大的可塑性。如果教育得法,就能使他们获得最佳发展,成为本专业的合格人才。

2. 具有发展需要　学生发展的需要是多方面的,包括生理和心理、认知和情感、道德和审美、专业和人文等。护理教育正是基于学生发展需要的多面性,才确定了全面发展的总目标和在总目标指导下的护理学专业各层次的培养目标。

3. 具有发展的主观能动性　在学校专业教育这一特定环境中,学生以学习为主要任务,在教师的指导下通过学习获得身心的发展。在护理学专业教育中,"无师自通"几乎是不可能的,但学生不是消极被动地接受教育,他们是学习的主体,是具有主观能动性和不同身心素质的人,表现为:①独特性,每个学生都是独特的个体,具有不同的认知特点、意志水平,以及区别于他人的个性特征。②选择性,学生根据自身的条件、喜好、能力选择符合自己需求和感兴趣的学习内容,选择自己的专业发展方向。③创造性,学生的学习不是简单的复制过程,而常常是以批判与怀疑的态度,接受教育的影响,并产生自己的思考和创新的过程。

因此,护理教育者必须尊重和调动学生的主动性、积极性,培养他们的创新精神,这样才能培养出适应当代社会需要的高素质护理人才。

二、护理学专业学生的权利与义务

学生是公民在学校或其他教育机构上学期间身份的特殊表现形式。这意味着学生身份具有双重性,即公民的基本身份和学生的特定身份。因而,学生在学校期间既具有学生的权利和义务,又具有公民的权利和义务。

(一)护理学专业学生的权利

护理学专业学生的权利是在公民一般权利的基础上,根据医学院校教育和学生的特点而规定的学生应享有和受到保障的权利,包括三个部分:①国家宪法和法律授予所有公民的权利;②教育法律、法规授予尚处于学生阶段的公民权利;③医学专业教育特点授予医学生应享有的权利。

1. 人身权　护理学专业学生的年龄基本接近成人,按照我国宪法规定,他们享有平等权、人身自由权等,因此医学院校在培养护理学专业人才的过程中应根据学生的特点科学安排教育活动,尊重学生自由,尊重学生人格,保护学生隐私,促进学生身心健康。

(1)身体健康　学生身体健康的权利要求学生的生命健康不受侵犯,学校必须为学生提供符合卫生标准的学习场所和其他设施、设备,并合理安排作息时间,保证学生充分的休息时间,以利于学生身体的健康发展,从而保证其学习质量和学习效率。

（2）人格尊严　学生人格尊严的权利主要表现为在校期间获得平等对待,不受歧视、不受侮辱。教育者对学生进行教育时不得采用侮辱学生人格的方式、方法,如讽刺、挖苦、辱骂、体罚或变相体罚等。

（3）财产所有　与学生相关的财产权利主要指学费和学生的学习用品,以及学生带到学校的其他个人用品。一般而言,学生具有财产权利,但不完全具有财产处分能力,学生只能自主支配与其能力相适应的价值额度的财物或钱款。

（4）通信自由与通信秘密　教育者不得擅自拆看学生的信件,只有在监护人要求教育者协助其处理学生信件时,教育者才能参与学生信件的处理。

（5）隐私　虽然法律对于隐私尚无明确规定,但目前普遍认为,凡属对社会无害（或与他人利益无关）,本人不愿意公开,或公开后有损个人名誉或对个人产生精神压力的个人信息都属于个人隐私。隐私权利与人格尊严权利密切相关。侵犯隐私权利往往也会侵犯人格尊严权利。学生虽为受教育者,但同样具有隐私权利,如学生的身体缺陷、家庭背景甚至学习成绩等,都是学生的隐私,教育者不得随意散播或公开。

2. 在校学习阶段的权利　根据我国 2005 年 9 月 1 日起施行的《普通高等学校学生管理规定》,护理学专业学生享有和所有在校大学生相同的权利。

（1）上课及参加课外活动　上课是学生学习的最主要形式,也是学生权利的核心内容。学校必须为学生上课提供必要的条件,不得剥夺学生上课的权利。学生同样对此项权利具有选择的自由,即学生可以根据自己的需要或兴趣、爱好选择课程和课外活动的类型,如社会服务、勤工助学、学生团体及文娱体育等活动。

（2）使用图书资料等教育教学资源　图书资料是重要的学习资源和条件,学生学习能力的发展与其密切相关。学校必须重视和加强图书资料等教育教学资源的购置和建设,以利于学生拓宽学术视野,提高学习兴趣,培养良好的学习习惯。

（3）获得公正评价和学业证书　评价既是教育的重要环节,也是对学生学业成就的总结。学业证书则是学生学业成就的标志。学生在学习期间应当获得教师关于其思想品德、学业成绩等方面公正的评价,及时明确自身学习的优势及问题,随时调整学习方式方法,以顺利完成学业。完成学业的学生应当获得相应的学业证书。

（4）表达个人观点　学生在学校中表达个人观点包括两方面的内容:一是在参与学校管理方面个人观点的表达,二是课堂发言的权利,又称为课堂话语权。学生是学习活动的主体,也是教育教学活动的主要受益者,学校教育教学活动必须考虑学生发展的需要及主观愿望。同时,上课不仅仅是指学生课堂出勤,还要引导学生真正参与到教学活动中。学生在课堂中能够发言、表达个人观点,是参与课堂的重要表现。教师应该尊重学生的课堂话语权,正确对待学生在课堂发言中的错误观点。

（5）个人教育信息知情　学校对学生所做出的测评、决定或处理,学生具有知情的权利,学校应采取适当方式告知学生本人或其家长、其他法定监护人。

（6）申请各类奖励和贷款　学生在校期间,有权根据学校要求申请各类奖学金、助学金及助学贷款。

3. 临床见习、实习的权利　临床见习、实习是护理学专业学生在校学习的重要组成部分,是培养护理学专业人才不可或缺的环节。因此在临床见习、实习期间,护理学专业学生应享有以下权利。

（1）知悉见习、实习的安排　学生有权知道见习、实习过程的安排,有权利期望教师引导他们达到目标。教师应该向学生解释见习实习单位的政策、实习轮转的程序、临床教学方法及评价方法。

（2）良好的学习环境　实习单位应为学生提供具有充分学习与临床实践机会的环境,提供有助于学生达到学习目标的经历,提供必要的学习材料与学习活动。

（3）有合格的带教老师　学生在临床实习过程中应获得临床教师的指导。合格带教老师有两个标准:具有所带教领域丰富的专业知识和熟练的技能,有胜任临床教学的能力。

（4）拒绝　对教师要求其执行,但自己在实习中未曾学习过或自认为尚不熟练的技能,有权拒绝执行。

（5）有权询问评价结果　临床带教老师对学生的评价难免带有主观色彩,学生为确保得到客观公正的评价,有权向带教老师询问对自己临床评价的结果及依据,同时学生也须尊重教师对他们做出的专业性评价。

4.补救性权利　为了保障学生享有与学习活动直接或间接相关的权利的实现,学生还应享有补救性权利。补救性权利是因上述权利受到侵害或引起纠纷而产生的权利,该权利通过法律救济途径实现。学生如对学校给予的处分或者处理有异议,可向学校或者教育行政部门提出申诉;对学校、教职员工侵犯其人身权、财产权等合法权益,可提出申诉或者依法提起诉讼。因此,补救性权利主要体现为提出申诉的权利、申请行政复议的权利和提起诉讼的权利。

（二）护理学专业学生的义务

一般而言,义务是一种付出,是责任的承担。与权利不同的是,具有义务资格的主体一旦被要求承担某种义务,就必须履行义务,除非法律允许,不得拒绝。护理学专业学生的义务是指公民依其学生身份,在特定学校或其他教育机构依法做出一定行为、承担相应责任的资格,具有这一行为资格的学生必须完成规定的学业和发展任务。包括如下几部分。

1.普通高等学校学生的共性义务　根据《普通高等学校学生管理规定》,护理专业学生在校期间应履行和所有在校大学生相同的义务。

（1）遵守宪法、法律、法规　遵守宪法、法律、法规是公民作为学生不能免除的义务,因而学生必须履行遵守国家法律的义务。目前个别学生法制观念淡薄,出现违法现象,学校应对学生加强法律知识教育。

（2）遵守学校管理制度　学生应遵守学校作息制度和学习纪律。作息制度是学校保障教育教学秩序的一种基本手段。当前学校主要采用班级授课制,在这种集体学习制度下,为保证学生拥有良好的学习条件,使学习活动有序开展,学校必须制订作息制度,合理安排时间,学生有遵守作息制度的义务。学习纪律包括课堂纪律和考试纪律,学校是学生群集的场所,为维持良好的教育教学秩序,学生必须履行遵守学习纪律的义务。

（3）尊重同学和师长　法律赋予每个人平等的权利,公民之间应当相互尊重。学生之间以及师生之间亦应如此。但现实中,有的学生由于种种原因不尊重自己的同学和师长,对同学施暴甚至殴打事件时有发生,辱骂、伤害老师的事件也有耳闻。虽然现代教育观念不主张"师道尊严",但也绝不意味着学生可以不尊重老师。作为一名学生,必须履行尊重同学和师长的义务。

（4）爱护学校财产　学校财产是学校开展教育教学活动的物质条件和基础，是公共财产，也是教育资源的重要组成部分，学生上学期间应该履行爱护学校财产的义务。

（5）费用　按规定缴纳学费及有关费用，履行获得贷款及助学金的相应义务。

（6）上课和参加课外活动　学生能否真正受到教育、获得发展，不仅需要外在条件，而且需要发挥主观能动性。学生一旦按照自己的需要或兴趣、爱好选择了相应的课程和某种类型的课外活动，就应该按照课程表按时上课，按照活动计划参加课外活动。

（7）完成规定的学习任务　这一义务与获得公正评价和学业证书的权利相对应。完成学习任务是学生达到培养目标的必经之路，学生的发展也通过完成学习任务来实现。学生只有完成了规定的学习任务，达到了相应的培养目标，才能获得相应的学业证书。

2. 护理学专业学生的特定义务　①尊重、珍视每一个生命，平等关爱每一个患者。②努力学习专业知识和各项护理技术。③按要求参加临床见习和实习，并在带教老师的严格指导下进行临床工作。

3. 补救性义务　补救性义务是因为学生未履行上述义务所导致的法律后果，实现形式主要是接受行政处分或承担行政处罚责任及其他法律责任。如学生毁坏学校财产，应该承担相应的赔偿责任。在对学生的过错行为追究法律后果时，应当以挽救、教育为主。学生承担法律后果的形式应与其责任能力相适应。不具备完全行为能力的学生，主要由家长或其他法定监护人代为承担其民事责任；不具备刑事责任能力的学生，由家长或其他法定监护人代为赔偿其造成的后果。

第二节　护理学专业的教师

一、教师劳动的价值与特点

（一）教师劳动的价值

护理学专业教师肩负着为国家、社会培养护理专业人才的重任。他们不仅是护理学科知识的传递者，而且是护理科学的创造者；同时还从事护理科学研究，参加临床及社会活动，推动护理事业的进步和发展。因此，护理专业教师的劳动价值主要体现在教育活动和社会发展中。

1. 知识的传播与创造者　教师有目的、有计划、有选择地把社会长期积累下来的科学文化知识、实践经验和价值观念，通过启发引导的方式将学生引入到学科领域中，使其掌握专业知识；同时通过示范和指导，教给学生知识和学习的方法，从而启迪学生的智慧、培养学生的能力。教师是新科学知识的创造者，他们不断融汇、改造古今中外各种科学理论与技术，不断创造新的科学思想、理论及技术，对社会实践与发展具有极大的推动与促进作用。

护理学专业教师是护理专业知识与经验的传授者，从教学内容的选择、教学活动的设计、教学方法的使用，到教学实习的安排、实验操作等，都离不开教师。他们将人类长期积累的有关卫生保健及护理的知识经过内化、加工及整理,有计划、有目的地传授给学生,使其适应临床及社会,从而实现学生的社会价值,促进社会的延续和发展。

2.学生身心发展的引路者 护生正处于身心发展的关键时期,其知识的开拓、智力的发展、良好行为习惯的养成,在很大程度上取决于教师。同时教师深知学生身心发展的规律,可以对其进行循序渐进和因人而异的教育。

护理教师作为护理教育教学活动的组织者,他们闻道在先,术业有专攻,可以用简捷有效的方法帮助学生获得护理知识,同时教给学生认识世界的方法,使学生形成一定的认识世界和改造世界的能力。在护理教育活动中,护理教师的言行、思想观念及价值取向也会示范性地引导及感染学生,对学生的人格及思想品德的形成起着潜移默化的作用,从而培养学生高尚的情操、优良的品德。所以,护理专业教师对学生身心的全面发展起着积极的指导作用。

3.护理专业人才的培养者 教师代表了社会的要求,担负着为社会培养新一代人才的重任,是学校教育活动的设计者、组织者。青少年学生正处于心智发展的关键时期,教师通过自己的科学性劳动,有效地帮助学生构建合理的认知结构,最大限度地开发学生的心智潜能,并按照社会的要求,用自己高尚的情操、品德、人格,陶冶学生的心灵,塑造学生的行为。护理专业教师起到了将知识形态的生产力转化为护理专业学生的智力和生产力的作用,他们以培养和训练学生的护理能力服务于社会来间接参加物质财富的生产,是生产发展的重要因素。通过传播和创造护理科学文化技术知识,培养高级专门人才,促进社会经济文化的发展和生产力水平的提高,进而促进国家综合实力的提高以及社会的整体进步。

4.科学研究的生力军 护理教师不仅是护理知识的传播者,也是护理科学知识的创造者。护理科学研究是教学的不竭的"源",教师通过科学研究工作,不仅能深入地掌握和扩充自己所授专业的知识,解决教学上的问题,还可以将教学不断推向更高的水平,提高教学质量,增强教学效果。护理专业教师在自己开展科学研究基础上,还要将科研思维和科学研究的方法传授给学生,引导学生科学地思考,培养学生的科研意识和能力。

5.社会发展的推动力 当今社会正处在知识爆炸以及信息瞬息万变的竞争时代,现代化建设需要各行各业高素质的专业人才,而这些人才培养的重任落在教师的肩上。护理专业教师在培养高级护理人才的同时,还承担着传承、创造护理科技文化的历史使命。没有护理教师的劳动,就没有护理专业的发展,就会影响社会经济的发展及人类社会物质和精神文明的进步。所以说教师是社会发展的推动力。

(二)教师劳动的特点

任何劳动都有自身的特点,只有认识教师劳动的特点,才能深刻认识护理学专业教师。概括起来,教师的劳动具有如下特点。

1.劳动的高度责任心 教师劳动的高度责任心主要来自两个方面。首先,教育事业是关乎人类的今天和未来的事业。教育的成功常常影响社会的进步和发展、人类生活质量的提高,因而社会与人民对教师寄予厚望。其次,教师是直接从事各类人才培养工作的,他们的劳动优劣将直接关系学生的身心发展和前途,因而家长和学生本人也对教师寄予较高期望。这种高度责任感要求教师必须始终兢兢业业地工作,不能有丝毫放松与懈怠。

2.劳动的复杂性和繁重性 教师劳动的复杂性是由教育对象及教育过程本身的特点决定的。

(1)劳动对象具有主动性、多样性 一般的劳动只要劳动者自身具有主观能动性就能取得较好的劳动成果,教师的劳动则不然,他们的劳动对象是具有主观能动性的人。教育过程如不能与学生的主观能动性联系起来,则不可能取得良好的教育效果。教育的劳动对象在身心特点、气质、特长及发展倾向上是各不相同的,并且是在劳动过程中不断变化的,这就使得教师的劳动不像其他职业有统一的操作规程,而是经常受到许多变动和不可控因素的影响。

教师劳动对象的主动性,还赋予这种劳动过程以反作用的特点,这种反作用表现出特有的丰富形式和复杂程度。学生作为一种客体,其思想、感情、态度等也会影响甚至改造教师的劳动。

(2)影响学生发展的途径具有多样性 学校不是与世隔绝的封闭体,学生在接受教育的同时,还接受来自家庭、社会及同学等各方面的影响。这些影响常常不一致,甚至出现相悖的情况,这就大大增加了教师劳动的复杂性,不仅要求教师精通教育教学工作,还必须善于利用有利的校内外影响,排斥、转化和抵御不利的校内外影响。

(3)护理教学内容的专业性和技巧性 一个教师必须有深厚宽广的知识基础,才能保证教学内容的正确性和科学性。而对于护理专业教师来说,不仅需要教师具有扎实的护理学专业理论知识,而且要具有良好的护理实践技能。同时,教师还应接受教育学的专门学习和训练,这样才能在教育过程中表现出高超的教育技巧。教学不仅是单纯地进行知识的传播,而且要进行情感的交流,塑造学生的人格。因此,教学是科学和艺术、情感与技巧的完美统一。

(4)护理教学情境的复杂性 护理专业的教学不仅注重理论教学,而且注重临床教学。因此,护理教学不仅需要在课堂进行,而且需要在各种实践基地如医院、社区、家庭等不同的环境中进行。在教师劳动的时间和地点上,没有严格的界限和明确划分。人的发展是无限的,有学生的地方,就是教师劳动的场所。班上、班下、校内、校外都可以成为教师劳动的空间;人的发展的无限性向教师提出无限量的时间要求。这种教学环境的复杂性、教学场所的广泛性及教学时间的无限性,也增加了护理专业教师劳动的繁重性。

(5)担负的任务具有多样性 教师担负着多方面的任务。他们既要关心学生的学习,又要关心学生政治思想的提高、道德品质的养成和身体健康;既要在课内向学生传授科学知识,又要在课余组织学生开展丰富多彩、各种形式的第二课堂活动,发展学生兴趣、爱好和才能;既要全面指导学生校内学习生活,也要关心他们的校外交往活动;既要进行知识传授,又要从事科学研究。这些繁重的任务耗费了教师的大量心血和精力。

3.劳动的长期性和效果的滞后性

(1)人的身心发展特点决定教师劳动的长期性 十年树木,百年树人,人的成长都不是在短时间内完成的,无论是专业知识的掌握,还是道德意识观念、行为习惯的养成都需要一个长期反复的过程,这就需要教师付出长期的努力。此外,通过教师的劳动,把教育对象培养成社会所需要的各类人才,需要较长的周期。

(2)教育规律决定教师劳动效果的滞后性 护理教育规律表明,教师劳动的效果不是立竿见影的,它需要一个积累的过程。护理教师教学效果以护理能力这种潜在的形态存在于学生之中,往往要等到学生走上工作岗位,服务社会时才能得到检验。这就决定了教师的劳动是一种潜在形式的劳动。教师劳动的长期性决定教师劳动不仅要从当前社会需要出发,而且还应从一个周期劳动结束时社会需要出发考虑。教师的劳动总是指向未来的。

4.劳动的创造性 教育对象的特殊性以及教育情境的变化性,决定了教师劳动的创造性,即对于教师来说没有一种固定的工作模式能够适用于任何情况,教师必须充分发挥自己的主观能动性,因人、因事、因时、因地进行创造性的劳动。这种创造性体现在以下几个方面:

(1)因材施教进行有区别的教学 学生的身心发展各有其特点,尤其在个性发展方面有他们各自的兴趣、爱好和特长。这就决定教师要想取得良好的工作成绩,就必须不断探索创新,选择不同的教学方法,创造新的教育方式。只有因材施教,才能扬长避短,灵活地、创造性地解决问题。

(2)创造性地运用教学原则和方法 教学有原则可循,但无框框可套;教学有法可依,但无定法可抄。教学内容不同,教学对象不同,教学条件和教师水平不同,所运用的教学原则、方法就有所不同。同样的教学原则、方法,在一种情况下适用,到另一种情况下可能完全不适用。因此,教师必须根据不同情况,创造性地选择、运用教学原则、方法,并经常探索新的、行之有效的教学原则和方法。

(3)创造性地组织加工教学内容 教师劳动的创造性,还表现为对教学内容的不断更新改造。就像导演对剧本的再创造一样,教师备课就是对教学内容再创造的过程,使之既符合当代科学文化的发展水平,又符合学生的年龄特征、认知发展水平和学习特点。

(4)创造性地运用各种教育影响 影响学生发展的因素错综复杂,并随着社会发展而不断变化。如何巧妙运用这些影响,化其弊,扬其益,不能套用某种固定的模式,而必须发挥每个教师的判断能力、综合能力、驾驭能力和创造能力。

(5)灵活运用教育机智 教育机智(wisdom of education)是对突发性教育情景做出迅速恰当处理的随机应变能力。教育工作不是千篇一律,教育条件不可能毫无差异地重复出现。在师生交互作用中,教育情景往往难以控制,预料不到的情况随时可能发生。教师要善于捕捉教育情景中的细微变化,迅速机敏地采取恰当措施,并创造性地利用突发情况把教育活动引向深入。

5.劳动的示范性与感染性

(1)劳动的示范性 教师劳动与其他劳动的最大不同点,就在于教师主要是用自己的思想意识和言行,通过示范方式去直接影响劳动对象的。著名教育家第斯多惠说:"教师本人是学校最重要的师表,是最直观、最有效益的模范,是学生最鲜活的榜样。"任何一个教师不管他是否意识到,他都在对学生进行示范。

教师劳动的示范性几乎表现在教育活动的每个方面,无论传授知识技能,还是思想品德,凡是要求学生做到的,教师都要明确做出示范。此外,教师的思维方式、学习方法和人格特征,都在潜移默化地影响学生。

(2)劳动的感染性 教师在引导学生认识客观世界的同时,自己也作为其中的一部分出现在学生面前,参与学生的认识过程。教师要想取得好的教育效果,就必须用真挚的感情和优良的个性品质去打动学生的心灵。要善于理解学生、关心学生和启迪学生。教师面对的是人,失去感染力的教师,不会取得一流的教育成绩。

6.劳动的个体性和成果的集体性　护理院校的教育和教学活动主要是通过教师的个人劳动来完成的。在这个过程中,教师对教材的钻研、对教育内容的掌握以及教育方法的使用、教育成果的评价,主要是在教师个人独立劳动的状态下进行的。这体现了护理教师劳动的个体性。然而,教师的教育成果又绝不单是个人劳动所能取得的,它是学校全部工作的综合效应,有赖于教师集体的共同努力,一个学生的进步与成才,是许多教师集体劳动的成果。这体现了护理教育成果集体性的特点。因此,教师的劳动是个体与集体相结合的劳动方式,这种特点要求护理教师在提高个人素质的基础上,注重集体的团结合作。

护理教师职业的复杂性和创造性决定了职业劳动的集体性。护理人才的培养是一项综合性的系统工程,需要各专业教师的协调和配合,通过教师的个人劳动和集体劳动密切结合才能完成。科学技术的迅猛发展、学科之间的交叉渗透、社会对高素质护理专业人才的需求,都需要护理教师打破学科和专业界限,共同完成高素质护理专业人才的培养。

二、教师的权利与义务

教师的权利是指教师依法行使的权利和享受的利益;教师的义务则是教师依法应尽的责任。为了切实保证教师能够充分发挥自己的职能作用,顺利地开展教育教学工作,《中华人民共和国教师法》明确规定了教师的权利与义务;它有利于维护教师的合法权益,加强教师队伍建设,也有利于国家、社会、学校对教师行为和业绩的监督、考核和给予公正的评价。

(一)教师的权利

教师作为一般公民,享有宪法所规定的公民权利,同时,教师作为履行教育教学职责的专业人员,又具有与职业相联系的特殊权利。

1.宪法中规定的教师权利的主要内容

(1)平等权　平等权是指公民平等地享有权利,不受任何差别对待,要求国家同等保护的权利。

(2)政治权利　政治权利是指公民依据宪法和法律的规定,参与国家政治生活的行为可能性。它表现为两种形式:一种是公民参与国家、社会组织的管理活动,以选举权与被选举权的行使为基础;另一种是公民在国家政治生活中自由地发表意见、表达意愿的自由,通常表现为言论、出版、集会、结社、游行、示威自由,简称为政治自由。

(3)宗教信仰自由　宗教信仰自由是指公民依据内心的信念,自愿地信仰或不信仰宗教的自由。

(4)人身自由　人身自由又称身体自由,是指公民的人身不受非法侵犯的自由。其内容包括人身自由不受侵犯、人格尊严不受侵犯、住宅安全和通信自由。

(5)社会经济权利　社会经济权利是指公民依照宪法的规定享有的物质经济利益的权利。它包括财产权、劳动权、休息权与获得物质帮助权。

(6)文化教育权　文化教育权是指公民依照宪法的规定,在文化与教育领域享有的权利。教育方面的权利主要表现为受教育权,文化活动方面的权利主要表现为科学研究的自由、文艺创作的自由和从事其他文化活动的自由。

(7)监督权 是公民依据宪法规定监督国家机关及其工作人员活动的权利。主要包括批评权、建议权、控告权、检举权、申诉权。

2.《教育法》《教师法》中规定的教师权利的主要内容

(1)教育教学权 进行教育教学活动,开展教育教学改革和实验。

(2)学术研究权 从事科学研究、学术交流,参加专业的学术团体,在学术活动中充分发表意见。

(3)学生管理权 指导学生的学习和发展,评定学生的品行和学业成绩。

(4)报酬待遇权 按时获取工资报酬,享受国家规定的福利待遇以及寒暑假的带薪休假。

(5)参与管理权 对学校教育教学、管理工作和教育行政部门的工作提出意见和建议,通过教职工代表大会或者其他形式,参与学校的民主管理。

(6)进修培训权 参加进修或者其他方式的培训。

(二)教师的义务

同教师的权利一样,教师的义务也分为两部分。一是《宪法》规定的教师作为公民应承担的义务,即基本义务;二是《教师法》规定的作为教师应承担的义务,即教师的特定义务,它是基于教师这一特定的职业性质而产生和存在的,是与教师职务和职责紧密相连的。

1.《宪法》中规定的教师义务的主要内容 教师具有维护国家统一与民族团结,遵守宪法、法律,维护国家安全、荣誉和利益,服兵役以及纳税的义务等。

2.《教育法》《教师法》中规定的教师义务的主要内容

(1)遵纪守法 遵守宪法、法律和职业道德,为人师表。

(2)教育教学 贯彻国家的教育方针,遵守规章制度,执行学校的教学计划和教师聘约,完成教育教学的工作任务。

(3)思想教育 对学生进行宪法所确定的基本原则的教育和爱国主义、民族团结的教育,法制教育以及思想品德、文化、科学技术教育,组织、带领学生开展有益的社会活动。

(4)尊重学生人格 关心、爱护全体学生,尊重学生人格,促进学生在品德、智力、体质等方面全面发展。

(5)保护学生权益 制止有害于学生的行为或者其他侵犯学生合法权益的行为,批评和抵制有害于学生健康成长的现象。

(6)提高水平 不断提高思想政治觉悟和教育教学业务水平。

三、教师的职责与角色

1. 全体教师的职责 在我国,教师的根本职责是教书育人,主要包括以下三方面。

(1)做好教学工作 教学是教师的主要任务。教师要明确教育目的和学校的培养目标,遵循教育教学规律,在认真钻研教材、全面了解学生的基础上,组织好教学活动,使学生掌握课程标准所规定的科学文化知识,形成相应的技能技巧,发展学生的智力、能力,并积极进行教学改革,不断提高教学质量。

(2)做好思想品德教育工作　对学生进行思想品德教育是教师的重要工作之一。教师应通过教学活动、课外活动、班主任工作等多种途径教育学生,努力培养学生具有明确的社会主义政治方向、辩证唯物主义世界观、良好的道德品质和高尚的医德。

(3)关心学生身心健康　我国的教育目的要求培养学生既要具有良好的智能素质、思想素质,又必须具有良好的身体素质。青少年时期是个体身体发育与成长的关键时期。因此,教师在教育教学工作中必须关心学生的身体和心理状况,合理安排学生的学习和文体活动,培养良好的卫生习惯,不断提高学生的身体素质。

2.不同职务教师的职责　具体来说,我国高等学校教师的职务分为助教、讲师、副教授、教授四级。1986年中央职称改革领导小组转发的《高等学校教师职务试行条例》对各级教师的职责做了如下规定。

(1)助教的职责　①承担课程的辅导、答疑、批改作业、实验课、实习、组织课堂讨论等教学工作,经批准可担任某些课程的部分或全部讲课工作,协助指导毕业论文等。②参加实验室建设,参加和指导实习、社会调查等方面的工作。③担任学生的思想政治工作或教学、科学研究等方面的管理工作。④参加教学法研究或科学研究、技术开发、社会服务及其他科学技术工作。

(2)讲师的职责　①系统担任一门或一门以上课程的讲授工作,组织课堂讨论,指导实习、社会调查、指导毕业论文等。②担任实验室的建设工作,组织和指导实验教学工作,编写实验课教材及实验指导书。③参加科学研究、技术开发、社会服务及其他科学技术工作,参加教学法研究,参加编写、审议教材和教学参考书。④根据工作需要协助教授、副教授指导研究生、进修教师等。⑤担任学生的思想政治工作或教学、科学研究等方面的管理工作。⑥根据工作需要,担任辅导、答疑、批改作业、实验课和指导学生进行科学技术工作等教学工作。

(3)副教授的职责　①担任一门主干基础课或者两门或两门以上课程的讲授工作(其中一门应为基础课),组织课堂讨论,指导实习、社会调查,指导毕业论文等。②掌握本学科领域内的学术发展动态,参加学术活动并做出学术报告,参加科学研究、技术开发、社会服务及其他科学技术工作,根据需要担任科研项目负责人,负责或参加审阅学术论文。③主持或参加编写、审议新教材和教学参考书,主持或参加教学法研究。④指导实验室的建设、设计,改革实验教学内容及模式。⑤根据需要指导硕士研究生,协助教授指导博士研究生,指导进修教师。⑥担任学生的思想政治工作或教学、科学研究等方面的管理工作。⑦根据工作需要承担辅导、答疑、批改作业、实验课、实习等教学工作。

(4)教授的职责　除担任副教授所承担的工作外,应承担比副教授职责要求更高的工作;如领导本学科教学、科研工作,根据需要并通过评审确认后指导博士研究生。

3.教师的角色　个人作为劳动集团的成员扮演的角色即为职业角色。根据国内外教育学家对教师角色的理解,教师的职业角色具有丰富的内容,具体如下。

(1)教育者　护理教师需具有合理的知识结构及一定程度的文化知识,掌握精湛的教学艺术,并以教材为依据,根据教育教学目标,运用恰当的教学方法向学生传授护理知识,进行学习方法的指导和学习能力的培养,发挥知识传播者的角色,这是教师最基本的角色。在教学过程中,教师还应注重对学生良好道德品质和心理品质的培养,使学生形成正确的人生观、专业价值观和健康的心理。唐代诗人韩愈《师说》中说道："师者,所以传道、授业、解惑也。"当代护理教师同样具有传承社会传统道德、价值观念和人类优秀文化遗产的使命。尽管目前道德观、价值观和人类文化呈现出多元化的特点,但人们通常认为,作为教育者的教师所应具备的道德观、价值观总是占社会主导地位,并且用这种观念引导、教育年轻一代。护理教师通过继承、传播、发展和创造护理科学文化知识来培养护理专业人才,促进社会经济文化的发展。护理教师对这些护理科学文化知识进行系统的加工整理,以一定的方式传授给不同背景、不同知识水平的学生,并在他们遇到问题时,启迪他们的思维,帮助他们解决问题,使他们形成自己的知识结构和技能结构。

(2)学习者 护理教师作为知识的传授者,必须具有扎实的专业基础知识及广博的人文社科知识,同时根据需要不断更新及完善自己的知识结构,因此,护理教师本身也具有学习者的角色。

(3)示范者 护理院校的大部分学生正处于价值观、人生观、世界观的形成阶段,他们具有向师性的特点。护理教师自身的言论、为学为人的行为和态度,对学生具有耳濡目染、潜移默化的作用。"为人师表"就说明了教师应该是学生学习和模仿的榜样。

(4)沟通者 在护理教育教学活动中,教师要与学生、学生家长、临床医护人员、学校领导和同行、社会等多方面进行沟通,必须学会协调好多方面的关系,建立和谐的人际关系。使自己的工作在良好的氛围中开展,为自己事业的发展创造必要的条件,同时有利于学生的身心发展。

(5)教学设计者 教师要根据教学目标和学生的特点,合理选择教材和教具,精心设计教学过程。

(6)学习的促进者 教师要善于激发学生的学习动机,采取各种教学方式来促进学生学习,使学习不断深入,学习能力不断提高,教师的支持逐渐减少。

(7)课堂的组织者和管理者 护理教师是学校教育教学活动的组织和管理者,要进行教学环境的控制和管理,妥善处理教学过程中的突发事件;维护正常的教学秩序。包括确定目标、制定和贯彻各种教学规章制度、组织各种活动、协调人际关系等,并对教学工作进行调控、检查和评价,维护教学活动正常进行。

(8)学生的伙伴 教师要了解学生的需要、学习特点、兴趣和个性爱好等,与学生建立和谐融洽的师生关系,以保证在教学过程中做到因材施教。另外,在教学中教师应以平等的身份和态度与学生进行讨论和交流,共同解决教学过程中出现的问题。

(9)科学的研究者 护理教师既是教育教学工作者,又是科学研究者。教师工作的对象是充满生命力、千差万别的个体,传授的内容是不断发展变化着的护理科学文化知识,这就决定了护理教师的工作不是一劳永逸的,而要以一种变化发展的态度来对待自己的工作对象、工作内容和进行各种教育教学活动,教师要不断对自己的教学进行反思和评价,分析其中的不足,提出改进方案;不断学习新知识、新理论、新技术,不断充实自己的实践经验,以使自己的教育教学工作适应不断变化的形势。护理教师通过科学研究,不断提高自己的学术水平,使自己的研究成果在本学科处于领先地位,促进本学科的发展;不断探索和创新,提出改进措施以促进护理教学水平和教学质量的提高,促进护理教育的发展。

四、护理学专业教师的职业素质

(一)护理学专业教师的职业道德

护理学专业教师的职业道德是护理学专业教师从事护理教育工作时应当遵循的行为准则和规范,既与社会主义道德规范保持一致,又有其与护理教育职业相联系的特点。护理学专业教师的职业道德主要包括以下几个方面。

1.对待护理教育事业的道德　忠诚于护理教育事业,既是一个道德信念,也是护理学专业教师最崇高的美德,即把护理教育事业看作一项伟大而崇高的事业。它是以坚定的共产主义理想、乐观的人生态度和高度的社会责任感为基础并成为实现其他道德准则的前提。对待护理教育事业的道德是护理学专业教师处理个人与国家、个人与集体相互关系应遵循的行为准则,包括以下几个方面:

(1)热爱护理教育事业　这是对护理事业忠贞不渝的思想基础,热爱护理教育事业是护理学专业教师热爱祖国、热爱人民的集中表现和实际行动。它既是护理专业教师整体崇高声誉的重要标志,又是每个护理学专业教师做好护理教育工作的动力。在教育活动中,护理专业教师要把个人价值的实现同对社会责任的承担联系起来,热爱护理教育事业,这是做好本职工作的强大动力。

(2)不计得失,富于自我牺牲精神　正如人民教育家陶行知先生所说:"捧着一颗心来,不带半根草去。"教师劳动的复杂性、长期性和繁重性决定了护理专业教师所从事的是一项艰苦的工作。而教师劳动效果的间接性和滞后性又决定了护理专业教师的劳动不易被人们充分理解。教师在护理教育中倾注了毕生的精力,然而他们的报酬却低于他们的付出,能够让无数人乐于在这个平凡的岗位上默默耕耘而终身无悔的,就是护理教师的这种奉献精神和自我牺牲精神。

(3)高度的责任感、强烈的事业心　高度的责任感是指护理教师自觉地把培养高级护理专业人才当作自己神圣的天职,对学生全面负责,是护理专业教师做好教育工作的强大动力。这种责任感,其实就是教师的职业良心,它督促着教师为护理教育事业尽心、尽责、尽力。在高度责任感的驱使下,教师会对教育、教学和科研工作极为认真负责、兢兢业业。

强烈的事业心就是指护理专业教师将护理教育事业视为自己的崇高事业,不断进取,推动护理事业的发展,决心在护理教育工作中,为党和人民做出更大的成绩和贡献,不断进取,勇于开拓,推动护理教育事业不断前行。

2.对待学生的道德　热爱学生是护理学专业教师职业道德的核心,是护理专业教师最崇高的道德感情和处理师生关系的行为准则。它不仅是一种高尚的道德,也是一种强有力的教育力量。

(1)关心和了解学生　关心和了解学生是热爱学生的起点,教师知学生之心,学生才能领教师之情。学生是教师的教育对象,如果教师失去了对学生的热爱和关心,就失去了做好教育工作的重要前提。实践证明,教师对学生的关心和了解,可以开启学生心灵,密切师生情感,增加学生学习兴趣,提高护理教育质量。因此,护理专业教师应力争全面关心和了解学生的家庭、身体、性格特点和心理发展状况,努力使自己成为学生的朋友。这种关心和了解可以开启学生的心灵,消除师生间的隔阂与误会,增强学生的学习兴趣并使他们体验到学校集体的温暖。

（2）尊重和信任学生　热爱学生就要尊重学生,尊重学生的人格、自尊心和正当的兴趣爱好。这一道德准则既是社会主义社会中新型的人与人关系在师生关系中的具体体现,又是建立民主、平等、亲密的师生关系,促使学生健康成长的重要条件。

尊重学生就要信任学生,信任也是一种教育力量,它能够唤起学生的信心和对美好前途的追求。要相信每一个学生经过教育都是能够进步的。对犯错误的学生要充分理解、信任,引导他们改正错误,建立民主、平等及亲密的师生关系,从而为学生创造宽松愉悦的发展空间。

（3）严格要求学生　教师的爱不完全等同于母爱。教师对学生的爱既表现出强烈的感情色彩,又表现出清晰的理智性和长远的目的性。护理专业教师应理智地、有目的地促进学生的成长,使之成为适应现代社会需要的护理人才。因此教师对待学生应严格要求,当然严格要求并不是越严越好,而应严而有度,严而有理,严而有方,严而有情。

（4）对学生一视同仁　热爱学生还必须平等对待学生,不可偏爱。因为护理专业教师对学生的爱本质上反映了他们对党、对人民、对护理专业的热爱,根本目的是培养护理专业的接班人。所以,护理教师应公平地对待每个学生,不以感情亲疏、个人好恶和学生学习、品德优劣情况而转移。

3.对待教师集体的道德　护理教师之间的关系,以及护理学专业教师与整个教师集体之间的关系,是护理专业教师道德生活中的一个重要领域。护理教师应具有集体意识和团结合作精神。和其他劳动领域一样,任何教育劳动成果决非由教师个人劳动所能取得,学生的全面发展有赖于教师集体的共同努力。因此,护理专业的教师要正确处理好与其他教师以及与教师集体的关系。这不仅反映了护理专业教师本人的道德水准,而且还直接影响教育效果的好坏。护理专业教师对待教师集体的道德包括如下几个方面。

（1）尊重和信任其他教师　尊重信任其他教师,首先是尊重其他教师的人格和声誉,坚决抛弃因个人恩怨而相互损毁的行为。其次,要尊重其他教师的劳动,全面树立相互尊重、相互信任的道德风尚。

（2）支持和配合其他教师工作　在护理教育过程中,教师之间相互协作是经常性和多方面的,有各任课教师之间的配合,也有与教学管理、行政人员的配合等。在护理教学工作中,教师之间应经常交流、相互支持、相互配合和团结协作,这是护理教育工作高效有序进行、取得卓越成绩和培养高素质人才的必要条件。

（3）尊重依靠教师集体　护理院校的教师集体是承担共同教育任务的复杂整体,要使这个整体能够统一而有效地工作,所有成员力量协调一致非常必要。教师集体中每个成员不仅要对自己的本职工作负责,同时又共同对整个事业负责,要依靠教师集体的力量与智慧,解决护理教育教学过程中出现的各种问题。

4.对待自己的道德

（1）以身作则,为人师表　为人师表是护理学专业教师职业的重要特征。教师的职业特殊性在于育人,教师的劳动始终具有示范性。教师不仅用自己的知识、技能教人,还要用自己的品格陶冶人,用自己的模范行为去影响学生。对学生道德品质的教育除了进行言语引导之外,教师的行为是很重要的因素。教师的行为会潜移默化地影响学生的思想和行为,并且这种表率作用是任何其他教育因素都无法代替的。早在先秦时期,孔子说:"其身正,不令而行。其身不正,虽令不从。""不能正其身,如正人何?"强调了教师以身作则的原则。以身作则、为人师表的内涵就是指教师在对受教育者施行科学知识、思想道德教育的过程中,坚持以自身做楷模,给学生以示范和启迪。因此,护理专业教师要时时处处严格要求自己,在品德修养、学识才能、言行举止、作风仪表、道德情操、生活方式等各方面"以身立教",成为学生的表率。

(2)学而不厌,努力进取 护理专业教师要向学生传授系统的科学文化知识、培养学生从事护理工作的真才实学,就必须具有广博的知识,精通自己所授学科的知识。因为教学不仅是简单地传授知识,更是一种创造性的劳动。当代科技飞速发展,新兴科学领域不断开拓,知识更新速度快,学科间知识交叉融合,促使护理专业教师必须努力学习,刻苦钻研,不断进取。另外,教育不仅是一门科学,而且是一种艺术,需要教师通晓教育理论、懂得教育规律、掌握教育技巧,不断提高自己的教学能力与教学水平。因此,护理教师要发挥模范榜样的作用,必须提高自身素养、努力进取,还需具备良好的道德品质,这样才能感染学生,受到学生的尊敬和爱戴。

(二)护理学专业教师的智能结构

护理学专业教师的智能结构包括知识结构和能力结构两个方面。

1. 知识结构 合理的知识结构是护理教师从事护理教育教学工作必须具备的特定职业素养。正如一位教育家所说:"为了在学生眼前点燃一个知识的火花,教师本身就要吸取一个光的海洋。"现代科学的整体性、渗透性越来越强,知识的综合性越来越显著,许多学科出现了交叉渗透。因此,护理教师必须具有一定的科学文化知识、基础医学和护理专业知识及教育学、心理学知识等,才能成功地履行教师的职责。

(1)广泛而深厚的科学文化基础知识 护理学专业教师应有深厚的文化修养,这有利于开拓护理教师的视野,并在教学过程中将各类知识融会贯通,激发学生学习的积极性。首先,各门学科的知识都不是孤立的,当代科学技术正朝着纵向分化和横向综合的方向发展,知识一体化的趋势正在不断增强,科学的整体性、交叉性和知识的专一性、综合性越来越突出,要求教师必须顺应这一趋势。其次,正在成长中的青年学生求知欲强、思想丰富、眼界开阔、兴趣广泛,其所见、所想、所问往往超出教师的专业知识领域。因此,护理专业教师应在"术业有专攻"的基础上,掌握广泛、深厚的科学文化基础知识,才能给学生全面、系统的解答,满足学生对知识的渴求。

(2)系统精深的医学基础知识和护理专业知识 护理教师要对所教学科的基本结构有全面的把握,精通所教学科的基础知识、基本理论和基本技能,对本学科理论体系的逻辑起点和演绎归纳的脉络有清晰的认识,对所授概念、原则有准确的阐述,了解学科发展的历史、现状、最新研究成果和未来发展趋势,以及与相关学科的关系,这样才能较好地完成教学任务。护理专业教师所掌握的学科知识必须大大超过课程标准的要求,才可能使学生在护理领域中达到较高的水平,具备今后从事护理工作的真才实学,适应护理专业发展的需要。作为护理专业教师,不仅要掌握医学基础知识,如人体解剖学、生理学、病理学等,还要掌握护理专业知识,如基础护理、各专科护理、社区护理、护理管理等。

(3)丰富的教育科学知识与心理科学知识 教育学和心理学知识对护理教师教育教学活动的进行有着重要的影响。虽然这些知识不是教师传授的内容,却是教师传授知识的一种手段和重要工具,要使各种基础和专业知识内化为学生个体的智慧,就必须按照教育学和心理学揭示的教育规律和学生身心发展规律,正确地选择教育内容和方法、进行最佳教学方案的设计与研究,避免教育教学工作的盲目性,提高教育教学效果,指导自己的教学实践,使学生各种潜能得以充分发展。

2. 能力结构　能力是指与顺利完成某种活动有关的心理特征,是调节个体行为和活动的相应心理过程的概括化的结果。护理专业教师的能力结构包括以下几个方面。

(1)教学能力　教学是护理教师最基本的任务,教师将各种护理知识传授给学生,从而转变为学生的知识和能力。教师教学能力的好坏不仅影响学生对知识的理解,还会影响学生的求知欲和兴趣。教学能力是护理教师应当具备的最基本的能力之一,可分为三个方面:教学认知能力、教学操作能力和教学监控能力。

1)教学认知能力:指教师对所教学科的概念、定理、法则等的概括程度,以及对所教学生心理特点和自己所使用的教学策略的知觉程度。它是整个教学能力结构的基础。

2)教学操作能力:指教师在教学中使用策略的水平,其水平高低主要表现在如何引导学生掌握知识、积极思考及运用多种策略解决问题上,如制订教学目标、编制课程计划、选用教学方法、教学材料、教学设计和教学测评等各方面的策略。它源于教师敏锐的观察、灵活的思维和坚韧的意志,也源于教师教育经验和知识的积累以及对学生的了解。

3)教学监控能力:指教师为了保证教学达到预期目的而在教学过程中将教学活动本身作为意识对象,不断地对其进行积极主动的反馈、调节和控制的能力。包括教学过程中学生对教学内容和形式的反映,教学结束后学生对所学知识的掌握和运用能力。教学监控能力是体现教师教学能力的关键。

(2)组织能力　是护理学专业教师能力结构的重要组成部分,指对学生进行组织、领导监督及调节的能力。护理专业教师是护理教育活动的组织者,要使护理教育教学活动系统、有序及高效地开展,必须具备多方面的组织能力,能够因时、因人、因地制宜地对学生进行组织、教育及调控,包括组织课堂教学、临床见习和实习的能力,组织学生的能力,维持正常教学秩序和纪律的能力,组织和加工教材的能力等。

(3)语言表达能力　是护理专业教师必须具备的基本功之一,主要包括口头表达能力和书面表达能力两个方面。

1)口头表达能力:包括科学准确地使用字、词的能力,防止词不达意;熟练使用规范语法的能力,防止发生误解;对表达内容进行选择组合的能力,使自己的语言合乎学生的理解水平;善于运用不同语速、语调与节奏的能力,使之能准确表达自己要表达的思想感情,引起学生的情感共鸣,并便于学生理解、记录。

2)书面表达能力:包括书写文字规范、条理清晰、用词准确及流畅;板书布局合理、概括性强;写出的评语、总结、文章等简明扼要、逻辑清晰、准确生动。

(4)沟通能力　对护理专业教师而言,要想使自己的教学劳动取得良好的效果,必须具有良好的沟通能力。教学是一个双向过程,教学质量的好坏以及教学活动中存在的问题,都需要通过教师与学生的沟通才能发现,良好的沟通能力有助于教师了解学生对教学的接受情况以及对教学内容的掌握情况,有助于对教学质量进行评价,同时也为教学方法和形式的改进提供参考。护理专业教师的沟通能力包括善于倾听学生的倾诉与理解学生对问题不同方式的表达,同时能准确、恰当地将自己的要求和意见传递给学生,并使学生易于理解和接受;善于与其他教学人员交流教学的见解,取得支持与帮助,合作完成教学任务;善于与学生家长、教学医院和社区保健部门进行沟通、联系,协调各方,取得他们对护理教学、临床见习和实习工作的支持与配合。

(5)研究能力 是现代护理教师能力结构的重要组成部分,20世纪70年代,英国著名的课程理论家劳伦斯·斯坦豪斯提出"教师即研究者"的口号,引起世界教育界的广泛关注,强调教师应潜心研究教育、教学和学生。基于我国目前护理学科的发展现状,护理人员在科研和创新方面相对薄弱。因此,现代护理教育对护理教师提出了更高的要求,不仅要完成教学任务,还要积极从事护理科学研究工作,顺应高等护理教育迅速发展的趋势。其科研选题可以来源于教学实践,也可以来源于临床护理。这就要求教师在从事教学工作时不断总结经验、发现问题,进行综合分析,积极探索教育教学的新途径、新办法;教师还应时刻关注临床护理动态,发现临床问题,并进行科学的设计和实验,最后将科研成果运用于临床实践中,从而实现"源于临床,服务于临床",真正实现科研的价值。护理教师只有从科研中不断探索学习,才能有利于教学内容的更新,促进学科的发展。

(6)自我调控能力 包括三个方面:①根据客观需要调整自己工作结构的能力,如在护理教育教学工作中根据社会需要、科技发展及学生反馈不断调整课程计划、教学内容及教学方法的能力。②对自己在教学活动中的思维过程和行为过程进行自觉反思和监控,不断调整自己的教学策略,提高教学能力。③调控自身心境和情绪的能力,使自己在学生面前始终处于最佳的心理状态,以愉快、乐观和积极向上的精神状态去感染学生。

(三)护理学专业教师的心理品质

所谓心理品质是指一个人在心理过程和个性心理两个方面所表现出来的本质特征。护理教师的职业特点及在护理教育活动中长期扮演的角色,使他们逐渐形成特有的心理品质,本书仅阐述教师成功地履行职业角色行为所应具备的心理品质。这些心理品质不仅能推动教师积极有效地工作,还直接影响学生人格的健康发展。

1. 理解学生 理解学生是一种多方面的能力,它由许多相关的心理品质构成。

(1)心胸豁达 护理专业教师应尊重、接纳学生的不同看法和见解、思想和情感以及价值观念,对于好的观点给予表扬和肯定,对于错误的观点予以合理纠正;理解学生不同于自己原有参照系统的行为,与他们和睦相处。

(2)敏感性 是指一个人对自己人际关系即社交关系中出现的变化,能及时做出情感反应的能力,它是教师有效教学的一个重要心理特征。护理专业教师要善于发现、了解学生的各种困难、需要和情感反应。能敏锐地捕捉非语言线索,了解学生对教学的理解水平与需要水平,根据学生不甚明显的外部表现,判断学生的内心体验、疑难所在及情绪状态。护理专业教师要独具慧眼,从目前表现平平的学生中发现有巨大发展潜力的人才。教师的职业敏感性还有助于教师自觉地反思自己的教育工作,及时发现和解决教育教学过程中存在的问题。教师的职业敏感性就是保持灵魂的清醒,保持思想的激荡,保持精神的活力,保持敏感性能够从一定程度上消除职业倦怠感。

(3)移情理解 是指护理学专业教师应能够深入学生的内心,站在学生的位置上,敏锐地觉察他们的知觉,体验他们的感情,从而设身处地地为学生着想。移情理解对课堂行为具有很大作用,西方心理学界对此进行了大量研究。心理学学者阿斯皮和罗巴克的调查表明,当教师有较高水平的移情理解时,有助于促进学习行为本身的发展,学生会参与更多的课堂行为,从而引发学生的心理内部激励机制的形成,吸引和保持学生的学习兴趣,取得较高的学习成就,形成高水平的自我概念。

(4)客观公正　护理专业教师应能客观、公正地看待学生,不受偏见的影响,注重学生之间的个体差异,客观分析学生的长处和短处,理智、公正地处理学生的问题,做到不偏不倚、不厚此薄彼、不偏袒不公,发扬教育民主。

2. 与学生相处　护理教学是一个人际交往的过程,护理学专业教师只有与学生和谐相处,才能取得较好的教学效果。

(1)真诚　护理专业教师应真诚地对待学生,不以个人的权威或职业地位,来掩饰自身的缺点。但应注意教师不能将真诚与自我放纵混为一谈,为所欲为地表露自己的情感,而应表达已为教育经验证明有益于学生的情感。

(2)非权势　护理专业教师对学生应持平易近人的态度,而非居高临下、盛气凌人,应允许学生犯错误和认识错误,不过分限制、干涉学生的行为,循循善诱,引导学生不断取得进步。

(3)积极期待　教师的言行对学生的影响是巨大的。20世纪60年代美国哈佛大学心理学家罗森塔尔和雅各布森所进行的"课堂中的皮格马利翁"经典实验证明:教师的期望或明或暗地被传递给学生,学生就会按照教师所期望的方向来塑造自己的行为,从而使教师的期望实现。教师的期待会影响学生的自我意识、自信心、学习成绩以及师生关系。教师对学生的期待正确而积极,对学生成长无疑起着积极的促进作用,产生期待的正效应。如果教师期待错误或消极,对学生成长的促进作用就会大打折扣,甚至产生期待的负效应。因此,护理学专业教师对任何学生都应持积极认可的态度,使学生从教师处获得安全感、信任感,感受自身的能力和生活的价值,获得成功的体验,不断追求更大的进步与发展。

(4)交往技巧　护理专业教师应掌握良好的交往技巧,善于倾听,能够在各种情况下通过语言和非语言信息,就不同问题传递自己的见解、观念及情感,并使学生易于理解,乐于接受。

(5)自制　自制是克制自己的能力,教师的自制力主要表现为教师善于支配和调节自我的能力。教师的沉着、自制、耐心,是有效地影响学生的重要心理品质。具有良好自制力的教师,能够很好地控制、调节自己的情绪,不出现情绪的大起大落,能够处理好人际关系中不协调的因素,与他人建立良好的人际关系,在学生面前始终保持热情、温和和乐观的状态。这种品质也表现在耐心说服、教育学生的工作中,善于控制自己的情感、行为,能够约束自己的动作、语言,抑制无益的激情和冲动,才能够与学生保持亦师亦友的和谐师生关系,以保证有效地了解和教育学生。

3. 了解自己

(1)自我认知　护理学专业教师能否成功地履行教师的角色行为,在很大程度上依赖于对自己的了解。优秀的护理学专业教师能够通过自我观察、自我体验和自我评价而获得清晰、准确的自我认知,了解自己所处的地位及自己努力的方向。在自我认知的基础上,有效地进行自我监督,自觉克服与社会道德、职业道德相悖的思想和行为。在自我认知的基础上经常反省自己,克服自身弱点,提高自控能力,自觉抵制各种不良因素的影响,把自己的情感、行为限定在合理的范围内,并能通过自我疏导从矛盾、困境中解脱出来。这种自知还能帮助护理专业教师不断根据现实情况,调整自己的思想、行为,用更高的标准去设计、要求自己,不断自我更新。在此基础上,护理学专业教师才能具有安全感和自信心,使自己成为学生的表率与楷模。

(2)自我适应 良好的自我适应能力是护理专业教师在复杂的教学环境中愉快胜任工作的重要心理品质。护理专业教师良好的自我适应能力包括两个方面:一是适应各种复杂的教学环境,巧妙化解工作中的矛盾,正确面对工作中的挫折,妥善地解决各类问题,保持积极向上的心态和平静愉快的情绪。二是适应新情境。首先要适应世界新技术革命对传统教育的挑战,成为不断进取、不断创新的教育改革者。其次要适应教育面向社会、面向护理专业现代和未来发展的新要求,更新自己的教育理念,不断提高自己的教学技能,为社会培养高素质的护理人才。

五、护理学专业教师的专业发展

护理学教师专业化发展是指教师作为护理学专业人员,在专业思想、专业知识、专业能力等方面不断发展和完善的过程,即从护理专业新教师到专家型教师的过程。护理院校要培养高质量人才,关键在于培养建设一支高水平的专业化师资队伍。护理学专业教师的培养工作主要包括两个方面:一方面是发展高等护理教育,以源源不断地补充新的高学历师资,使教师队伍的年龄结构、学缘结构及学历结构逐渐趋于合理化;另一方面则应加强现有师资的培养工作,使护理专业教师队伍基本素质和学术水平适应发展的需要。

1.护理学教师专业发展的阶段 教师作为专业的教学人员,要经历一个由不成熟到相对成熟的发展过程。有学者认为,教师的专业发展大致要经历以下四个阶段。

(1)专业形成阶段 在此阶段,教师开始形成一些简单的、基本的教育观念并初步了解教育教学工作。

(2)专业成长阶段 教师逐渐增加对教育教学工作的了解程度和有关的知识、技能。

(3)专业成熟阶段 教师对教育工作产生强烈的使命感,重新思考和检查已有的教育理念和认知。

(4)充分专业化阶段 教师努力追求自我实现,不断尝试、重建自己的观念与信念。

2.护理学教师专业发展的特点 教师的专业发展是一个长期的过程,在这一过程中呈现出以下几个特点。

(1)发展的终身性 教师专业发展的空间是无限的,它贯穿于教师整个职业生涯的始终。成熟只是相对的,而发展才是绝对的。因此,阶段的教师培养与培训方式已经不能满足教师专业化发展的要求,取而代之的是一个贯穿于教师职业发展始终的教师教育系统工程,包括入职前的院校教育、人职的针对性培训以及走上工作岗位后的阶段性培训等。

(2)发展的自主性 自主性是教师专业发展的前提和基础。教师专业发展的终身性不仅对教师教育提出了终身化的要求,同时也要求教师个体在专业成熟过程中保持自觉和自主。教师在规划课程、设计教学活动、选择教材时,应有充分的自主性,必须具有专业发展的意识,把外在的影响转化为自身发展的动力;不断增强专业发展的责任感,寻求自我发展的机会,逐渐获得自我发展的能力。

(3)发展的阶段性　教师从走上讲台到成长为一名熟练的教师,再到教育教学的专家,经历了职前专业化、入门专业化、在职专业化三个发展阶段,呈现出明显的阶段性特征。明确教师专业发展的阶段性有助于教师选择、确定个人的专业发展计划和目标。

(4)发展的可持续性　教师专业发展不仅有阶段性,而且还是持续不断的,教师只有不断地接受进修学习和提高自我修养,树立终身学习的理念,才能确保自身观念、认知、能力符合时代的要求,才能不断实现自身的可持续发展。

3.护理学教师专业发展的内容

(1)专业信念　专业信念即专业意识,是指护理教师对职业意义与价值的认识及对职业的社会期望的认识,由此形成强烈的从业、敬业、乐业的动机。树立护理教师专业意识是专业发展的动力,教师不是把教学当作谋生的手段,而是当成自己的事业去追求,这样教师才能对自己未来专业发展目标形成系统化、理论化的认识。专业信念不仅能够增强护理教师专业发展的责任感,而且能使其行为具有方向性、原则性、坚韧性和持久性。

(2)专业态度　对待护理教育事业的态度决定着护理教师对以后教育工作的贡献和坚持以及教师对本职工作主观能动性的发挥。正确的专业态度可以让护理教师对教育事业鞠躬尽瘁,以培养高素质的护理专业人才为己任,尽自己最大的努力实现社会对其职业的期望。

(3)专业知识　护理专业教师除应具备从事护理教育工作所必需的护理专业知识和医学基础知识外,还要具备广博的科学文化知识。为了护理专业的发展,护理教师必须对本学科的知识体系及理论有较深的造诣,对本学科及相关学科有较广泛的了解。对这些知识的掌握和运用是护理专业教师素质培养的重要内容。

(4)专业能力　护理教师应提升自身专业能力。首先,教学能力是护理教师的基本功。教师在教学过程中要善于总结好的教学方法,尝试新的教学方法,提高自身教学能力。教学过程中充分重视学生的主体地位,调动其学习积极性,保证教学质量。此外,还应具备临床护理技能,理论联系实践,提高自身的专业水平。其次,护理教师要不断加强科研能力,如发现问题、分析问题的能力,构建良好的科研观,提高科研水平。教师的科研能力和学术水平是教师专业化水平的重要标志。护理教师应及时掌握本学科最新发展动向,了解国内外发展趋势,确立研究方向,积极地投身于科学研究中,为促进学科发展贡献力量。

(5)专业品质　专业品质是指护理教师养成从事护理教育工作所需要的个性品质。它是社会道德在教师职业生活中的具体作用和具体体现,反映了社会对护理教师职业的特殊要求。主要包括教师对护理教育事业、对学生的态度,如热爱学生,热爱教育,客观公平地对待每一个学生;还包括个人职业道德的修养,如丰富的情感、乐观的精神和坚强的意志力。

4.护理学教师专业发展的培养途径

(1)重视新教师培训　对于护理专业新教师来说,身份的转换、角色的转变、环境的变化和责任的改变,往往会感到不适和压力,在此阶段给予他们适当的辅导和支持是非常必要的。护理新教师的培训是一种安排有序的促进教师专业发展的指导计划，旨在专门向新教师提供系统而持续的帮助，使之尽快适应环境，进入角色。培训的内容包括介绍教学机构的理念、制度、环境和设施；介绍教师的职责与权利；介绍课程设置；安排教学观摩；组织新教师试讲等。采取导师制方法，请有经验的教师传、帮、带，同时提供情感上的支持和帮助。

（2）终身自学以求终身发展　未来是一个学习型社会和终身学习的时代，以终身自学的观点培养自学的态度与愿望，这是护理专业教师提高业务水平的重要途径。护理专业教师一般都受过良好的教育和专业训练，具有一定的自学能力，可以结合自己的专业方向学习相关内容，使自己在专业知识方面更为博大精深。另外，应充分重视教育学、心理学及管理学等学科知识的学习，并在实践中锻炼、提高，形成自己的教学风格，促进教学能力与水平的提高。由于护理教师的继续学习受时间、经费等诸多因素的限制，而自学的弹性却非常大，不受这些条件的局限。因此，教师可以通过网上资源、远程教育项目、多媒体软件及各种书籍、杂志等途径自学，不断提高自己的理论水平和能力。

（3）在职培养规范化　护理院校可通过具体教学、临床实践以及科学研究工作对教师进行有计划、有针对性的培养提高，这是一种行之有效的培养方法。通过参加护理教学实践，巩固教师专业知识，不断地提高教学水平。参加临床护理实践，可及时了解临床应用的新技术、新疗法，进一步丰富教学内容并对护理工作中存在的薄弱环节给予警示。同时，还要鼓励护理学专业教师积极开展护理科学研究工作，在研究工作的过程中，教师的知识结构也会不断得到更新，学术水平得以提高。

（4）脱产进修制度化　护理教师专业发展的阶段性表明，教师在整个任教期间都应接受各种形式的继续教育，以扩大专业知识和教育能力，如进修、培训等。护理院校可根据教师队伍建设规划和学科发展计划，每年选派一些教师到国内外优秀护理院校或有护理学专业进修班的院校进行脱产进修学习，以集中时间、精力，学得深一些，提高得快一些。护理学专业的教师到校外进修，还可受到不同学校、不同学术观点的影响和文化的熏陶，开阔视野，活跃思想。有条件的院校还可选派一些外语基础较好的优秀护理教师到国外深造，学习国外先进的护理理论、技术及护理教学方法并为我所用，使我国护理教育尽快赶上国际先进水平。在教师进修中应注重专业科学素养与教育科学素养，并维持两者的协调。从我国的实际与国际发展的趋势看，后者应受到更大的重视。因为教师有了丰富的现代教育科学理论的武装，才能更有效地发现、发掘本专业的知识。

（5）学术交流经常化　现代科学技术和现代医学、护理学的发展日新月异，只有了解本学科的国内外发展动态，才能始终站在学科发展的前沿，把握学科发展趋势。因此，护理院校要鼓励教师经常参加国内外学术交流活动，取长补短，集思广益，活跃学术思想，提高业务水平，激发创造力。

（6）专题讲座和短期学习班相结合　护理院校应有计划地安排教师主持或参加多种形式的新知识、新技术学习班和专题讲座，或邀请一些学术水平高，在本学科或相关学科领域有新发现、新创造的国内外学者来校讲学，以拓宽教师的知识面，更新知识结构，更好地胜任护理教育教学工作。

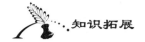

护理"双师型"教师

根据教育部提出的具有双师素质的教师应备条件,双师型护理教师是指具有丰富的课堂教学能力和临床护理能力,既能从事学校护理专业教学与研究,又能从事临床护理实践与研究,既有教师执业资格证又具有护士执业资格证的教师。

由于双师的职业特点,决定了其品德培养中的双重规范构建,既要恪守教师职业道德,又要恪守护理职业道德,必须忠诚于护理教育事业,尽心竭力培养护理人才,为人师表,教书育人。双师教师的知识应具有广阔性,除精通护理专业岗位知识与技能外,还要掌握相关专业的知识与技能,同时要通晓与护理专业及岗位相关的人文社科知识,并将这些专业知识与技能相互融合、转化。

第三节　护理学专业的师生关系

一、护理学专业师生关系的概念与基本属性

护理学专业师生关系是指护理教育活动中,教师和学生为实现护理教育目标而以一定的方式结成的相互之间的动态联系。在这种关系中,教师和学生显示出各自的角色、地位、行为方式和相互的态度。护理学专业教师与学生是相辅相成、相对存在的。同时,护理学专业师生关系又具有相互影响和建构的互动性,在教师的主导作用下,发挥学生的主动性,应当成为护理学专业师生关系的主要特征。在此基础上,护理学专业师生关系的基本性质表现为以下几个方面。

1. 师生在教学内容上是授受关系　在护理教育活动中,教师处于教育和教学的主导地位,从教育内容的角度说,教师是传授者,学生是接受者。教师在知识、经验、能力方面均具有明显优势。但是在教学过程中教师要发挥这种优势,依赖于学生积极主动的参与,没有他们的积极参与,就不可能实现教学目标、内容和要求的积极内化,也就无法实现学生的主动发展。因此护理学专业教师的任务就是要充分发挥自身主导作用,充分发挥学生主观能动性,帮助学生迅速掌握知识、发展智力、丰富社会经验,更快、更好地全面发展,同时指导学生学会学习,学会判断,学会选择,成为具有自主发展能力的人。

2. 师生在职业道德上是相互促进的关系　从护理教学的角度看,师生关系是一种教与学的关系,是教师角色与学生角色的互动关系。一位护理教育工作者的真正威信在于他的人格力量,它会对学生产生终生影响。同样,学生不仅对教师的知识水平、教

学水平作出反应,对教师的道德水平、精神风貌更会作出反应,用各种形式表现他们的评价和态度。这对从事护理教育工作的人来说,确实是其他任何职业无法比拟的精神挑战。

3.师生在人格上是平等的关系　护理教育工作的一个很重要的特点就在于它的工作对象都是有思想、有感情、有独立人格的活动着的个体。学生与教师一样,在人格上是独立的。师生之间的对话是建立在师生平等的关系上的,这里的对话不仅指师生的语言交谈,而且还指师生双方向对方敞开自己的精神世界和彼此接纳。现代和谐的师生关系倡导的是一种以尊重学生人格、平等对待学生、热爱学生为基础,同时以正确的指导、严格的要求来对待处在发展中的学生个体的民主型师生关系。

二、良好的护理学专业师生关系的基本特征

护理学专业良好的师生关系是师生主体间关系的优化。它的核心是师生心理相容,心灵相互接纳,形成师生间真挚的情感关系;宗旨是本着学生自主的精神,使他们的人格得到充分的发展。从护理学专业师生关系发生发展的过程及结果来看,良好的护理学专业师生关系的特征与作用分别如下。

1.良好的护理学专业师生关系的基本特征

(1)尊师爱生,相互配合　护理教育活动中,学生在与教师相互尊重、合作、信任的过程中全面发展自己,获得成就感与生命价值的体验,获得人际关系的积极实践,逐步完成自由个性和健康人格的确立。

(2)民主平等,和谐亲密　教师通过民主平等的专业教育教学活动,让每个学生都能感受到自主的尊严,感受到心灵成长的愉悦。教师也会因为学生对于他们爱戴、尊敬,更加有成就感,从而更加倾心于护理教育工作。

(3)共享共创,教学相长　在护理教育活动中,教师与学生协调一致,共享护理教育资源,共同探讨护理教育问题,进行科研协作,分享创新喜悦,达到教与学共同进步的目的。

2.良好的护理学专业师生关系的作用

(1)提高教学质量　师生关系是影响教学质量的最直接、最具体、最经常、最活跃也是最重要的因素。良好的师生关系可以激发教师教学激情,激活学生思维,充分调动学习的主动性与创造性,从而提高人才培养质量。

(2)愉快工作与学习　任何一个人总是为他喜爱的对象所吸引。良好的师生关系能够使教师和学生交往的需要得到满足,相互之间建立亲密关系,体验愉悦情绪,产生工作和学习的愉快感。

(3)建立师生互信　师生之间建立良好愉快的关系,有助于建立相互之间信任和了解的关系,从而使教师更清晰地了解学生的思想动态和个性特点,使教师的工作建立在对学生充分了解的基础上,从而取得良好的教育效果。此外,师生间积极肯定的认识,可以促进教育过程的进行,取得更好的效果。

三、护理学专业良好师生关系构建的基本策略

师生关系总是建立在一定社会背景下的,"亲其师则信其道",要建立民主平等、

和谐亲密、充满活力的师生关系,必须从护理院校环境、教师、学生等方面探寻策略。

1.树立正确的学生观　教师必须确立平等民主的师生关系观念,树立正确的学生观。学生是学习活动的主体,离开学生则无所谓教师。学生是具有独立人格的个体,因此,教师应摒弃"师尊生卑"的传统观念,在护理教育活动中深入了解学生需求,尊重学生人格,公平地对待每一个学生,主动与学生沟通,善于与学生交往,师生关系才会和谐。

2.提高教师自身素养　教师的师德修养、学识水平和教学能力,尤其是教学水平和能力是形成良好师生关系的基础条件。护理学专业教师应具有高尚的职业道德、严谨的治学态度、渊博的人文知识、与时俱进的专业水平、健康的心理品质,方可成为学生的良师益友。

3.营造良好的校园环境　护理院校必须树立以人为本的教育理念,努力为师生关系的发展营造良好的校园环境。一方面尊重学生、关心学生、信任学生,满足学生全面发展的需要;另一方面尊重教师,积极为教师发展提供良好的工作生活条件,尊重他们的人格和劳动成果。

4.学生必须尊重老师　教师被誉为"太阳底下最光辉的职业",我国自古有"一日为师,终身为父"的传统。学生应尊重教师的人格,尊重教师劳动及其成果,虚心学习。同时,学生应平等坦诚地与教师交流,"吾爱吾师,吾更爱真理",在学习过程中,敢于质疑,敢于创新,与教师一道共同促进护理学科不断发展。

（河南科技大学　马丽丽）

思与练

1.一项调查结果显示,大部分学生见到老师能主动问好或打招呼,而只有很小一部分老师见到学生时会主动跟学生问好或者打招呼。这个现象反映了什么问题?请从教师职业道德素养及师生关系的角度进行分析。

2.在一次内科护理学的课堂教学上,陈老师正在给同学们讲解心律失常的发生机制,这时一个同学突然向老师提问:"老师,什么是预激综合征啊?能给我们讲讲具体表现吗?"陈老师因为是新教师,没遇到过这种课堂突发状况,一时语塞,不知该如何回答学生。请运用本节课学过的内容,分析教师应如何运用教育机智来处理教学过程中遇到的意外问题。

3.著名教育家陈鹤琴老先生曾说:"没有教不好的学生,只有不会教的老师。"谈谈你对这句话的看法,分析什么是正确的学生观以及教师应如何全面提高自己的素质和能力,才能避免成为"不会教的老师"。

第三章

护理教育的目标体系

护理教育的目标是护理教育理论和实践中最基本的问题之一，是护理教育工作的出发点和归宿。它对于护理教育任务的确定、制度的建立、内容的选择以及全部护理教育过程的组织都起着指导作用。正确认识、了解护理教育目标对护理教育者的活动有着极其重要的指导意义。护理教育的目标可分为教育目的、护理培养目标及护理教学目标三个层次。

教与学导入

某学校计划开设护理教育学课程，课程开设前准备编写课程教学目标，请运用布鲁姆目标分类理论，编写护理教育学的认知领域、动作技能领域和情感领域的教学目标。

第一节　教育目的

一、教育目的的概念

教育目的有广义和狭义之分。

1.广义的教育目的　广义的教育目的是指对受教育者的期望，即期望受教育者接受教育后在身心等方面发生的变化，或产生的结果。广义的教育目的存在于一切教育中，包括学校教育和学校以外的教育。它在每个个体的成长过程中得以表现，又在每个个体的成长过程中得以完善。

2.狭义的教育目的　狭义的教育目的是指对各级各类教育所培养的人才的总体要求。是由国家根据社会的政治、经济、文化、科学技术发展的要求和受教育者身心发展的状况确定的。它是抽象程度最高的教育目标，制约着整个教育体制和教育过程的方向，体现了对人才素质的全面和一般要求，通常规定在宪法或教育基本法或有关教育政策的文件当中，对所有学校都具有普遍的指导意义。

护理教育是培养护理专业人才的教育，但其培养护理专业人才的最终要求应符合国家人才培养的总要求。因此，教学目的是护理院校制定护理专业培养目标、确定教学内容、选择教学方法与手段及评价教学效果的根本依据,是护理教育活动的第一要素和前提。

二、确定教育目的的依据

教育目的的制定是关系人才培养要求的重要工作,所以它必须在一定的揭示社会和人发展的客观和理论依据的指导下进行,不断地解决社会需要与人才培养滞后之间的脱节与矛盾。

(一)客观依据

1.社会发展的客观需要　教育为了更好地服务于社会,就必须依据社会发展的客观需要来选择和确立教育目的。

(1)教育目的要符合社会政治经济发展的需要　教育目的属于社会意识形态范畴,与社会政治经济有着直接的制约关系。一个社会需要什么样的人,具有什么样的政治倾向和思想意识,需要哪些类型和规格的劳动力,都集中反映在所制订的教育目的上。在阶级社会中,教育目的总是带有鲜明的阶级性,反映了统治阶级的政治经济利益。例如,我国封建社会的教育目的就是要"明人伦",把剥削阶级的子弟培养成社会伦常关系的君子、未来的统治者,以维护封建制度。17世纪,英国资产阶级教育家洛克提出过培养"绅士"的教育目的。他理想中的绅士是获得"德行、智慧、礼仪和学问"的人,在他看来,这样的绅士善于处理自己的事务,维护英国在世界的地位。洛克的绅士教育反映了当时英国贵族资产阶级在政治上对人才培养的需要。由此可见,有什么性质的社会政治经济需要,便会有什么性质的教育目的。不同社会、不同阶级、不同政党的人才标准不同,教育目的就会有所不同。所有这些都是社会政治经济需要对教育目的直接制约的结果。

(2)教育目的要反映生产力和科技发展对人才的需求　生产力是人类征服和改造自然,获取物质资料的能力。生产力发展水平体现人类已有的发展程度,又对人的进一步发展提供可能和提出要求。人不仅是社会的成员或阶级的成员,而且也是社会物质和精神财富的创造者,因而培养什么样的人,不仅要反映社会关系和政治经济的要求,同时也要受到社会生产力和科学技术发展水平及发展需要的制约。例如,在奴隶社会、封建社会生产力水平很低,人们生活在以手工技术为基础的自然经济条件下,劳动者依靠从实践中积累的经验和技艺从事物质生产。同这种生产力发展水平相对应,古代社会劳动者教育主要是在劳动活动中进行,而专门学校教育则为脱离直接生产劳动的阶层所垄断。而在现代社会,随着生产力的发展及产业结构的变化,科学化、知识化、信息化和智能化已成为社会的重要特征,对社会劳动者的质量水平提出了前所未有的要求。目前很多国家都根据这种新的要求重新确定教育目的,以培养适应社会发展的人才。生产力和科学技术的发展以及产业结构的变化就成为制定学校教育目的的重要依据。

由此可见,个人的发展是以社会的发展为基础的,要受到社会发展的制约,服从社会发展的需要,这就决定了教育的目的必然为社会所制约,为社会历史发展的客观进程所制约。我国的教育目的要依据社会主义现代化建设与发展的需要、依据社会主义物质文明、精神文明建设的需要,依据社会主义民主政治建设的需要制定。

2. 人的身心发展的需要 在肯定教育目的的社会制约性的同时,还需考虑受教育者的特点,对受教育者特点的认识是提出教育目的的必要条件。教育目的含有对人的素质发展的要求,这种要求不仅要依据社会现实及其发展来确定,也要依据人的身心发展和需要来确定。

(1)教育目的要符合受教育者的身心发展规律 首先,教育目的直接指向的对象是受教育者。人们提出教育目的是期望引起受教育者的身心发生预期的变化,使受教育者成长为具有一定个性的社会个体。不言而喻,这是以承认受教育者有接受教育、获得发展的潜能为前提的。其次,人们既然希望将所提出的教育目的转化为受教育者的个性,就不能不考虑到受教育者认识发展、心理发展和生理发展的规律和进程。人的身心发展特点是确定教育目的、培养目标的重要依据。如果现实的教育活动脱离了学生身心发展水平,将难以有效促进学生的身心发展。再次,教育目的主要是通过各级各类学校的教育活动实现的,在把教育目的具体化成各级各类学校的培养目标时,也不能不注意受教育者身心发展水平和经验储备。心理学研究显示,人的身心发展具有阶段性和顺序性、稳定性和可变性、差异性和不平衡性等特点。依据这些特点才能将各级各类教育目标从低到高整合为一个循序渐进、相互联系、相互衔接的有机序列,为不同教育阶段、各类教育活动的开展提供合适的指导。这样的教育目的才具有较强的可行性,才能对学生身心发展起到强有力的推动作用。

(2)教育目的要符合受教育者的发展需要 受教育者在教育活动中不仅是教育的对象,而且也是教育活动的主体,这是教育活动对象区别于其他活动对象的显著特点。教育目的的提出必须考虑这个特点,为受教育者的发展需要留下广阔的余地。人的发展,具有各方面的需要,包括物质的和精神的、现实的和未来的、生存的和发展的需要等。这些需要不只是产生于"自我生长"过程,也与个人在"生长过程"中对社会发展变化要求具备的意识密切相关。人对社会发展变化要求的认识,会使社会要求转化为自我发展的需要,使其围绕社会要求来设计和构建自我发展的素质。这种需要的满足常常包括对教育的要求,这是选择和确立教育目的时必须考虑的。事实上任何社会的教育目的,对人所应具备的素质的要求,所预期形成的素质结构,不仅体现着社会规定性,而且也总是不同程度地体现在对人的生理、心理、智慧才能、人格品行及生活能力、技能等方面理想化发展的追求。人是社会的主体,正视人的主体性需求,满足人的主体性需求的教育目的,才更有利于人的价值的提升和人的本质力量的增强,才能对培养人的实际教育赋予根本的宗旨。

综上所述,教育是发展人的一种特殊活动,离开促进人的发展,教育就无从反映和促进社会发展。但是,个人的生存、发展离不开社会,无论是教育者还是受教育者都是一定社会现实的人。他们不能自由选择社会生活条件,只能在现实社会生活条件的基础上与自然社会交互作用。受教育者只能在现实社会生活条件下获得发展,教育者也只能在现实社会生活条件下,促进受教育者的发展。教育目的的确立,既要依据社会发展的客观需要,还要与人的身心发展的需要相吻合。

(二)理论依据

制定教育目的的理论依据反映的是教育目的的提出者或从事教育活动的主体,依据自身需要对教育目的的价值取向。

1. 个人本位论 个人本位论主张以个人为本位,根据个人发展的需要确定教育目的和进行教育的一种理论。个人本位论主张教育目的应以个人价值为中心,应主要根据个人自身完善和发展的精神性需要来制订教育目的和建构教育活动。具有强烈的人道主义特色,全盛时期出现在18~19世纪。其主要的代表人物是法国思想家卢梭、英国的洛克、美国的罗杰斯、德国的福禄贝尔、捷克的夸美纽斯、瑞士的裴斯泰洛齐等。在这种理论看来,首先,人生来就具有健全的本能,教育的职能就在于使这种本能不受影响地得到完善和最理想的发展,因此,他们否定社会制度的权威,反对社会对个人的约束,强调个人自由权利至高无上,认为按照社会的要求培养出来的人,其本性就会被抹杀掉。他们主张教育的首要目的不在于谋求国家利益和社会发展,而在于发展人的理性和个性,使人真正成其为人。其次,个人的价值高于社会的价值。他们认为,有利于个人发展的教育就一定有利于社会发展,但有利于社会发展的教育不一定有利于个人发展,评价教育价值也应当以是否有利于个人的发展为标准。个人本位论具有以下几个特点:重视人的价值、个性的发展及需要,把人的个性发展及需要的满足视为教育的价值所在;认为教育的根本目的在于使人的本性、本能得到自然发展,使其需要得到满足;主张应当按照人的本性和发展的需要来确定教育目的。

这种把人的需要作为制订教育目的的理论依据,重视教育对象的自然素质和自身的需要、兴趣等积极因素与发展状况,强调教育个性化,是有积极意义的。这种思潮兴起、盛行之时,正是欧洲新兴资产阶级进行反封建斗争时期。他们不仅在经济上反对沉重的税赋和封建的义务,在政治上反对封建的特权,在教育上也要反对宗教神学对人思想的禁锢,反对封建主义强加于人的一切教育要求,提出人的个性要得到解放,要尊重人的价值,教育要从人自身要求出发,其目的是用资本主义取代封建主义,培养资产阶级所需要的人。但是,教育目的取决于人的天性的观点是片面的,他们没有把人看成是现实的社会的人,没有看到人的社会制约性,没有认识到个人的个性化过程同时也是个人的社会化过程,因而不可能科学地阐明人的本质和教育的价值。

2.社会本位论 社会本位论者主张教育目的要根据社会需要来确定,个人只是教育加工的原料,他的发展必须服从社会需要。社会本位论者认为,教育的目的在于把受教育者培养成符合社会准则的公民,使受教育者社会化,保证社会生活的稳定与延续;在他们看来,社会价值高于个人价值,个人的存在与发展依赖并从属于社会,评价教育的价值只能以其对社会的效益来衡量。它兴起于19世纪下半叶,资本主义制度已确立并日益繁荣时期,其实质是从教育的角度肯定社会的需要和价值,寻求资本主义社会秩序的稳固。这一理论的代表人物有法国社会学家孔德、迪尔凯姆,德国的凯兴斯泰纳和那托普。

社会本位论强调社会的价值,重视社会的稳定性和个体的社会化,强调人的发展和教育对社会的依赖性,主张教育应使个人认同社会,与社会合作,为社会服务,有一定的道理。但他们忽视个人发展的需要,把个人与社会完全等同一致,无视个人的价值,看不到社会还有待变革,看不到个人能动性在社会变革和发展中的巨大作用,就失之偏颇了。

3.马克思主义关于人的全面发展的学说 马克思主义关于人的全面发展学说为社会主义教育目的的确立奠定了科学的理论基础和方法论指导。马克思主义人的全面发展学说包括以下几方面内容。

(1)人的全面发展的含义 马克思主义关于人的全面发展的概念包括两个方面

的有机联系,即体力和智力、道德和审美的统一发展。马克思主义认为人的体力和智力是构成人的劳动能力的两个对立统一的因素。人的体力指的是"人体所有的自然力",人的智力指的是"精神方面的生产能力",包括文化科学知识、劳动能力和生产经验。

马克思从生产力的角度提出个人的全面发展必须克服资本主义生产过程的分工所造成的劳动者智力和体力的分离与畸形化,使人的智力、体力尽可能充分、自由、统一、和谐地发展,同时人的智力和体力发展还必须统一于物质生产过程,运用于物质生产过程。

马克思科学分析了人的全面发展,提出人的道德和审美能力是个人全面发展不可缺少的条件。人作为社会关系的总和,必然是一定道德和美感的主体,人不仅是物质财富和精神财富的创造者,同时也是物质财富与精神财富的享受者。人的个性得到充分、自由的发展,他们的道德和美的情趣、审美能力也必然得到高度发展。

综上所述,马克思主义的人的全面发展是指智力和体力、道德和审美情趣的高度统一的发展,是"人以一种全面的方式,作为完整的人,占有自己全面的本质"。

(2)人的全面发展与社会生产的发展相一致　马克思认为在规定人的发展时,不能脱离具体的历史条件,停留在抽象的"人"上,而必须"从人们现有的社会关系,从那些使人们成为现在这种样子的周围生活条件来观察人们"。基于这一历史唯物主义的基本立场,马克思一方面详尽考察了资本主义生产方式,提出社会分工带来了社会的进步,也造成了人的片面发展;另一方面,大工业生产提高了劳动效率,创造了大量物质财富,减少了劳动时间与强度,为人从事其他方面活动提供了条件。在大工业生产中,科学技术的发明和运用,使工人的职能与劳动过程的社会结合不断发生变革,使得生产过程越来越需要有一定科学文化知识的劳动者,从而要求打破脑力劳动与体力劳动的分工。因此,大工业生产为人的全面发展提供了客观的物质基础。

(3)社会制约着人的全面发展实现的可能性　尽管资本主义大工业生产对人的全面发展提供了客观要求和实现的物质基础,但由于资本主义生产社会化和生产资料私人占有的基本矛盾以及旧的分工制度,人的全面发展不可能得到真正实现。只有根除造成劳动者片面发展的社会根源与阶级根源,劳动者成为社会和生产的主人,并能充分享受全面发展的教育,人的全面发展才有可能转变成为现实。

(4)教育与生产劳动相结合是造就全面发展的人的唯一方法　教育与生产劳动相结合是大工业发展提出的客观要求,是教育与生产劳动从分离走向结合的必然趋势,是不依人的意志为转移的客观规律。在资本主义社会,教育与生产劳动相结合可以弥补分工所造成的缺陷,但由于资本主义社会存在种种不可克服的矛盾,教育与生产相结合很难完全实现。只有在社会主义社会,才可能最终实现全体社会成员的普遍教育与普遍生产劳动相结合,从而造就一代全面发展的新型劳动者。

人的全面发展是整个人类全面发展的总趋势和总目标,也是教育活动的总目标。在社会生产发展允许的条件下,教育是实现人的全面发展的途径之一,但却是最重要的途径之一。学校教育培养德智体美全面发展的人,不仅是贡献于每一个教育对象个体,也是对整个人类全面发展历史进程的巨大推动。所以,教育活动的改造与物质基础的变革、社会制度的变革一样,都是人的全面发展目标实现的重要条件,而将人的全面发展理论作为制定学校教育的教育目的的指导思想是社会历史发展的必然要求。

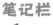

笔记栏

三、我国的教育目的及基本精神

（一）我国教育目的的发展演变

在我国的历史上，有许多政治家、思想家和教育家曾就教育目的发表过自己的见解。孔子提出教育就是要培养"修己以安人""修己以治人"的士成君子；孟子提出教育的目的在于"明人伦""教以人伦，父子有亲，君臣有义，夫妻有别，长幼有序，朋友有信"；《大学》总结了春秋战国以来的儒家思想，把教育的目的概括为："大学之道，在明明德，在亲民，在止于至善。"在朱熹的教育目的的思想中，已经反映了封建社会最基本的道德教育准则"三纲五常"思想，这一教育目的的论述，是中国古代教育宗旨的最完整的概括和体现，是封建社会统治阶级进行统治的思想依据。虽然一些非儒家正统思想的其他学派和教育家对教育目的提出了不同的观点，如宋代王安石就主张教育应该培养"通古今，习礼法，天文人事、政理更张，然后施之职事，则以详平政体，有大议论使以古今参之是也"的实用型治术人才，封建社会后期一批反理学的教育家也主张要培养有实学，理实事，善实行的经世致用之才，但在整个封建社会，始终未能占有主导地位。

被毛泽东同志称誉为"学界泰斗，人世楷模"的蔡元培先生，吸取了中国古代教育的经验与教训，提出了"注重道德教育，以实利主义教育，军国民教育辅之，更以美感教育完成其道德"的教育宗旨，这一宗旨实际上反映的是公民道德教育，以自然科学为主的科学技术教育，军事体育教育和美育并重的四育方针，并于 1912 年 9 月颁布实施，从蔡元培先生这一教育宗旨的提出我们可以看出，这一宗旨反映的教育思想在教育目的理论的发展中起到了承上启下的作用。

新中国成立后，教育的性质发生了根本的变化，教育要为社会主义服务，要为社会主义事业的发展培养合格公民，关于教育目的的阐述也发生了根本性的变化。随着教育功能的日渐突出和教育规模的不断扩大，国家开始把教育作为相对独立的系统纳入宏观管理，于是逐渐开始以国家的名义颁布关于教育目的的条例与法令。

较早的明确的阐述是 1957 年毛泽东同志在《正确处理人民内部矛盾的问题》中提出的："我们的教育方针，应该使受教育者在德育、智育、体育几方面都得到发展，成为有社会主义觉悟的，有文化的劳动者。"

1958 年，中共中央、国务院在《关于教育工作的指示》中规定我国统一的教育目的是"培养有社会主义觉悟的有文化的劳动者"。

1982 年，第五届全国人民代表大会第五次会议通过的《中华人民共和国宪法》中规定："国家培养青年、少年、儿童在品德、智力、体质等方面全面发展"。这是新中国成立后第一个以法律形式规定的教育目的。

1985 年 5 月，在《中共中央关于教育体制改革的决定》中提出了适合新时期社会主义建设需要的教育目的，具体表述为我们培养出来的人才"都应该有理想、有道德、有文化、有纪律，热爱社会主义祖国和社会主义事业，具有为国家富强和人民富裕而艰苦奋斗的献身精神，都应该不断追求新知，具有实事求是，独立思考，勇于创造的科学精神。"简称"四有，两热爱，两精神"这是适应改革开放和以经济建设为中心的需要而提出的对于人才培养规格的新要求。

1995年3月全国人民代表大会通过了《中华人民共和国教育法》，提出我们的教育方针是："教育必须为社会主义现代化服务，必须与生产劳动相结合，培养德、智、体全面发展的建设者和接班人。"这一教育目的的规定，必将成为相当长时期内我们教育的根本指导思想。

1999年6月，中共中央国务院颁布《关于深化教育改革全面推进素质教育的决定》提出"实现素质教育，就是全面贯彻党的教育方针，以提高国民素质为根本宗旨，以培养学生创新精神和实践能力为重点，造就有理想、有道德、有文化、有纪律的德智体美等全面发展的社会主义事业建设者和接班人"。这是对教育目的新的表达。

2001年6月《国务院关于基础教育改革与发展的决定》指出："坚持教育必须为社会主义现代化建设服务，为人民服务，必须与生产劳动和社会实践相结合，培养德智体美劳等全面发展的社会主义事业建设者和接班人。"

2006年《中华人民共和国义务教育法》规定："义务教育必须贯彻国家的教育方针，努力提高教育质量，使适龄儿童、少年在品德、智力、体质等方面全面发展，为培养有理想、有道德、有文化、有纪律的社会主义的建设者和接班人奠定基础。"

2007年党的十七大报告指出："坚持育人为本、德育为先，实施素质教育，提高教育现代化水平，培养德智体美全面发展的社会主义建设者和接班人，办好人民满意的教育。"

2010年《国家中长期教育改革和发展规划纲要（2010—2020年）》指出："全面贯彻党的教育方针，坚持教育为社会主义现代化建设服务，为人民服务，与生产劳动和社会实践相结合，培养德智体全面发展的社会主义建设者和接班人。"此纲要进一步强调"促进德育、智育、体育、美育的有机融合，提高学生的综合素质，使学生成为德智体全面发展的社会主义建设者和接班人"，并提出高等教育阶段要"着力培养信念执着、品德优良、知识丰富、本领过硬的高素质专门人才和拔尖创新人才"。

2012年党的十八大报告指出："努力办好人民满意的教育。要坚持教育优先发展，全面贯彻党的教育方针，坚持教育为社会主义现代化建设服务、为人民服务，把立德树人作为教育的根本任务，培养德智体美全面发展的社会主义建设者和接班人。"

我国教育目的演变的进程体现了我国教育事业曲折发展的历史，也是对我国政治、经济、文化发展的客观反映。从最初新中国成立时单纯地为了建设社会主义国家、发展新民主主义，培养有文化的劳动者，到改革开放后建设中国特色社会主义，培养中国特色社会主义所需要的人才，坚持德智体美劳全面发展。这些教育目的的改变都是根据社会政治、经济的发展而改变的。总的来看我国的教育目的经历了一个十分复杂的演变过程，都强调德、智、体全面发展，强调教育为社会主义建设服务，其基本精神是一致的，即要求受教育者成为德智体美等全面发展的社会主义事业的建设者和接班人。

（二）我国教育目的的基本构成

我国的教育目的决定了我国的社会主义教育是全面发展教育。它由五个有机部分组成。

1. 德育（moral education） 又称为思想品德教育，是社会主义全面发展教育的方向，是通过政治思想教育和道德品质教育，提高受教育者的社会主义觉悟，培养其共产主义道德品质和坚定正确的政治方向，逐渐形成科学世界观、人生观和价值观，树立其为人民服务的崇高志向,具有为民族振兴、国家富强和人民富裕而艰苦奋斗的献身精神。

护理院校在德育方面的要求是:使学生确立马克思主义的基本观点和历史唯物主义与辩证唯物主义的基本立场,逐步形成热爱祖国、热爱人民、热爱护理事业,富有爱心、无私奉献及全心全意为伤病员服务的高尚职业道德品质和为社会主义护理事业、为人类健康献身的精神。

2. 智育(intellectual education)　是社会主义全面发展教育的核心,是授予学生以系统的科学文化知识技能,发展智力,培养能力,培养其科学精神和创新思维习惯的教育,是使受教育者掌握建设社会主义具体本领的教育。

护理院校在智育方面的要求是:不仅要使学生掌握护理专业的基础知识和基本技能,而且要求学生了解人文社会科学的有关知识及本学科的新成就与发展趋势,具有良好的人文素养和科学素质。提高动脑、动手能力,逐步发展学生的自学能力、思维能力、创造能力、语言表达能力、人际交往能力、组织管理能力科学研究能力和社会活动能力,使之具有较强的职业适应性并形成热爱科学、团结协作、勇于探索和创新的优良品质。

3. 体育(physical education)　是社会主义全面发展教育的基础,是通过体育课和各种体育活动、保健措施,授予受教育者体育运动、卫生保健的基本知识和技能,增强体质,提高运动能力的教育。并通过体育,培养受教育者良好的锻炼身体习惯和卫生习惯;培养受教育者组织性、纪律性、合作精神、勇敢顽强的优秀品质和革命乐观主义精神。

护理院校在体育方面的要求是:通过体育、使学生形成健康的体魄、充沛的精力、顽强的意志和敏锐的反应能力,具有灵巧轻捷的动作、连续工作的耐力和团结互助、合作、理解的基本态度,以适应护理工作的需要,并掌握医疗体育知识和技能,服务于护理服务对象。

4. 美育(aesthetic education)　也是社会主义全面发展教育的更要组成部分,通过有关艺术课程和丰富多彩的课外文化艺术活动,培养受教育者正确的审美观点,发展他们感受美、鉴赏美、表现美及创造美的能力,并丰富受教育者的精神生活,陶冶高尚情操,养成文明行为,丰富想象力,发展形象思维能力,培养激励学生热爱生活,追求美好事物的思想感情。

护理院校在美育方面的要求是:树立正确的审美观念,提高审美修养,培养鉴别美丑的能力和美的表现力、创造力,形成美的语言、美的仪表、美的风度、美的形体动作、美的情操及美的心灵,具有为护理对象创造美的环境,激励患者产生热爱生命、热爱生活的美好情感的能力。

5. 劳动技术教育(labor technology education)　包括劳动教育和技术教育两个方面。劳动技术教育把劳动教育与工农业生产、社会服务性劳动的技术教育结合起来,既有利于促进学生德、智、体等方面的全面发展,也为他们将来的就业准备一定的条件。同时,使学生树立正确的劳动观念,养成良好的劳动习惯,培养热爱劳动、遵守劳动纪律、爱护劳动工具和劳动成果的优良品德。

护理院校在劳动技能教育方面的要求是:使学生掌握基础护理、专科护理、急救护理技术操作,掌握病情观察的基本技能。了解专科护理发展前沿及新业务、新技术。

第二节　护理教育的培养目标

在教育目的的指导下,各级各类教育还必须确定更为专门和具体的培养目标。培养目标(training objective)指的是各级各类学校、各专业根据国家教育目的分别设定的培养人才的具体质量规格与培养要求,是总体教育目的的具体化。例如,小学培养目标、普通中学培养目标、高等院校培养目标、护理专业培养目标等。

教育目的和培养目标之间的关系是普遍与特殊的关系,它们之间既有联系,又有区别。教育目的是对所有的受教育者而言的,是国家教育工作遵循的总方向,是社会对教育所要造就的社会个体质量规格的总的设想或规定,但它无法替代各级各类教育培养人的特殊要求;而培养目标是针对特定的对象提出来的,它是由特定的社会领域和特定的职业层次需要决定的。教育目的是各级各类学校确立培养目标的依据,培养目标是在教育目的的基础上制订出来的,因此是教育目的的具体化。同时,教育目的只有具体化为各级各类学校的培养目标,才能进行现实操作和具体落实。

一、护理教育的目标体系

教育目标是一个高度概括的集合概念,它的内涵是一个体系,是由各级各类目标构成的有机整体。教育目标体系按照从宏观、抽象到微观、具体的顺序可分为三个层次,依次为教育目的、培养目标和教学目标。具体到护理教育的目标体系,其在教育总目的的指导下,护理教育还须确定更为专门的、具体的培养目标,而教育目的和培养目标又可细化为一系列更为具体的课程教学目标。因此,护理教育的目标体系由以下三个部分组成(图3-1):

$$护理教育目标体系\begin{cases}教育目的(国家制订)\\培养目标(教育行政部门制订)\\教学目标(教师及课程组制订)\end{cases}$$

图3-1　护理教育目标体系

教育目的、培养目标和教学目标从表面看起来很相似,彼此相关,但相互不能取代,认清三者之间的关系非常重要。教育目的、培养目标和教学目标之间是普遍与特殊的关系。教育目的是一定社会培养人的总要求。它反映了一定社会受教育者的要求,是教育工作的出发点和最终目标,也是制订教育目标,确定教学内容,选择教育方法,评价教学效果的依据。教育目的带有方向的含义,表现普遍的、总体的、终极的价值。培养目标是总的教育目的的具体化,培养目标必须通过课程目标和教学目标才能实现。教学目标是培养目标的进一步具体化,是指导和评价教学的基本依据,是具体的教学过程和学生行为的准则,教学目标在每个单元或每节课的教学过程中得到体现。

二、护理教育培养目标的概念

护理教育的培养目标是指护理院校培养人才的具体质量规格与培养要求。根据实际需要,制订科学、合理的护理培养目标是开展护理教育教学工作的必要前提。护理教育的培养目标一经确定,护理院校的各项工作就要紧紧围绕这一目标而展开。例如,要确定与培养目标相适应的合理的知识结构、能力结构以及最佳培养方案,精心设计和安排课程结构,精选教学内容,改进教学方法等。同时,要验证护理院校教育工作成效,最根本的应视其是否实现培养目标的要求。

三、护理教育培养目标的制定原则

1. 必须全面贯彻党的教育方针　党的教育方针是国家根据社会政治、经济发展的要求,为实现教育目的所规定的教育工作总方向,是教育政策的总概括。内容包括教育的指导思想、培养人才的基本规格及实现教育目的的基本途径。因此,在制订培养目标时,就必须全面贯彻、落实党的教育方针,以保证具体培养目标的方向性,避免发生各种偏差。

2. 必须有明确的专业定向和人才层次规定　在培养目标中,应有明确的专业定向,应反映不同层次护理人才的具体培养规格和要求。这样有利于护理院校有针对性地实施教育培养计划,有利于教师按目标明确地组织教学,有利于学生确定努力方向,有利于对护理教育质量进行检查,也有利于用人单位合理使用人才。

3. 必须符合人才培养的规格　在制定护理培养目标时,要正确评估不同层次学生入校时的知识水平,实事求是地衡量学生在校期间教与学所能达到的最大限度,充分考虑学生毕业时应具备的基础理论和基本技能。护理人才的培养不是"一次教育"所能完成的。把培养目标定得过高或过低、要求与规格相脱离,都会给实施培养计划带来困难,达不到预期的效果。

四、护理教育培养目标的内涵

我国的现行的护理教育大致可分为两个等级四个层次。两个等级教育是高等护理教育和中等护理教育。四个层次教育是研究生护理教育、本科护理教育、专科护理教育和中专护理教育。各层次培养目标都是根据党的教育方针和卫生工作方针制定的,并从德、智、体、美几方面提出了具体要求。但不同层次的护理教育培养出来的人才规格不同。

(一)护理教育的等级培养目标

护理教育的等级培养目标与其他各类教育的等级培养目标是基本一致的,均是以教育部、卫生部正式颁布的规定、条例为依据的。

1. 高等护理教育的培养目标　我国高等护理教育的培养目标是以教育部 1978 年 10 月 4 日颁布的《全国重点高等学校暂行工作条例(试行草案)》为依据。其中规定高等学校学生的培养目标是:具有爱国主义与国际主义精神,具有共产主义道德品质,热爱中国共产党,热爱社会主义,自觉自愿为社会主义服务,为人民服务;通过马克思列宁主义、毛泽东思想的学习和参加三大革命运动的实践,逐步树立无产阶级的阶级观点、劳动观点、群众观点、辩证唯物主义观点;掌握本专业所需要的基础理论、专业知识和实际技能,尽可能了解本专业范围内科学的新发展,培养分析问题、解决问题的能力;比较熟悉地运用一种外国语阅读专业书刊,具有健全的体魄。

1988年6月,国家教委下发的《制订高等医药本和本科教育专业教学计划的原则和基本要求》中明确规定,高等医学教育的总体培养目标是:培养适应社会主义现代化建设实际需要的、德、智、体全面发展的、具有从事医药科学技术或管理工作理论知识和实际能力的高级专门人才。这两个培养目标基本体现了德、智、体全面发展的整体要求,是高等护理教育制定自己的业务培养目标的重要依据。

1980年2月12日第五届全国人民代表大会常务委员会第十三次会议通过并颁布了《中华人民共和国学位条例》。根据这个条例,攻读硕士研究生的培养目标是:①拥护中国共产党领导,拥护社会主义制度,愿为社会主义现代化服务。②必须在本门学科内掌握坚实的基础理论和系统的专门知识,掌握外国语,具有从事科学研究、教学工作或独立担负专门技术工作的能力。攻读博士学位的研究生,必须在本门学科内掌握坚实宽广的基础理论和系统深入的专门知识;掌握两门外国语,具有独立从事科学研究和教学上作的能力;在科学或专门技术上做出创造性的成果。③具有健康的体魄。

2008年12月《本科医学教育标准——护理学专业(讨论稿)》中明确规定护理学专业本科教育的目标是培养适应我国社会主义现代化建设和卫生保健事业发展需要的德智体全面发展,比较系统地掌握护理学的基础理论、基本知识和基本技能,具有初步的护理教学、护理管理和护理科研能力,能在各类医疗卫生、保健机构从事护理和预防保健工作的专业人才。

2. 中等护理教育的培养目标　教育部于1979年6月颁布的《全日制中等专业学校工作条例(征求意见稿)》中规定:"中等专业学校学生的培养目标是:具有爱国主义和国际主义精神,具有共产主义道德品质,拥护共产党的领导、热爱社会主义,立志为社会主义事业服务,为人民服务,逐步树立无产阶级的阶级观点、劳动观点、群众观点、辩证唯物主义观点,具有相当高中文化程度,并在此基础上掌握本专业现代化生产所需要的基础理论、专业知识和实际技能,培养分析问题和解决问题的能力,具有健全的体魄。"

1982年8月,卫生部《关于修(拟)订中等卫生学校十三个专业教学计划的几点意见》中提出,中等医学校学生的培养目标是;"为我国四化建设培养德、智、体全面发展,又红又专的中等卫生技术人才。"具体要求是:"认真学习马克思列宁主义、毛泽东思想,逐步树立无产阶级的阶级观点、劳动观点、群众观点、辩证唯物主义观点。热爱祖国,拥护中国共产党的领导。具有良好的医疗道德和作风,全心全意为社会主义服务、为人民服务。通过学习,要具有中等专业技术人才所必需的文化基础知识,掌握本专业的基础理论、基本知识和实际技能,获得从事本专业工作,解决实际问题的初步能力。并要体现出专业培养的具体要求,具有健康的体魄。"

2003年教育部颁布的《中等职业学校护理专业领域技能型紧缺人才培养指导方案》提出的培养方案是"突出知识、技能、态度培养,突出解决问题、沟通与团队协作能力培养,强调充分发挥学生的主体作用,为护理行业提供适应现代化社会发展和健康需求变化的实用型人才"。

(二)护理教育各层次业务培养目标

1. 护理专业研究生教育培养目标　护理专业博士和硕士研究生的培养目标国家尚未颁布统一的规定,各院校根据自己的具体情况,结合相关专业的培养目标对护理专业研究生培养提出了具体要求。

（1）硕士研究生教育培养目标　为适应社会对医疗保健的需求，推动护理学科的不断发展，培养德才兼备、能在医疗、预防、保健和康复等机构从事护理实践、护理管理或护理研究的专业人才。具体要求参照第二军医大学、北京大学、北京协和医学院护理硕士研究生培养计划。

知识能力的具体要求是：①比较广泛的社会、人文科学知识。②比较深厚的基础医学及护理学基本理论知识。③熟练掌握临床护理知识、技能及整体护理技能。④熟练掌握一门外语，有听、说、读、写能力，并能用外语撰写学位论文的摘要。⑤有较强的独立学习能力和发现问题、综合分析、解决问题的能力。⑥熟悉科学研究的基本程序，掌握常用的科学研究方法，初步具有完成本专业方向的研究课题和撰写有新观点的学位论文的能力。⑦具有一定的创新精神和较强的自我发展能力。⑧熟练掌握一门计算机，掌握文献检索技术，具有良好的信息利用能力。

（2）博士研究生教育培养目标　必须贯彻"面向现代化、面向世界、面向未来"的指导思想，坚持德智体全面发展和理论联系实际的原则。以科研能力的培养为主，使学生成为医学研究和医学教育领域高层次的专门人才。具体要求参照北京协和医学院护理博士研究生培养计划。

知识能力的具体要求是：①掌握本学科坚实宽广的基础理论和系统深入的专门知识。②具有较强的独立思考、评判性思维和创新能力。③具有独立从事科学研究的能力，在科学或专门技术上做出创造性成绩。④至少掌握一门外语，具有熟练阅读本专业外文资料的能力、能运用外语进行口头和书面的学术交流。

2. 护理专业本科教育的培养目标　1984年教育部宣布在高等院校增设护理专业，1985年开始招收本科护理学生，但直到1987年国家教委才制定了本科教育培养目标，对护理专业本科生应具有的知识和能力进行了宏观的概括，到2008年才颁布《本科医学教育标准——护理学专业（讨论稿）》，明确规定护理学专业本科教育的目标是培养适应我国社会主义现代化建设和卫生保健事业发展需要的德智体全面发展，比较系统地掌握护理学的基础理论、基本知识和基本技能，具有初步的护理教学、护理管理和护理科研能力，能在各类医疗卫生、保健机构从事护理和预防保健工作的专业人才。

（1）护理本科毕业生应具备的知识　①掌握与护理学相关的自然科学、人文和社会科学的基础知识和科学方法。②掌握护理学基础理论和基本知识，了解护理学科的发展动态。③熟悉国家卫生工作的基本方针、政策和法规。④掌握人体正常结构、功能、心理状态及其发展变化。⑤熟悉生物、心理、社会各种因素对健康与疾病的影响。⑥掌握生命各阶段常见病、多发病和急危重症患者的护理程序。⑦熟悉不同护理对象的基本心理需要和常见临床心理问题的评估和干预方法。⑧掌握基本的药理知识和临床用药及药品管理知识。⑨熟悉不同人群卫生保健的知识和方法，掌握健康教育、疾病预防、疾病康复和临终关怀的有关知识。⑩了解我国传统医学的基础知识，熟悉中医护理的基本方法。

（2）护理本科毕业生应具备的技能　①具备在专业实践中与护理对象和相关专业人员有效沟通与合作的技能。②具有运用多学科知识和评估技能，制定护理计划并对不同护理对象实施整体护理的基本能力。③掌握基础护理技术、急救护理技术、基本专科护理技术和常用诊疗技术的配合,能为护理对象提供符合质量要求的护理。④具有常见病、多发病的病情观察和护理能力。⑤具有急危重症的抢救配合和应急护理能力以及突发公共卫生事件的应急救护能力。⑥具有参与社区健康保健,为个人、家庭、社会提供健康教育、指导和咨询的基本能力,能在各种环境中为个体、家庭、社区提供与其文化相一致的护理服务。⑦初步具有运用评判性思维和临床决策的能力,以保证安全有效的专业实践。⑧掌握文献检索、资料收集的基本方法,具有利用现代信息技术有效获取、评价和利用护理信息的基本技能。⑨具有运用一门外语阅读护理文献和简单的会话能力。⑩具有自主学习和自我发展的基本能力,能够适应不断变化的社会健康保健需求。

3. 护理专业专科教育的培养目标　根据国家教委 1990 年 5 月审定后下发的《全国普通高等院校医药专科专业规范》确定的护理专业业务培养目标是:培养能够从事临床护理工作的护理师。具体业务培养要求是:学生应获得以下知识和能力:①本专业实际工作所必需的基础医学与临床医学的基本知识。②常见病、多发病诊治的基本知识。③护理学的基本理论知识和操作技术,急、危、难、重症护理的基本原则和操作技术,专科护理和专门监护的技能。④护理管理工作所需要的基本知识。

4. 护理专业中专教育的培养目标　培养德智体全面发展的实用型中等护理人才(1997 年卫生部《四年制中等护理专业教学计划》)。

具体的业务要求是:①能以护理对象为中心,初步运用护理程序收集患者资料、分析和诊断一般健康问题、制订护理措施、实施身心整体护理、进行效果评价。②具有对常见病、多发病病情和常用药物疗效、反应的观察监护能力。③具有规范的基础护理和各科护理的基本操作技能。④具有对急、危重症患者的初步应急处理能力和配合抢救能力。⑤能初步运用预防保健知识,按照人的基本需求和生命发展不同阶段的健康需要,向个体、家庭、社区提供整体护理和保健服务,并能进行卫生宣教。⑥具有一定的人际沟通能力和协作能力。⑦具有一定的英语基础和初步的专业英语阅读能力。⑧具有基本的计算机操作能力。⑨具有初步的护理管理能力。⑩具有一定的自学能力。

上述各层次护理教育的培养目标,体现了国家的教育方针,专业定向明确,反映了社会对护理行业从业人员的特殊要求。但是各培养目标比较笼统、模糊,各培养目标之间的差异不显著,对不同层次护理才人在知识水平和能力水平定位也不够明晰。因此,护理专业培养目标的完善,将成为我国护理教育工作者继续深入研究的课题。

第三节　护理教学目标

教育目的和培养目标是通过一系列具体的教学目标落实到教学活动中去的。教学目标是指教学中师生预测达到的学习结果和标准,是教与学双方都应努力去实现的。教学目标是教学活动实施的方向和预期达成的结果,是一切教学活动的出发点和最终归宿。教学目标总是以一定的课程内容为媒介,它的确定与课程内容的选择和组织紧密地联系,并和具体的教学内容一起呈现给教师和学生。对教师而言,它是教授的目标;对学生而言,它是学习的目标。理想的教学目标应该是教授目标和学习目标的统一体。

一、教学目标分类理论

20世纪以来,世界各国的心理学家和教育学家都对教学目标分类进行了深入的研究,提出了自己的观点和分类方法,其中影响最大的是布鲁姆的教育目标分类理论。此外,还有加涅的学习结果分类理论、梅瑞尔的教学目标分类理论都是很有代表性的。

(一)布鲁姆的教学目标分类理论

教学目标分类理论是20世纪50年代以布鲁姆为代表的美国心理学家提出的。在这个理论体系中,布鲁姆把教学中应当达到的全部目标分为三个领域:由知识的掌握、理解及智力发展诸目标组成的认知领域;由各种技能和运动技能诸目标组成的动作技能领域;由兴趣、价值观与正确的判断力、适应性的发展诸目标组成的情感领域,并从实现各个领域的最终目标出发,确定了一系列目标序列。

1. 认知领域(cognitive domain)目标分类 布鲁姆按知识与智力发展的层次组成目标体系,将认知领域的目标分为知识、领会、运用、分析、综合和评价六个层次。第一层为知识,第二层到第六层是智能。

(1)知识(knowledge) 指记忆所学的材料。包括特定事物的知识、专门术语的知识、特定事实的知识、处理特定事物的手段的知识、常规知识、趋势和顺序知识、分类和范畴的知识、标准的知识、方法论的知识、某一学科领域中普遍原理与抽象概念知识、应用原理与概括的知识、理论与结构的知识等。知识是这个领域中最低水平的认知学习结果,它所要求的心理过程主要是记忆。

(2)领会(comprehension) 指把握知识材料意义的能力。可以通过三种形式来表明对知识材料的领会:一是转化,即用自己的话或用与原先不同的方式来表述所学的内容;二是解释,即对一项信息(如图表、数据等)加以说明或概述;三是推断,即预测发展的趋势。领会超越了单纯的记忆,代表最低水平的理解。

(3)运用(application) 指将学到的知识应用于新的情境、解决实际问题的能力。它包括概念、原理、方法和理论的应用。运用的能力以知识和领会为基础,是较高水平的理解。

(4)分析(analysis) 指把复杂的知识整体分解为组成部分并理解各部分之间联系的能力。它包括对将材料分解为各组成部分或要集并做鉴别(要素分析),分析各部分、各要素之间的联系和相互作用(关系分析),识别组织的结构方式与原理(组织原理分析)。例如,能区分因果关系、识别作者的观点或倾向等。分析并运用代表着更高的智力水平,因为它既要理解知识材料的内容,又要理解其结构。

(5)综合(comprehensive) 指将所学知识的各部分重新组合,形成一个新的知识整体。它包括归纳个人所要表达的见解、拟订计划或实施计划、引出一套抽象关系等。它所强调的是创造能力,即形成新的模式或结构的能力。

(6)评价(evaluation) 指对材料(如论文、观点、研究报告等)做价值判断的能力。它包括对材料的内在标准(如组织结构)或外在的标准(如某种学术观点)进行价值判断。例如,判断实验结构是否有充分的数据支持,或评价某篇文章的水平与价值。这是最高水平的认知学习结构,因为它要求超越原先的学习内容,综合多方面的知识并要基于明确标准的价值判断。评价水平的目标居于认知技能的最高层次,包含了以上五种能力要素,要求学生创造性地对客观事物进行判断、权衡、检验和分析。

认知领域教学目标的各层次具体内容和编制目标常用的行为词语参见表3-1。

表3-1 认知领域教学目标解析

层次	知识	领会	运用	分析	综合	评价
各亚领域目标基本内容	记忆所学教材、单一事实及"完整学说"的记忆,最低等级的智性行为	把握教材意义的能力,属于较低等级的智力行为	将习得的知识应用于新的情况,包括原理、学说、概念及原则的应用,为达到此效果须具备知识和领会	将所学知识分析为各个构成部分,包括对各组成部分的认识以及其间的关联,为达到此效果须具备知识、领会及应用能力	将所学知识综合为新的整体,包括独特的发表能力、规范实验和注重新结构、新创作	判断价值的能力,居于智性行为目标中最高层,需建立在前面各项能力基础上
各亚领域目标范例	记忆普通名词、单一事实、基本概念、原则、操作流程	数字转为数式,看懂乐谱的能力,解释图表、数据的能力	运用科学的概括和结论解决实际工作问题的能力	认出未加说明的假说的能力,区分因果关系与其他顺序关系的能力,识别材料中作者观点或倾向能力	有效地表达个人体验的能力,提出检验各种假设途径的能力	判断实验结论是否有充分的数据支持,判断研究工作对专业的价值
各亚领域目标描述时常用行为动词	阐明、描述、陈述、复述、认出、列举、复制	转换、区别、估计、解释、举例、摘要	计算、示范、发现、预测、解决、修改	分解、区别、指出、选择、辨别、对照、选出	联合、编制、创造、设计、筹划、重组	批判、评定、断定、支持、推测

布鲁姆的认知目标分类是按"累积层次结构"而建立的。即教育目标分类的基本结构是一个递进的层次,其层次性在于所安排的目标类别是按逐步增加的复杂性排序的。如"领会"相对于"知识"来说更为复杂,且在"领会"目标类别内已经含有了知识的成分,领会在一定程度上来说包含着知识。

2.动作技能领域目标分类 动作技能涉及骨骼和肌肉的运用、发展和协调。在护理实验课、体育课、职业培训、军事训练等科目中,这常是主要的教学目标,1956年布鲁姆等人在创立教育目标分类理论时,仅意识到这一领域的存在,但未能制订出具体的目标体系。后来,辛普森等人提出了几种不同的分类方法,但尚无公认的最好分类。这里将三种分类方法分别做一简介,以便在编写教学目标时加以选择和运用。

第一个是辛普森等人于1972年提出的分类系统。这是目前应用较广泛的一种分类体系。辛普森等人于1972年提出将动作技能目标分成下面所列的七级。

（1）知觉　指运用感官获得信息以指导动作，主要了解某动作技能的有关知识、性质、功用等。可分为感觉刺激、线索选择、转化三个亚层次。

（2）定势　指对固定动作的准备，包括心理定势、生理定势和情绪定势。心理定势是指知道技能动作的程序、步骤和条件。生理定势是指在感官、姿势上做好准备。情绪定势是指在态度和情意上做好准备。感知是其先决条件，在我国将感知和准备阶段统称为动作技能学习的认知阶段。

（3）有指导的反应　指复杂动作技能学习的早期阶段，即在指导下完成技能动作，包括模仿和尝试错误。通过教师或一套适当的标准可判断操作的适当性。

（4）机械动作　指学习者的反应已成习惯，能以某种熟练和自信水平完成动作。这一阶段的学习结果涉及各种形式的操作技能，但动作模式并不复杂。

（5）复杂的外显反应　指包含复杂动作模式的熟练操作。操作的熟练性以精确、迅速、连贯协调和轻松稳定为指标。该层次有两个亚层次：消除不确定性和自动化操作。

（6）适应　指技能的高度发展水平，学习者能修正自己的动作模式以适应特殊的设施或满足具体情境的需要。这是技能的高度发展水平。

（7）创新　指创造新的动作模式以适应具体情境。要有高度发展的技能为基础才能进行创新。

此外，哈罗于1972年提出了一个新的分类系统，把动作技能由低级到高级分为反射动作、基础性动作、感知能力、体力、技能动作、有意交流。此后，基布勒等人于1981年又提出一个分类系统，把动作技能分为四类：全身运动、细微协调动作、非言语性表达、言语行为。

3.情感领域目标分类　情感学习对于形成或改变态度、提高鉴赏能力、更新价值观念、培养高尚情操等密切相关，然而，由于人的情感反应更多地表现为一种内部心理过程，具有一定的内隐性和抽象性，因而这个领域学习目标相对难以编写。1964年克拉斯伍等人制订了情感领域的教育目标分类，他们依据价值内化的程度，将情感领域的目标共分为五级。

（1）接受　指学生对学习活动自愿接受并加以注意，是情感目标中最低层次。接受分为三种水平，即感知有关刺激的存在，有主动接受的意愿，有选择的注意。在此层面，教师的任务是指引和维持学生的注意。

（2）反应　学习者主动参与，积极反应，表示出较高的兴趣，这类目标与教师通常所说的"兴趣"类似，强调对特定活动的选择与满足。反应包括默许、意愿、满意三个方面。默许含有被动服从的意思，即使个人认为完全没有这样做的必要；意愿则有自愿活动的含义；满意则是做出某种行为之后的情绪反应，如愉快、轻松、满足等。

（3）价值判断　指学习者用一定的价值标准对特定的现象、行为或事物进行评判。价值判断表现在接受价值观、偏爱价值观和坚信价值观三个方面。接受价值观表明学生认可某种价值，其突出特征是对所持信念或态度有连贯、稳定的反应；偏爱价值观表明更进一步的追寻、向往某种价值观；坚定价值观即对某种价值观所持的非理性的信仰、忠诚。这一阶段的学习结果所涉及的行为表现出一致性和稳定性，与通常所

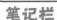

说的"态度"和"欣赏"类似。

(4)组织　指学习者在遇到多种价值观念呈现的复杂情境时,将价值观组织成一个体系,对各种价值观加以比较,确定它们的相互关系及它们的相对重要性,接受自己认为重要的价值观,形成个人的价值观体系。价值的组织表现在构建价值观和组织价值体系两个方面。构建价值观即表明应如何把学生已有的、发现的和即将接受的价值观联系起来;组织价值体系指学生将不同的、复杂的价值观重新组合构成为一种新的价值复合体。

(5)价值与价值体系的性格化　指学习者通过对价值观体系的组织,逐渐形成个人的品性。各种价值被置于一个内在和谐的构架之中,并形成一定的体系,个人言行受该价值体系的支配;观念、信仰和态度等融为一体,最终的表现是个人世界观的形成。达到这一阶段以后,行为是一致的和可以预测的。例如,保持谦虚态度和良好的行为习惯;在团体中表现出合作精神等。

克拉斯伍等人的分类启示我们,首先,情感或态度的教学是一个价值标准不断内化的过程。教师或教科书上所介绍的价值标准,对学生来说是外在的,学生必须经历接受、反应和评价、组织等连续内化的过程,才能将它们转化为自己信奉的内在价值。其次,情感或态度的教学不只是政治课或思想品德课的任务,各门学科也都包含这方面的任务,因为任何知识、技能或行为、习惯都不能离开一定的价值标准。

布鲁姆的教学目标分类用于学生外显的行为来陈述目标,便于客观地评价;三大领域教学目标有一定的层次性,学生行为由简单到复杂排序排列成目标层次体系,后一类目标建立在前一类目标的基础上,符合学习的心理规律;该分类超越学科内容,任何学科中的知识,都包括上述三个领域,但由于学科的性质不同,每个领域所占的比重有所不同。在制订教学目标时,应尽量兼顾以上三个领域。

(二)加涅的学习结果分类系统

美国当代著名教育心理学家加涅是继布鲁姆之后,又一位对目标理论有重大影响的心理学家。西方教育心理学界认为,布鲁姆的教育目标分类系统和加涅的学习结果分类系统都是指导学习目标设计的很有实用价值的学说。加涅在《学习条件》一书中,对学习结果进行了分类,提出了五种学习结果:言语信息、智力技能、认知策略、动作技能和态度。

美国心理学家加涅以信息加工理论为基础开展人类学习的研究,创立了有较大影响的信息加工学习理论。他认为,设计教学活动的最佳途径是根据教学目标来安排教学工作。对教学目标的分类,实际上就是对学习结果的分类,把学习结果作为教学目标,有利于确定达到目标所需的学习条件,而且从学习条件中还可以派生出教学事件,告诉教师应该注意做些什么。因此通过对学习结果的分析,可以为教学设计提供可靠的依据,从而为达到教学目标铺平道路。加涅根据习得的能力倾向性的改变——学习结果,把教学目标划分为以下几种主要类型。

1. 言语信息　即知识或书本知识。教学活动的目标之一,是向学生传递各种语言信息。言语信息作为一种学习结果,是指学习者通过学习以后,能记忆诸如事物的名称、符号、地点、时间、定义、对实物的描述等具体的事实,能够在需要时将这些事实陈述出来。虽然言语信息的学习主要涉及的心理过程是记忆,但并不能就此轻视这类学习结果,它同样是一种重要的能力。言语信息作为一种能力的学习,意味着一个人能够以一种陈述的方式来表达他已经习得的东西。根据各种言语信息的复杂性程度不同,言语信息有以下三种类型:①命名,给物体的类别以称呼;②表述,用简单命题(句子)表述事实;③知识群,各种命题和事实的聚合体。

2.智慧技能　即学生运用符号概念与环境相互作用的能力。智慧技能是学校中最基本、最普遍的教学内容,包括最基本的语言技能到高级的专业技能。智慧技能的学习与言语信息的学习有着明显的区别,前者主要关注学会如何做某些理智的事情,后者主要关注知道某些事情或某些特征。它对学生能力的要求主要是理解、应用概念和规则的能力,进行逻辑推理的能力。智慧技能可以细分为若干小类,较简单的是辨别技能,进一步是形成概念,在形成概念的基础上学会使用规则。智力技能的最高形式是高级规则的获得,这与解决问题的能力有关。

3.认知策略　即学生用来指导自己注意、学习、记忆和思维的能力。加涅认为,学生能否解决问题,既取决于是否掌握了有关规则,也取决于学生控制自己内部思维过程的策略。一方面,认知策略的性质与智慧技能不同,智慧技能主要指向学生的环境,使学生能够处理"外部的"数字、文字和符号等;认知策略则是在学生应付环境事件过程中控制自己"内部的"行为。另一方面,认知策略与智慧技能也有着密切的联系,它们往往是同一学习过程中的两个方面,学生在学习智慧技能的同时,也形成了调节学习、记忆和思维的方式。认知策略不可能在真空中活动,脱离了具体内容的学习,既不可能习得认知策略,也不可能运用认知策略。

4.动作技能　即动手能力和操作能力。加涅认为,尽管动作技能在教学目标中不是最重要的内容,但始终是一个重要的方面。动作技能实际上有两种成分:一是如何描述进行动作的规则,即动作的程序;二是因练习与反馈逐渐变得精确和连贯的实际动作。在教学活动中,动作技能只是经过长期不断地练习,才能日益精确和连贯。只有当学生不仅能够完成某种规定的动作,而且这些动作已经组织成一个连贯的、精确的和在一定时间内完成的动作时,它才真正获得了这种技能,因此动作技能是一种习得能力。动作技能操作的流畅与时间的精确性能够反映行为表现的内部组织程度。

动作技能的学习往往与认知学习交织在一起,因为动作技能通常由一套序列步骤或动作构成,学生在学习某个动作技能时,必须知道或掌握动作技能组成的程序及相应的规则,以便随着练习的继续,动作的水平有所提高。

5.态度　即影响和调节一个人行动的内部状态。加涅认为,态度是一种获得的内在状态,它会影响一个人对某些事情采取行动的选择。例如,在社会生活中,人们采取什么行动,显然是受态度影响的。但是,态度与人们行为的关系不是直接的,而是曲折复杂的。在加涅看来,一个人的态度是通过与他人相互作用的一系列结果习得的,而且往往是附带习得的,不是预先计划好的。态度一般要经过相当长的时间才能逐渐形成或改变,而不是作为单一经验的结果突然发生的。态度影响个人对特定对象做出行为选择的有组织的内部准备状态。影响个体行为选择的内部状态既有认知成分,又有情感成分。同智力技能、动作技能相比,态度与各人行为的关系不那么直接,态度并不决定特定的行为,它以行为的倾向或准备状态对行为产生间接影响。态度的习得有多种形式,有些可能是源于个别的事件,也可能源于个体对某种事物的成功与欢乐的体验,有些则可能是常常模仿或观察他人的行为而获得对事物的态度。虽然个体的很多态度是在家庭、社会中获得的,但学校在个体的态度培养上仍有非常重要的作用。

运用该分类系统,除了评价一门课程能使学生形成的各种能力之外,还包括下列作用:①该分类系统有助于将同类性质的具体目标组合在一起,因而减轻了设计整个教学方法所需要的工作;②目标的组合有助于明确所研究的课程各部分的顺序;③将目标组合成各种能力,可以用来计划和评价成功的学习所需要的条件。

二、教学目标的功能与局限性

(一)教学目标的特点

1. 主观性与客观性的统一　教学目标必须反映社会政治、经济、文化及科技发展对人才素质的要求,是对现实的反映,它具有客观性。但教学目标一般又是由人确定的,是客观要求在人的主观意识中的反映,不同的人往往对教学目标的理解不同,会产生对教学目标的观点,使其具有主观性。因此,教学目标既有客观性,又具有主观性,是两者的有机统一。

2. 预期性与可行性的统一　教学目标是师生通过教学活动预期达到的教学效果,具体体现为学生经过教学活动后其身心等方面发生的行为变化。教学目标以学生的发展现状为基础,但又超越其发展现状,而这种超越一定要具备可行性。过高、过难或不符合实际的教学目标,均不利于教学目标的实现,使其失去应有的价值。因此,教学目标必须既要有人才培养要求的预见性,又要有其可行性。在制订护理教学目标时,应将两者有机地结合起来。

3. 系统性与层次性的统一　由于社会对人各方面的要求以及个人的素质发展需求的多样性,教育目标通常不是单一的,而是一个目标群或体系。教学目标是由许多具体目标构成的一个目标体系。该体系中并非各个目标都在一个层面上,而是分层分级的,这使教学目标具有层次性。有较高层次的目标,也有较低层次的目标,较高层次的目标分解、具体化就成为较低层次的目标。在实现目标的过程中,较高层次目标的实现是以较低层次目标的实现为基础。通常在拟定教学目标时,总是从低层次目标发展到高层次目标,这有利于教学活动具体化、明确化,并具有很强的针对性。

4. 稳定性与灵活性的统一　首先,教学目标具有相对的稳定性。稳定性表现为目标的设计,以社会、学生和知识发展的客观需要为依据,指引着教学活动的方向。教学目标一旦确定,就不会轻易变动,否则目标的定向、评价等功能势必受到干扰。稳定的目标对同类教学活动具有长远的、普通的指导意义。其次,教学目标又具有一定的灵活性。教育随社会发展而发展,教学目标也随社会需要的变化而变化。在教学中,教学目标常根据客观需要、活动内容、活动进展不断调整、修正或更新,这说明教学目标不是一成不变的,具有灵活性或动态性。

(二)教学目标的功能

教学过程就是通过师生的相互作用,使受教育者的行为朝着教学目标规定的方向持续变化或发展的过程。教学目标以其对教学准备、教学过程和学习效果的全程指导、控制和检查,影响师生双方的教学活动,成为指导学校教育和教学工作的指南。教学目标的功能主要体现在四个方面:

1. 导向功能　教学目标是教与学双方的共同目标,是教学活动的预期结果,制约着教学设计的方向,为教师加工教材内容、选择教学方法、设计教学环节、布置作业、评价等提供准确而具体的依据。整个教学过程均受教学目标的指导和支配,并围绕教学目标而展开。教学目标的正确与合理,既有助于教师主导、操纵教学活动,把握教学重点、难点,又有助于学生把注意力集中在与教学目标有关的教学内容上,消除学习的盲目性与被动性。所以,确定准确、合理的教学目标是教学设计的首要工作或第一环节。

2. 标准功能 教学目标作为预先规定的教学结果,自然是测量、检查、评价教学活动成功与否、有效与否的尺度或标准。教学目标作为教学目的的具体规定或准确规定,肯定要对教学结果予以构想和预定。构想或预定的结果是否达到、还差多远,必须需要某种尺度测量,教学目标就是测量的尺度,因此教学目标为教学效果提供客观的标准和衡量尺度。

3. 激励功能 需要是激发人的各种活动的直接原因。当需要带有明确的目的意识,延伸至行为领域并同行为相联系时,就形成了动机。它一旦被人意识和反映,就会转化为内驱力,驱使其朝需要引导的方向努力。因此,在教学之初,向学生明确而具体地陈述教学目标,能激发学生的学习动机,从而调动学生学习的积极性和主动性。教学目标对学生的知识与能力的发展提出了不断递增的等级要求,可使学生对所学的学科产生浓厚的认识兴趣和强烈的达标动机,从而提高教学效率。此外,教学目标的达成度即实现的可能性也很重要。过难的教学目标会使学生望而却步,失去信心,引起消极的情绪,对学习过程起减力作用;过易的教学目标同样无法调动学生的学习积极性,使教学目标难以起到激励的作用。因此,制订的目标要难度适中。

4. 调控功能 教学目标是教学活动各要素的联结点和灵魂,一经确实,就对教学活动起着调控作用。它作为一种约束力量,把教学人员、行政人员和学生各方面的力量凝聚在一起,为实现既定目标而共同努力。教学目标的调控功能还表现在总体目标对各子目标的规范和制约上。一般地说,高层次的教学目标必然对低层次的教学目标具有约束力,迫使低层次的教学目标与其一致并为其服务,从而使目标系统内部达成一致。

三、护理教学目标的编制技术

在整个教学过程中,教学目标的制订是非常关键的一环。教学目标的科学分类有利于从总体上把握教学过程,有利于明确不同层次的教学要求,也有利于教学管理的科学化。因此护理教师有必要研究教学目标的分类,学习教学目标制定、分解与控制的基本技能。

(一)护理教学目标编制的基本原则

1. 系统整体原则 要从学科的整体要求出发,一切具体目标都不能与总目标相悖。培养目标是人才培养的终端目标,也是目标体系的整体性要求,是所有课程共同承担的教育和教学任务。因此在目标分解时,要认真学习和全面理解培养目标,弄清楚本门课程的各级目标与培养目标的关联,体现出培养目标的具体要求。

2. 全面包容原则 在目标编制时,教学目标须包括本学科中全部重要的知识与技能点,同时上层目标要全面覆盖下层目标;下层目标的内容之和,要等于或相当于上层目标,既不能遗漏,也不应超纲。

3. 可行可测原则 目标的制定必须以学生的知识背景与能力水平、护理师资的经

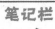

验能力、教学资源的可利用度以及教学时间的多少为依据,这是目标实现的基础;过高或过低的教学目标都会挫伤教与学双方的积极性,浪费宝贵的时间与精力。教学目标的描述是检测目标是否达成的基本条件,所以教学目标必须用可测性强的行为动词来表述。

4.与非目标教学结合原则　教学活动可能达到的所有成果,并不是教学目标能够完全体现和涵盖的,所以教师的情感情操、人格魅力对学生的品格态度的非目标教学作用,在制定和实施教学目标的过程中应该予以足够的重视。

(二)护理教学目标的编制依据

1.学生实际　学生是学习的主体,教学目标主要描述的是学生经过教学后预期发生的行为变化,因此脱离学生实际的教学目标没有任何实际价值。在编制教学目标前,应首先评估学生实际知识水平,根据学生在校学习阶段需要掌握的知识与技能、需要形成的个性和人格以及需要发展的各种综合能力,制订恰当的教学目标。

2.社会需求　教育是为社会服务的,其所培养的人才必须满足社会需要,因此,教学目标的确定必须以社会需要为依据。制订护理教学目标应该根据社会发展需要,培养能满足社会需要、具有一定知识、技能和良好素质的综合性护理学专业人才。

3.学科知识　各门学科知识都存在固有的逻辑体系,反映客观事物和现象的本质。构成学科的基本概念、逻辑结构、探究方式、发展趋势及其相关学科,都是制订教学目标必须考虑的重要因素。在确定教学目标前,应请教有关学科专家,并认真分析学科特点,以保证教学目标涵盖学科最重要的知识和技能。

4.学校理念　教学目标应该体现学校的办学宗旨,也应体现教育者的价值观,包括对教育的理解、教育功能的认识、对教师和学生及关系的认识、对专业知识的理解以及对护理概念的认识等。教学目标以及一系列课程内容的确定、教学方法的选择和教学评价的实施,均以学校理念为指南。因此,教学目标应与学校教育理念保持一致性。

(三)护理教学目标的构成要素

传统的教学目标是从主观愿望出发,对教学意图作普遍性的描述,常用的有"掌握、熟悉和了解"。该类教学目标模糊、不可测量,为评价带来不便。教学目标必须说明学习者学习后能达到的程度和水平,应该具有精确性、可观察性和可测量性,克服模糊性和不确定性。编写教学目标有多种模式,其中马杰模式也称为行为目标模式,使制订明确、具体、可测量的教学目标成为可能。他将教学目标分成四大构成要素,用ABCD 四个字母表示:

1.教学对象(audience)　学习者是教学的核心,教学目标的行为主体是学生,而不是教师。在教学目标编写中,应摆正教与学的位置,以"学"为出发点。

2.行为(behavior)　学习者通过学习后能做什么,即获得什么样的能力。

3.条件(condition)　学习者完成规定行为时所处的情境,包括在什么条件下完成教学目标所规定的行为,以及在什么情况下评价学生的学习结果。

4.标准(degree)　行为完成质量可被接受的最低程度的衡量依据。

(四)护理教学目标的编制要求

1.表述确切　为使编制的教学目标能够直接指导教学,且便于评价,就必须对教学目标进行确切的表述,确切的教学目标必须具备两个方面的要求:一是尽可能使用可直接观察和测量的行为动词,以明确地表达预期结果的外显变化;二是要能表明学生行为的程度。如能运用所学公式,计算不同输液滴速所需的输液时间,准确率需达到100%。

2.全面协调　教学目标要反映教育对人的全面发展的要求,既要包括对学生知识目标的要求,又要体现学生的动作技能和情感态度方面的要求。因此编制教学目标时应注意全面把握、整体协调,不仅要编制各类教学目标纵贯横连,形成一个完整和谐的系统,以更好地体现教学目标的系统性、层次性、阶梯性及联系性等特点。

3.弹性得当　教学目标既要反映对所有学生的统一要求,又要顾及学生间能力、兴趣、爱好、特长等方面的差异,因此教学目标要体现一定的弹性。根据教学大纲的要求,从宏观上把握一个阶段内对学科教学规定的基本标准和最高标准,防止教学目标偏低或超纲。教学目标的下限,是每一个学生都必须达到的教学标准,教学目标的上限是为学有余力的学生设定的最高教学标准。

4.难度适中　教学目标的难度适中。如果目标的层次过低,学生不需要动脑筋,不需要花费多少努力就能达到,则此目标对学生起不到促进作用;如果目标定得太高,学生经过努力达不到,会使学生产生畏惧心理,丧失信心和勇气,也不利于学生的发展。

(五)护理教学目标的编制方法

1.编制程序

(1)目标定位　教学目标具有系统性和层次性,因此编制具体的教学目标时,首先应明确教学内容在整个护理知识体系中的位置与作用,然后再确定学生的掌握程度,即确定教学目标等级层次。根据护理教学特点,可将教学目标分为三个层次水平:识记、理解及运用。识记,要求的是记忆能力,学生要回答的是"是什么"的问题。理解,要求学生掌握教材的内在联系和新旧知识的联系,能回答"为什么"'的问题。运用包含两种水平:①直接应用,要求学生将习得的护理学知识应用于与教学情境相似的情境中,要求学生具有水平迁移的能力;②综合运用,要求学生能将习得的护理学知识应用到与原先教学情境不同的新情境中,要求学生具备在不同水平上进行纵向迁移的能力。

(2)目标分解　指一般的教学目标分解成若干可以操作的教学目标。首先将所学知识确定属于认知、动作技能、情感领域中的何种领域,再确定在该领域应达到的层次。比如在讲授"无菌操作原则"知识点时,除了要求学生记忆"无菌操作原则"具体内容外,还要求学生将其应用于各项无菌操作中。因此,具体的教学目标可以分解成"学生能正确说出无菌操作原则的具体内容"和"学生能在临床实践中严格遵守无菌操作原则"。

(3)描述教学目标　目标确定后,要用恰当的方式来陈述教学目标。完整的教学目标表述包括教学对象、行为、条件和标准四个方面。

1)教学对象的表述:在编写目标时,首先应明确教学对象,即行为的主体——学习者。学习者是目标表述句中的主语。行为目标描述的应是学生的行为而非教师的行为,不能把目标描述成"教师教给学生……",而应描述成"学生能够……"。在实际教学目标编制中,由于教学对象往往是明确的,因此没有必要在每一条教学目标的表述时具体写出教学对象。

2)行为的表述:行为是目标表述句中最基本的成分,是目标表述句中的谓语和宾语,必须具体写出,不能省略。表述行为运用动宾结构的短语,动词说明动作的类型,宾语说明学习的内容。一般说明学生通过学习后获得怎样的知识,形成怎样的技能,产生哪些行为。行为的表述应该明确、具体、可观察。例如,"操作""陈述""比较""列举"等都是行为动词,在它们后面加上动作的对象,就构成教学目标中关于行为的表述:

· 能熟练完成特殊口腔护理操作。

· 能陈述终末处理的概念。

· 能比较大量不保留灌肠和保留灌肠的异同点。

在此动宾结构中,宾语部分与学科内容有关,学科教师均能较好地掌握。困难在于选用恰当的、具有可观察特点的行为动词,具体可参考表3-2,根据认知、动作技能和情感领域教学目标的特点进行选取。

3)条件的表述:条件表明学生表现行为的情境或条件因素,包括环境、人、设备、信息、时间等因素,是目标表述句中的状语。条件对目标具有限制作用。例如:学生能够独立地复苏人上完成心肺复苏操作。

4)标准的表述:程度要明确学习结果的标准,是学生应当达到的表现水平,用来评价学习结果的达成度,是表述中的状语和补语部分。标准一般从行为的速度、准确性和质量三方面来确定,例如,"好到什么程度""精确度如何""完整性如何""在什么时间内""质量要求如何"等。例如:能运用所学公式,计算不同输液滴速下完成输液所需的输液时间,正确率达100%。

(4)目标反馈　目标一经确定,就成为制订各项计划的基础。在教学中,教学目标常常根据客观需要与活动内容、活动进展不断调整、修正或更新。

2.注意事项　运用 ABCD 方法编制具体的教学目标时应注意以下几个问题:

(1)教学目标的行为主体必须是学习者,而不是教师。从这个意义上说,诸如"培养学生的团队合作能力"这样的目标表述就不恰当。因此,它的行为主体是教师而不是学生。这样表述意味着只要教师组织学习者进行了相关活动,目标就算达成。至于学习者达到了多少预期的学习结果,则常常被忽略。

(2)教学目标必须用教学活动的结果而不能用教学活动的过程或手段来描述。从这个意义上说,诸如"学生应受到观察的训练"也是一个不合格的目标表述。虽然这一目标的行为主体是学生,但它没有表达教学活动最终要达到的结果。

(3)教学目标的行为动词必须具体。所谓具体是指这一动词所对应的行为或动作是可观察的,像"知道""理解""掌握""欣赏"等抽象动词,由于含义较广,各人均可从不同角度理解,给以后的教学评价带来困难,在编写教学目标时应避免使用。表3-2给出了编写的具体教学目标时,可供选用的部分动词。

表 3-2　常用的护理目标行为动词

分类	层次水平	动词名称
认知领域	知识	为……下定义、列举、说出(写出)……名称、复述、排列背诵、辨认、回忆、选择、描述、标明、指明
	领会	分类、叙述、解释、鉴别、选择、转换、区别、估计、引申、归纳、举例说明、改写
	运用	运用、计算、示范、改变、阐述、解释、说明、修改、订出……计划、制订……方案、解答
	分析	分析、分类、比较、对照、检查、评析
	综合	编写、设计、组织、计划、综合、归纳、总结
	评价	鉴别、比较、评定、判断、总结
动作技能领域	知觉	观察、说出要领
	心向或准备	说出操作程序
	指导下的反应	模仿、仿做、示范、回示
	机械动作	进行、规范地进行、连贯地进行
	复杂的外显反应	熟练地进行
	适应	改进、调整
	创造	用其他方法操作、创造性地进行等
情感领域	接受	听讲、知道、看出、注意、选择、接受、赞同、容忍
	反应	陈述、回答、完成、选择、列举、遵守、记录、听从、称赞、欢呼、表现、帮助
	价值判断	接受、承认、参加、完成、决定、影响、支持、辩论、论证、判别、区别、解释、评价
	价值的组织	讨论、组织、判断、确定、建立、选择、比较、定义、系统阐述、权衡、选择、制订计划、决定
	价值的个性化	修正、改变、接受、判断、拒绝、相信、继续、解决、贯彻、要求、抵制、正视

(徐州医科大学　王　霞)

思与练

1.试分析教育目的、培养目标和教学目标三者之间的关系。

2.试评价社会本位论和个人本位论两种教育目的理论。

3.根据所学知识,来判断以下教学目标是否正确,并将错误的教学目标改正:

（1）能说出静脉输液的操作方法。

（2）活动对患者的意义和作用。

（3）能用准确地语言说出慢性阻塞性肺部疾病患者的护理要点。

4.针对目前我国护理教育培养目标存在的问题撰写一篇综述。

第四章

护理教育的课程

教与学导入

2012 年 9 月,教育部对原《普通高等学校本科专业目录》进行了修订,学科门类由修订前的 11 个调增为 12 个,专业由修订前的 635 种调减到 506 种。护理学专业也被规定只能授予"理学学士"学位。自此,很多护理本科高等院校将原来五年制招生授予"医学学士"的护理专业撤销,而全部统一为四年制培养。某学校原来招生五年制涉外护理专业,现在已被撤销。你认为五年制涉外护理专业和四年制护理专业在培养方案方面的区别可能体现在哪些方面?

课程是教育的核心,是培养一定规格人才的蓝图,是实现教育目的的重要途径,集中体现了教育思想和教育观念。学校课程主要表现为培养方案、教学大纲、课程标准和教科书四种物化形式。其中,培养方案是课程的总体规划,教学大纲、课程标准和教科书是课程内容的具体体现。

第一节　护理学课程的类型与结构

一、护理学课程的类型

课程类型可从多个角度划分:以教学内容的选择组织为依据可以分为学科课程与活动课程;以课程的表现形式为依据可分为显性课程与隐形课程;以课程的功能为依据可分为基础课与专业课;以修习的要求为依据可分为必修课与选修课等。课程类型是构成课程体系的基本要素,同时也是课程设计的对象;因此,在了解课程体系建构与单门课程的设计之前,首先应了解大学有哪些类型的课程。

(一)根据教学内容的组织形式划分类型

1.学科课程　也称为"科目课程",是根据学校的培养目标和一定年龄阶段学生的发展水平,从各门科学中选择出学生必须掌握的最有价值的知识内容,组成各种不同的学科。

学科课程在当代依然处于课程体系的主导地位。其优点在于:将科学知识加以系统组织,依一定的逻辑顺序排列,便于学生在学习中掌握一定的基础知识、基本技能,便于教师组织教学;在实施过程中也容易进行评价。缺点是:由于分科过细,只关注知识的逻辑体系,过分强调知识本位,忽视了学生的认识规律,缺乏对学生兴趣和需要的关注和重视,容易脱离学生的实际生活,不易调动学生学习的积极性。

随着科学知识的发展,学科之间相互交叉、相互融合越来越多,因此学科课程按照知识分化的程度又可分为不同的种类:

(1)分科课程　是将人类文化按学科分类,由不同的单学科知识体系构成课程。这是最为传统也是最为常见的一种课程类型。中国古代的"六艺"课程是最古老的学科课程形态。近现代世界各国中等和初等学校一直开设的语文、数学、英语、物理等科目都是学科课程的体现。

(2)融合课程　不仅要加强两门以上相邻学科的联系,而且要把这些相邻学科的内容融合起来,从而形成一门新的学科。这种组织打破了原有课程的知识体系,建立起了一种新的、综合的知识领域,如"生物化学""物理化学"等课程。

(3)广域课程　这是合并数门相邻学科的教学内容而形成的综合性课程,对知识的综合化要求更高。如在小学阶段学习的"科学"和"自然"课程。

2.活动课程　活动课程主张以学生的兴趣、动机、需要和能力为基础,以学生的活动经验为中心组织实施课程,所以也被称为生活课程、经验课程。

活动课程是针对传统的学科课程的弊端提出的,试图改变传统教育呆板、枯燥、忽视学习者需要的弊端。活动课程的教学内容选择围绕学习者的兴趣与动机、突破学科局限、重视直接经验、主张从做中学。它的优点在于把科学知识与生活实际相联系,有利于培养动手操作能力、人际交往和组织能力、创新能力与合作精神,增强学生的社会适应性。它的缺点在于使学习者获得的知识不系统、不完整,不利于高效率地传递人类的文化遗产。在科技发展日新月异的形势下,活动课程显然不足以单独支撑学校教育的使命。大学里的活动课程的更高目标取向是通过主体与客体(如护理学生与患者)的相互作用,将割裂的知识、技能整合协调起来,使先前学到的知识、技能具有更广泛的迁移性。学科课程与活动课程的比较见表4-1。

表4-1　学科课程与活动课程的区别

学科课程	活动课程
知识本位	学习者本位
教育为生活做准备	教育即生活
强调理论和间接经验的学习	强调实践和直接经验的学习
按照学科逻辑组织课程	按照学习者心理逻辑组织课程
主张分科设置课程	主张综合设置课程
只问结果,不问过程	只问过程,不问结果

(二)根据课程的表现形式划分类型

1.显性课程　是指学校教育中有计划、有组织实施的课程。这种课程有固定教材,有规定的内容和明确的教学目标,使学生获得一定的教育学历或资格证书。显性课程是体现在学校培养方案上的各种培养环节,如学校课堂学习、见习与实习、军训等。显性课程的教学结果通常要进行测验和评价。

2.隐形课程　也叫隐蔽课程、无形课程、潜在课程等,是指学生在学习环境(包括物理、社会与文化环境)中所学到的非预期或非计划性的知识、价值观念、态度,是计划表上看不到的课程。

隐形课程的概念是美国著名的课程专家杰克逊在 1968 年出版的《班级生活》一书中最早提出的。现在教育专家越来越注意对隐形课程的研究,并对其进行设计与编排,以使其发挥积极作用。学校里的隐形课程主要包括三个方面:一是物质方面,主要是指学校中的建筑物、设备、景观和空间布置等;二是制度方面,主要是指学校的组织制度,以及知识的选择、管理、评价、分配制度等;三是文化心理方面,主要是指师生关系、同伴关系、校风、班风、教师的行为作风等。

(三)根据课程功能划分类型

1.公共课程　这是任何专业都需必修的课程。我国高等医学院校规定公共课程有政治、英语、体育、军事训练等课程。这类课程一般并不与专业有直接的联系,但却是培养德智体全面发展的专门人才所必需的共同性必修课。

2.基础课程　这类课程是学习某一专业所必修的基础理论、基本知识和基本技能训练的课程,为学生进一步开展专业学习打下基础。需包括普通基础课程,如生物学、医学化学、医学物理学、高等数学等,和专业基础课程,如解剖学、组胚学、生理学、生化学、病理生理学等。

3.护理学专业课程　这类课程是专业的核心部分,多为该专业的主干课程。这部分知识是培养学生具备该专业的执业能力,使学生掌握必需的知识与技能,是学生必须学习的内容,护理学专业课程包括内外妇儿护理学、护理学基础等。

4.人文社会科学课程　人文社会科学是护理专业的主干学科之一。与国外护理教育相比,人文、交叉性课程是国内护理教育的薄弱环节。近年来,护理专业培养方案中出现较多的人文社会科学类课程,如护理心理学、护理伦理学、护理教育学、护理美学、护理礼仪、人际沟通、社会学等课程。这类课程的开设无疑对于培养学生人文关怀与沟通交流能力是有作用的,这是护理人员必备的能力之一。

这四类课程在培养方案中所占比例可以反映某所院校的教育理念与办学风格,对于所培养的学生素质和能力也会产生不同的作用。所以合理安排这四类课程是非常重要的。

(四)根据修习的要求划分类型

1.必修课程　是指一个教育系统或教育机构要求全体学生或某一学科专业学生必须学习的课程种类。相对于选修课程而言,必修课程的根本特征是强制性,是社会权威在课程中的体现。必修课程主要功能:传递主流文化;帮助学习者掌握系统知识,形成特定的技能、能力和态度;促进社会政治、经济、科技的发展;帮助学习者获取某一教育程度的文凭和某种执业资格;促进学习者的体质、认知、情感和技能的发展。

2.选修课程　选修课程是一个教育系统或教育机构规定的课程中,学生可以按照一定规则自由选择学习的课程种类。选修课程可分为限定选修和任意选修课两类。

限定选修课程是指要求学生必须在制定的几门或一组课程中选择一门或若干门选修课程。任意选修课是指学生根据自己的兴趣、需求,不加限制选修的课程;多为与专业无直接关系的课程。开设的意义是拓展学生的知识面,培养学生的情趣爱好和陶冶情操。

选修课程的作用可分为两类:其一,选修课程可能为反映本专业的先进科学理论、技术与新成就,或比较专深的理论知识。用以加深和扩大学生的专业理论和应用知识,发展专长,培养研究能力。其二,扩充专业的基础知识和文化科学知识。用以满足学生的兴趣和爱好,发展学生的才能,弥补学生自身某些缺陷。因此,选修课程对于更好地贯彻因材施教,培养和发展学生的能力,提高专门人才的素质,具有特殊的意义和作用。

此外,不同国家有不同的课程管理制度,同一个国家在不同的历史时期也有不同的课程管理制度。根据管理权限,可以把课程分为国家课程、地方课程、学校课程等。国家课程由教育部规划、制定国家课程标准,制订课程评价制度。地方课程由地方行政部门依据管理制度和本地实际情况,制订本省范围内使用的地方课程计划和课程标准。学校在执行国家课程和地方课程的同时,应视当地社会、经济发展的具体情况,结合本校的传统和优势、学生的兴趣和需要,开发或选用适合本校的课程。

二、护理学课程的结构

课程结构可以由于社会性质、教育制度和指导思想的不同而形成不同的模式。21世纪50年代以来,为适应医学科学的发展以及社会对医学保健需求的变化,首先从美国掀起了以课程改革为中心的医学教育改革热潮,经过几十年的摸索与探讨,目前主要有三种医学课程教育模式。

1. 以学科为基础的医学课程体系 这是医学教育中的传统课程模式,也是目前世界上多数国家,多数院校采用的一种模式。该模式以学科为基础,遵循循序渐进的教学原则,将整个医学课程划分为医前期课程、临床前期课程和临床期课程三个阶段。

(1)医前期课程 包括人文、社会科学课程,以及物理、化学、生物、数学等自然科学课程,为进一步学习医学打好基础。在国外有些国家通常将医前期作为医预科学习,在综合性大学完成。在我国以及苏联、东欧、日本等国家则在进入医学院校的第一至第二学年中进行。目前,我国的护理专业普遍采用的是四年制本科学习,医前期课程,尤其是自然科学类课程较少。

(2)临床前期课程 主要开设专业基础课并且按照人的正常形态结构功能机制、生物致病因素、病理形态和机制变化、药理学理论的顺序进行学习。在这段时间,学生开始接触医学的基本理论知识和技能,但基本上不接触患者,故称临床前期。

(3)临床期课程 是指直接与临床工作联系,是作为护士终身都需要学习、钻研和探索的知识与技能。护理学专业的临床期课程主要包括健康评估、护理学基础、内外妇儿护理学等。

在整个课程学习结束后,安排42周的生产实习,以培养学生的临床工作能力。这种模式可以追溯到文艺复兴时期,在以斯宾塞为代表的教育思想的影响下,自然科学的学科几乎全部列入了学校课程。经过几百年的时间,逐步形成了以学科为基础的教育体制,从教育思想、理论,乃至教学内容、形式、方法,无不打上了学科的标记。学科模式是所有专业都采用的一种课程学习模式,并不是医学教育所独有。正因为这种模式与整个教育体制联系在一起,有着一套完整的理论和方法,有着历史形成的、经验证明有效的社会背景和习惯传统,以致在世界范围内至今仍占统治地位。

2. 综合性医学课程模式　是指打破传统的学科界限,将不同学科的内容按人体的器官系统组成跨学科或多学科的综合课程。这种综合课程有两种形式:

(1)水平综合性医学课程　是指按人体的器官系统在正常、异常水平上做横向综合。如心血管系统的解剖、组织、生理、生化等知识的有机组合,成为"心血管的正常人体形态与功能";心血管系统的异常形态和功能的组合,成为"心血管系统的病理"。北京协和护理学院按人的功能和基本需要将护理学专业的内容组织形成临床护理学Ⅰ、Ⅱ、Ⅲ、Ⅳ、Ⅴ、Ⅵ共6门(取代原来的内外妇儿、传染、精神、神经护理学等课程),分别是人与社会、生殖、氧合、营养排泄、活动休息、认知感知。每一门课程都会涉及本领域的正常功能和需要,影响功能和需要满足的因素,不能满足时的临床表现和护理措施等。这即是一种横向水平综合型课程。

(2)垂直综合型医学课程　其特点是以问题为基础,将正常、异常和临床的理论知识与技能,经过精心设计,组合成一个综合体。问题一般是今后临床工作和职业中常见的典型问题,如体温升高、疼痛、咳嗽。垂直综合不仅打破了学科界限,而且也打破了前期和后期的界限,具有更高的综合性。如"咳嗽"作为一个临床问题。为什么会发生? 发生的具体机制是什么? 会导致什么后果? 该如何治疗与护理?

3. 以能力为基础的医学课程　这种课程的特点是根据一定的教育任务和培养目标确定完成医学实践所必需的能力,再按达到这些能力的标准确定具体课程和要求,然后边工作边学习。例如,泰国与世界卫生组织合作曾进行了一种培训农村卫生员的试验。根据在当地所作的调查,确定这一培养计划的目标是:培养当地农民成为向泰国农村提供基层保健服务的卫生员。根据这一目标,确定这类人员的8项能力标准。为达到上述目标和能力,确定了大约100个包括内外妇儿各科同上述目标有关的医疗卫生问题。培训模式为开始阶段的短期集中培训、在当地卫生人员指导下6个月的医疗卫生工作服务中的培训、最后阶段的定期复习。一共用时为2年。我国在战争年代的医务人员培训、赤脚医生培训、在医院中培养医疗技术人员、初级护理人员都曾采用过这种模式。该课程模式的优点是目标明确、与任务结合、课程灵活、学习周期短,多用于初级卫生人员培训。

医学综合课程在国外已经过了多年的研究与实践,特别是20世纪90年代初由美国Robert Wood Johnson基金支持的8所医学院校,并取得许多经验和教训。具体包括:可避免不必要的重复,并有可能压缩课堂教学的时间;以问题为基础学习更有利于基础科学和临床科学综合;同临床见习期强化基础学科教育相比,把临床同基础科学联系起来更统一些;在实施诸如《医学与社会》课程时,参加临床实践也许是成功地将生物心理社会问题和人文科学综合到医疗实践中去的主要途径;实施综合性课程,要有坚强的领导,要克服各学科之间的隔阂。

第二节　护理学的培养方案

人才培养方案是根据专业的培养目标和培养规格所制定的实施人才培养活动的具体方案,是学校指导、组织和管理教学工作的基本文件。人才培养方案是对学生的知识、能力、素质培养过程的整体设计,包括课内课外的统筹安排等。

一、护理学人才培养方案的基本结构

护理学人才培养方案的基本结构包括以下几个方面。

1.指导思想　是对制定课程计划的依据、设置本专业的目的和意义的说明和本专业总体培养目标的描述。指导思想要求言简意赅,具有高度概括性。

2.专业培养目标和培养要求　专业培养目标说明所培养的护理学专业人才在专业上可以从事的工作领域及达到的程度;培养要求是指达到专业培养目标后应具有的知识和能力。二者是课程设置的依据之一。在设立时,培养目标和要求应明确、内容具体,能客观衡量,具有可操作性。

3.修业年限及学位授予　修业年限是指学生在校学习的时间(包括实习时间)。学位授予是对学生在修业年限内学习结果的认可和颁发的证明凭据。

4.主干学科和主干课程　主干学科是根据培养目标所确定的本专业所必须具备的专业理论与技能体系。主干课程是为实现培养目标和达到知识和能力结构必须开设的有关课程。主干学科和主干课程在教育部制定的专业基本规范中有明文规定。护理专业的主干学科包括护理学、人文社科学、基础医学。主干课程即是主干学科下包括的与护理执业高度相关的课程,包括内外妇儿护理学、护理学基础、人体解剖学、药理学等。

5.课程设置　这里的课程是狭义的课程,是指根据专业培养目标和业务培养要求而规定的课程门类(必修课和选修课),包括课程名称、学年学期、学时分配。课程设置是课程计划的核心内容。

6.毕业学分要求　规定学生必须修满各种课程类别的学分才可取得毕业证书。如公共必修课、学科专业核心课(必修课)、学科专业选修课、公共选修课等各修满多少学分。

7.其他　可能包括对标题、课程计划的类型(讨论稿、试行稿或修改稿)、使用的起止时间、制定的单位和完成时间等。

二、培养方案与课程计划的异同

我国自清末建立现代学校教育制度以来,将规定学校课程水准、结构与模式的纲领性文件叫作"课程标准"。1951年3月第一次全国中等教育全会修正、通过了《中学教学计划》。自此,中央教育行政部门将指导和规定中小学教学活动的文件称为"教学计划"。但是经过几十年的改革和发展,我国现行教学计划的结构和功能都发生了变化。因此,1992年国家教委正式将"教学计划"改为"课程计划",同时颁布了《九年义务教育全日制小学、初级中学课程计划（试行）》。自此开始,中国的课程论便有了自己的"课程计划"这一概念。

　　课程计划不是通常所说的教学工作计划,而是指根据教育目的的不同层次与不同类型学校的培养目标,由教育行政部门制订的有关学校教育教学工作的指导性文献。课程计划体现了国家对学校的统一要求,是办学的重要依据。课程计划的基本内容主要由以下几个方面组成:①学科设置(开设哪些学科是课程计划的中心问题);②学科顺序;③课时分配;④学年编制和学周安排(学年阶段的划分、各个学期的教学周数、学生参加生产劳动的时间、假期和节日的规定等)。

　　如果按照广义的课程(在国家要求、学校安排和教育者指导下使学习者身心得到发展的一切活动)来理解课程计划,那么课程计划等同于培养方案。事实上,高等院校更多采用培养方案一词,而中小学则更多采用课程计划一词。

三、编制护理学培养方案的原则

　　1. 必须符合国家教育方针和护理学专业培养目标　在编制护理学课程计划时,应处理好四个关系:①在重视学生专业学习的同时,注意设置加强学生思想品德教育的相关课程、体育课以及人文学科的课程,体现素质教育的理念。②遵循理论和实践相结合的原则,注重培养学生的动手能力和团队合作能力。③恰当地规定学习的科目和每学期教学课程的门数及实习与见习时数,使学生既掌握护理学专业人才所必需的理论知识技能,又不至于负担过重。④体现专而不窄的原则,做到宽窄适度,确保实现护理学专业培养目标和基本规格。

　　2. 必须反映科学技术发展和社会进步对护理人才的要求　社会不断进步,医疗技术日新月异,人民对医疗卫生服务的要求也在不断提高,培养适应现代科技发展和社会需要的护理人才是高等护理院校的目标。因此,在制订培养方案时,需要增加新的课程,删除过时、陈旧的教学内容或课程,及时地将科技新理论、新技术、新成果反映在培养方案和教学内容中,培养具有一定应用和发展高新技术知识能力的护理人才。此外,为适应学科高度分化、高度综合的发展趋势,在培养方案中增设综合课程、交叉课程和边缘课程,有利于创新型人才的培养。

　　3. 保证教学内容的完整性、系统性　在编制培养方案时,要注意各门课程之间的纵向顺序和横向联系。在纵向方面,要处理好先行课和后续课的关系,体现循序渐进的原则。一般按公共基础课、专业基础课、护理学专业课和临床实习的顺序安排教学进度,并在各个阶段合理地安排选修课。各学校也可根据自己的教学资源和师资条件,适当调整课程顺序,安排学生早期去临床见习,培养学生对护理工作的感性认识。在横向联系方面,注重各门课程在内容上的有机衔接,互相配合,避免重复或脱节。在培养方案中,每门课程都有其一定的地位和作用,都为实现专业培养目标服务,因而每门课程在完成其特殊教学任务的同时,应考虑如何发挥其整体效应。

　　4. 合理分配课程门数和教学时数　为了保证教学任务的完成和学生的学习效果,在编制培养方案时,必须合理地安排每学期课程的门数和教学的时数,以及各种教学形式所占的比例。通常护理学专业(本科)每学期安排课程 5～10 门,主干课程 3 门左右。一般每周安排 22～26 学时,如果过多会影响学生学习的深度或造成学生学习负担过重。每门课程的教学时数,可根据该教程对实现专业培养目标的意义、课程内容的分量、难易程度和教学法的特点等综合考虑、合理分配。

5.培养方案必须要具有统一性、稳定性和一定的灵活性　培养方案是护理教学工作的指导性文件,其基本内容应当具有统一性,以保证人才培养的质量规格。培养方案一经确定,具有一定的稳定期,不随意变动。培养方案一般要经过数年的教学实践之后,再认真总结经验和存在的问题,并进行重新修订。当然,培养方案也要有一定的灵活性,各护理院校可根据自身的条件,在保证质量的前提下根据各校实际情况做适当调整。

四、学年制与学分制

(一)学分制

1.学分制的概念　学分是成功完成某项科目所获得的分值单位,用于表明学生获得某种证书、文凭或达到某个等级学历所需要接受的教学总量。学分制是一种以学分作为计算学生学习量的单位,以修满所规定的最低学分数作为获得毕业资格的基本条件的课程与教学管理制度。它以量化的分值方式,通过学分来记录学生在相应课程领域的成长经历,以及所达到的发展程度。学分制是一种弹性课程管理制度。学生在一定的范围内可以自由选课,可以自由安排学习计划,甚至学习的年限,具有较大的灵活性。

学分制广泛流行于美国,随后一些欧洲国家和日本也相继施行。现在世界上大多数高校都采用学分制。我国早在1917年由蔡元培先生在北京大学率先实行"选课制"与"学分制",1952年后采用学年制。1983年,《中共中央关于教育体制改革的决定》明确指出要针对现存弊端,积极实行学分制等各种教学管理制度改革。1994年,国务院关于《中国教育改革和发展纲要》的实施意见中,再次提出"逐步实行学分制"的要求,目前国内许多高校采取的是学年学分制。

学分计算的原则是以课程为单位,把每门课各种教学形式所需要的课内外学习时间合并计算,再换算为学分。最常用的计算方法是:学生每修满理论课18个学时,并经考试及格者计1学分。实验课则是每36个学时计1学分。临床实习、入学教育及社会实践等,每周计1学分。每学期学分一般控制在20学分之内,学有余力者允许多修学分。

学分表示的仅仅是学生学习的数量,学生学习的质量可用绩点(grade point)来表述。一般按百分制划分为优、良、中、及格和不及格五个等级,并折合成相应的绩点(表4-2)。

表4-2　学习成绩与绩点的对应关系

百分制	100～90	89～80	79～70	69～60	59～0
等级	优(A)	良(B)	中(C)	及格(D)	不及格(F)
绩点	4.0	3.0	2.0	1.0	0.0

2.学分制的优势

(1)有利于因材施教　学分制较好地体现了因材施教的原则,在每个学生达到培养规格的基础上,允许学有余力的学生多修、提前修习和毕业;差生可缓修、少修某些课程或推迟毕业。学生可根据个人爱好和特长,跨专业、跨校选修课程,有利于复合型人才的成长。

(2)引入竞争机制,为师生提供竞争舞台　由于学生可自主选择课程和教师,因此对教师开设课程的质与量提出较高的要求。这将促使教师不断更新教材和教学内容,开设新的为社会实际所需的课程,并且要不断改进教学方法和施教能力。陈旧的教学方法和内容将无人问津。引入竞争机制的结果,一方面有利于教师业务水平和教学质量的提高,另一方面也有利于学科的发展和新兴学科的建立。对学生来说,学分制可调动学习主动性和积极性,可使优秀学生的学习潜力得到充分发挥。

(3)可促进学校的各项管理制度的改革　学分制本身只是教学管理制度的改革,但它打破了原有的课程设置、结构和教学组织,必将促使学籍管理、学生组织管理、作息时间、奖学金制度、教师教学工作量计算方法及津贴的规定等做必要的改革。

(4)可培养出更优秀的学生　社会主义市场经济下,社会对专业人才的知识和能力结构也不断提出新的要求。学校只有顺应时代要求极力改变,才能培养出基础扎实、知识广博、适应性强的通才,供人才市场挑选。在学分制管理下,有能力的学生可学习更多的知识、更好地完善自己各方面的能力。尤其是在大城市和综合大学中,学生可以跨学校跨学科汲取更多营养,使自己更优秀。

学分制的缺点:①教学的分散性,管理难度大。如果没有一支精干的管理队伍,没有一套科学的管理制度和现代化的管理手段,这种由教学分散性所带来的管理问题将难以克服。②选课的盲目性。尤其是低年级学生,很可能不会正确运用选课权利,在选课时出现避主选次,避难选易,凭个人喜爱,不顾社会需求等偏向,以至脱离专业培养的基本要求,教学计划的完整性、系统性不易保证。③凑够学分,单纯追求学分数量。

3.实行学分制需要解决的问题　学分制的全面实施必将引起教学管理制度、教学内容、教学方法、教学组织形式以及后勤服务管理体制等的一系列变化。

(1)学校必须具备先进的管理手段和较好的软、硬件设备　学分制的实施加快了学业进程节奏,学校的管理制度、教学设施、仪器设备、网络系统以及相应软件等必须能满足教学的需要。

(2)学校必须具有符合学分制要求的教师队伍　由于学分制实施的是选课制和选教制,因此对教师的数量和质量都有较高的要求。要求教师有宽厚的专业知识,开出足够多的高质量课程供学生选择。目前,我们的教师队伍无论是人员结构,还是学科、知识结构等都是按学年制的要求形成的,还不能满足学分制的要求,特别是一些新学科专业,教师缺编较多,可供学生选择的余地少。

(3)学校必须转变办学观念　学校要建立服务于学生、服务于社会的全新思想政治工作体系,真正发挥学生的主体能动作用和教师的指导作用。

学分制顺应了社会发展的需求,学分制代替学年制、学年学分制是高校教育体制改革的必然趋势。学校要加快建设与发展,教师也要提升自己的能力和学识,为推行学分制创造条件。

(二)学年制

学年制又称为学年学时制,是高等学校以修满规定的学习时数和年限,考试合格为毕业标准的一种教学管理制度。实行学年制的高等学校,其学年制和学时数根据不同专业的培养目标有不同的规定,既规定一定的修业年限,又规定一定的学习时数。

学年制由来已久,12世纪开始,意大利的博洛尼亚大学、法国的巴黎大学、英国的牛津大学、剑桥大学等,都是施行学年制的分科大学。近现代的各国大学多数实行学年制,就是实行学分制的一些国家的大学也都保留着学年制。纯粹的学年制存在着培养目标单一、培养过程一刀切,不利于高级专门人才的成长,对于不同情况、不同智力的学生不能因材施教的弊端。但是,学年制也有一些长处,比如培养目标明确、计划性强、有一整套规章制度做保证,其先行课后续课层次分明以及对教学的衡量可以有一个统一的尺度等。学年制还可以对学生以班为单位进行学籍管理,根据学生的学习成绩决定其升留级,及时对学习成绩差的学生做出恰当的处理,使其有机会重新安排自己的学习计划、调整自己的学习方法。

(三)学年学分制

学年学分制是一种既规定修业年限又实行学分制的高等学校教学管理制度。现代实行学分制的各国高等学校基本上是采用这种教学管理制度。凡是规定修业年限的高等学校,不论年限长短,都规定了一定的修习学分。有的同门类、同专业的高等学校相互承认各校学分,可以衔接转入他校。在美国,实行学分制二年制的初级大学、社区大学和其他规定修业年限的短期大学,毕业后也可转入同门类、同专业的四年制或四年以上学制大学继续学业。在我国,有的学校实行学年学分制通常采用二二分段的管理办法,即将学生在校的四年时间分为两段,一二年级为一段,实行学年制;三四年级为一段,实行学分制。一二年级的大学生刚刚进入大学,对教学环境和学习资料陌生而迷茫较难选择课程。而到了三四年级,学生熟悉自己的专业且学习能力和努力程度都有不同,部分较突出肯努力的学生可修更多的学分而提前毕业。可见,实行学年学分制有利于更合理地安排教学,有利在同样时间内于人才的培养,是一种比较合理的教学管理制度。

第三节 教学大纲、课程标准与教材

一、教学大纲

教学大纲是根据培养方案以纲要的形式编写的有关学科教学内容的指导性文件。它反映某一学科的教学目的、任务、教材内容的范围、深度和结构、教学进度以及教学法上的基本要求。教学大纲是选择具体教材和编写教科书的依据。

1. 教学大纲的组成内容 教学大纲一般由以下几部分组成:①说明部分,扼要地说明学科开设的意义、规定教学的目的、任务和指导思想,提出教材体系的特点和具体要求,以及教学法的原则性建议等。②正文部分,这是教学大纲的主体部分,反映教学内容基本结构及其主要的教学形式。它列出教材的章、节、目的标题、内容、要点、授课时数,作业、考试、测验的要求和时数,实验、参观和其他实践活动的要求和时数等。③其他,列出教学参考书目、教学仪器、教学技术等的指导意见。

2. 教学大纲与教科书的关系

（1）一纲一本　即一个大纲一种教材。这样的大纲往往是从教材中提取出来的，先有教材再有大纲。大纲的正文部分是教材的缩影。

（2）多纲多本　即不同的学校可以选用不同的大纲和教材，同一所学校也可以选取供不同层次学生使用的大纲和教材。这样的做法有利于实现因材施教。目前我国的高等院校都是自己选择或编写适合于学生的教材，自己编写教学大纲。

（3）一纲多本　即一个大纲多种教材。相对于一纲一本中的教学大纲，这里的教学大纲更抽象概括一些。义务教育阶段的教学大纲即属于一纲多本的范畴。

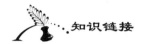

国外高校课程教学大纲制定和使用情况

国外高校教学大纲具有如下特点：

1. 明确指出教学大纲的主体是授课的教师和学习该课程的学生。教师和学生是平等的主体，教师位于平等中的首席。如教师会对学生做出如下规定或要求：制订学生责任的栏目，规定学生课前应该准备的资料，课中需要参与的活动以及课后要做的调查或报告。部分大纲还附上模拟考卷，还有的大纲中提供了学校讲座、喜剧、展览及相关活动时间表。

2. 具有法律约束力，约束师生之间的权利和责任。教师在编写大纲时巨细无遗。新学期的教学大纲一旦在网上发布或大纲手册发放到学生手中，如果学生没有异议的话，该大纲就具有了法律上的约束力，师生都必须要遵守所规定的内容。

3. 在执行力度上还表现在"有规必行"。例如，关于学生无故3次缺课即撤销考试资格的规定，大纲上如有说明，就不会有违规学生去向任课教师讨要考试资格。对教师也有同样的要求和约束力。如无故停课、调课超过3次，该教师将被警诫，正常合理的课程变动也必须小于课程的10%。

这种权责分明的契约式教学大纲是值得我国高校教师和学生学习的。

二、课程标准

1. **课程标准的概念与内涵**　课程标准是对学生接受一定教育阶段之后的结果所做的具体描述，是教育质量在特定教育阶段应达到的具体指标，是对课程教学的基本规范和要求，是教学管理和课程评价的依据，是教材编写、教学实施和考试命题的依据。课程标准基本内容包括：规定本门课程的性质、目标和内容框架，指出指导性的教学原则、教学建议和评价要求，规定学生通过课程学习在知识、技能、情感态度和价值观等方面所应达到的具体要求。课程标准一般不需要包括教学重点、难点和时间分配等具体内容(这是教学大纲的内容)。

对我国义务教育阶段各课程学习应达到的标准,国家有明确的规定。2001 年 7 月,经教育部同意,我国义务教育阶段 18 门课程的课程标准(实验稿)正式颁布,由北京师范大学出版社出版。这里对课程标准的描述是:课程标准是国家课程的基本纲领性文件,是国家对基础教育课程的基本规范和质量要求。2011 年,义务教育阶段的各门课程的课程标准被更新。但在我国高等教育中,自 20 世纪 50 年代初学习苏联模式开始,一直采用教学大纲的提法,课程标准只是近年来才在高等教育中被重新提及。

需要注意的是:课程标准所规定的是统一的基本要求,而不是最高要求;课程标准主要是对学生在经过某一阶段学习之后的学习结果的行为描述;学生学习结果行为的描述应该尽可能是可评估的;课程标准的范围应该涉及认知、技能与情感三个领域;最终要检验的是学生是否达到了预期的学习结果,而不是教师有没有完成某一任务或是否达到了某一目标。因此,课程标准的陈述是以学生为出发点的,而不是教师。

2. 课程标准的构成　参照国家 2011 版义务教育阶段 19 门课程的课程标准,课程标准的构成包括前言、课程目标、课程内容、实施建议和附录 5 个部分(图 4-1)。

(1)前言　对课程的性质、价值与功能做了定性描述,阐述本课程领域改革的基本理念,详细说明该课程标准设计的思路。如《语文课程标准》阐述的语文课程的基本理念是:全面提高学生的语文素养(语文课程必须面向全体学生,使学生获得基本的语文素养),正确把握语文教育的特点(重视语文课程对学生思想情感所起的熏陶感染作用,注意课程内容的价值取向,要继承和发扬中华优秀文化传统和革命传统,体现社会主义核心价值体系的引领作用,突出中国特色社会主义共同理想,弘扬以爱国主义为核心的民族精神和以改革创新为核心的时代精神,树立社会主义荣辱观,培养良好思想道德风尚,同时也要尊重学生在语文学习过程中的独特体验等),积极倡导自主、合作、探究的学习方式,努力建设开放而有活力的语文课程。

(2)课程目标　确立了知识与技能、过程与方法以及情感态度与价值观三位一体的课程目标。把过程与方法作为课程目标之一是课程标准的突出特点。如物理课程标准中描述"过程与方法"目标之一为:经历观察物理现象的过程,能简单描述所观察物理现象的主要特征,能在观察和学习中发现问题,具有初步的观察能力及提出问题的能力。

(3)课程内容　是对该课程的基本学习内容和应达到的基本要求的规定。

(4)实施建议　包括对教学、评价、教材编写和课程资源开发与利用的建议。如语文课程标准中关于"口语交际的评价"中指出:口语交际评价须注重提高学生对口语交际的认识和表达沟通的水平;考察口语交际水平的基本项目可以有讲述、应对、复述、转述、即席讲话、主题演讲、问题讨论等。

(5)附录　附录内容为对不同课程学习后需要达到的具体的基本要求和对课程目标和实施建议中一些需要说明问题的解释。如物理课程标准的附录包括学生必做实验说明、行为动词说明(对标准中的认知性、技能型、体验性目标的行为动词,如了解、认识、理解、独立操作、经历、认同、内化等的说明)、科学探究实例。

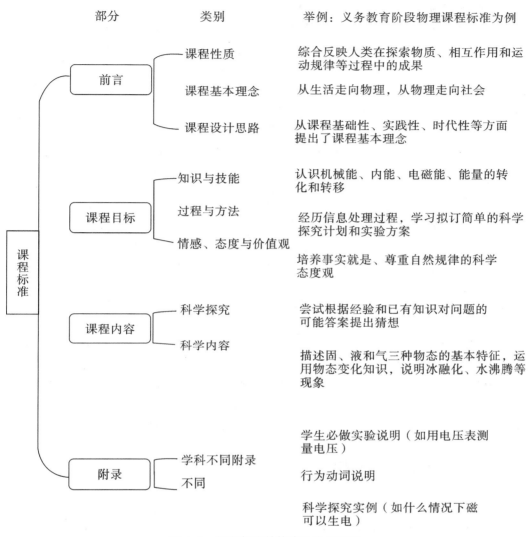

图 4-1 课程标准的构成及举例说明

3.课程教学大纲与课程标准的区别 高校教师一般都比较熟悉教学大纲而不知道课程标准。在某些教育学书籍中,认为二者并无差别。国际上和国内也缺乏统一的说法。到目前为止,我国的大多数高校在用教学大纲。但是对于高职教育来说,考虑到教育类型的转型、改革的推广与传播,现在主张采用课程标准一词来代替原来的教学大纲。从而使得教学从关注教师教学内容与课时分配转向更关注学生的学习结果与课程实施过程。教学大纲和课程标准的区别可从以下几方面考虑。

(1)陈述方式不同 教学大纲的陈述方式多采用"使学生""提高学生""培养学生"等方式,意味着行为主体是教师而非学生。课程标准采用的是行为目标的陈述方式。陈述的角度必须从学生出发,行为的主体必须是学生。如通过学习"生命体征的护理"一章,学生可以在实验室熟练操作鼻导管吸氧术和吸痰术,按照评分标准,考核得分在80分以上。

(2)陈述内容不同　教学大纲不仅对教学目标和教学内容做出了明确规定,而且用大量的篇幅具体规定了日常教学中可能涉及的所有知识点的要求(如熟悉氧气吸入术);规定了具体的教学顺序及各部分内容所占的课时数;教师在学习和使用大纲时,主要关心的是知识点发生了哪些变化,具体要求和课时数的变化,在规定时间内能否完成教学任务和达到教学目标。课程标准关心的是通过该门课程的学习,学生要达到什么情感、认知、态度和技能目标,如何达成这些目标,需要在哪一处内容中注重职业情感和职业态度的培养,如何做才能使学生热爱学习并达成某一可测量的目标。

课程标准中规定的基本素质和能力要求是教材、教学和教学评价的基准。这也正是教育者重视课程改革、重视课程标准研制工作的原因。无论教材怎么编、教学如何设计、评价如何开展,都必须围绕"基本素质与能力要求"。

三、教材

教材是指教师和学生据以进行教学活动的材料,包括教科书、讲义、实验实习指导、参考书以及各种视听材料等。教材是根据教学大纲所规定的内容和教学法的要求,以简明、准确的文字和(或)图像系统地阐述一门课程的知识,是教师教学和学生学习知识的载体。

教科书是根据培养方案、教学大纲、课程标准和实际需要,为师生教学应用而编选的教学用书,是教材的主体。教科书是师生教学的主要材料、考核教学成绩的主要依据、学生课外扩大知识领域的基础。教科书通常有国定制教科书(由国家教育行政部门按照教学大纲统一组织编写)、审定制教科书(由民间编写,经中央或地方教育行政部门审查合格后,供各学校选用)和自由制教科书(由民间自行编写出版发行供各学科自由选用)。教科书主要由正文、作业、实验、图表、附录、索引和注释等组成。

一般编写护理教材的原则如下:

1.科学性与思想性统一　教材的编写,既要坚持正确的政治方向,又要保证教学内容的准确无误,做到科学性与思想性的统一。要注意那些最基本的、经过实践验证的、无可争辩的学科知识和理论作为教学内容,同时要把那些陈旧落后、庞杂烦琐的内容删掉,适当地反映护理学技术的新成果,保证教材内容的先进性和科学性。另一方面,必须根据国家教育和卫生工作方针,以马列主义立场、观点和方法为指导进行组织和阐述,保证教材的思想性。

2.科学体系与教学法要求统一　在组织课程体系的时候,既要考虑各门课程自身体系,又要考虑教学方法的要求。对一些不具有前后逻辑关系的教学内容可以运用直线式进行排列,如护理伦理学、护理学基础;对需要逐步循环加深的内容,则可以运用螺旋式进行排列,如生物化学、解剖学。

3.理论与实践统一　要处理好理论与实践、观点与材料、知识与技能的关系,把它们统一起来。保证教材既有理论观点又有临床实例,既有丰富的护理基础知识内容又有足够的观察、实验、实习、练习的作业,以培养护士的技能、技巧和分析问题、解决问题的能力。

4.教材的形式要符合教学法和技术上的要求　教材要写得通俗易懂,文字简练、准确、生动、叙述连贯、层次分明,封面、插图美观适宜大方,装帧紧固耐用。

四、课程标准与教科书的关系

《基础教育课程改革纲要》第七条指出：国家课程标准是教材编写的依据；第十二条指出：教材内容的选择应符合课程标准的要求。尽管高等教育不同于基础教育，但其基本原理及二者的关系是一致的。

1. 教材编写必须依据课程标准　教材编写者必须领会和掌握本学科课程标准的基本思想和各部分的内容，并在教材中予以充分体现。教材的编写思路、框架、内容不能违背课程标准的基本精神和要求。教材的内容要达到课程标准的基本要求，同时又不能无限制提高难度，教材内容设计呈现方式要适宜于学生的心理发展规律。

2. 课程标准通常是一个最基本的要求　课程标准只是一个最低限度的要求，是一个基本性的要求，让绝大多数学生经过努力都能达到。这也为编写多样化的教科书提供了广阔的空间。

3. 教材是对课程标准的一次再创造、再组织　不同版本的教材具有不同的编写体例、切入视角、呈现方式、内容选择及图像系统。只有坚持实行多样化的教材管理政策，才能真正贯彻课程标准，避免"以本代纲"的现象发生。只有多样化，才会有真正的高质量。另外，一套教材质量再高，也不可能适用所有地区和所有学生。对于地方和学校而言，只有符合当地实际和学生需要的教材才是最好的教材。

4. 教材的编写和实验可以检验课程标准的合理性　一方面，教材编写可以检验课程标准的可行性和合理性；另一方面，可以通过使用教材不断检验完善教材和课程标准。

尽管现在我国的高等院校普遍采用的是教学大纲，但是基于课程标准的优点（弹性的课程管理、更关注课程实施过程和教学质量的达标、课程目标着眼于学生素质的全面提高、可评估性），现在课程标准已经开始在高职教育中使用，也有望在本科高等院校探索应用。

（右江民族医学院　张莉芳）

　思与练

1. 请为你正在学习的某门护理学专业课程中的某个章节设置课程标准和教学大纲。

2. 请你调查自己所在的护理院校，了解其是否有课程的以下三种表现形态：培养方案、教学大纲、课程标准。如果有，请比较它们的异同。如果没有，请分析其原因或找出其替代形式与名称。

3. 你对你正使用的这本《护理教育学》如何评价？请你找出它违背教材编写原则的一处地方。

第五章 护理教学的心理学基础

护理教学的心理学基础是以学习理论为核心,帮助人们理解什么是学习,解释和说明在教与学相互作用后个体行为的变化或经验获得的心理过程,了解学习过程的心理机制、影响因素和发生条件,从而指导护理教学,特别是指导学生如何有效地学习、教师如何有效地指导和适应学生的学习。只有把护理教学工作建立在对学生学习的本质和心理活动规律的充分把握的基础上,才能保证护理教学工作正确而高效。

第一节　学习理论在护理教育中的应用

学习理论是心理学的一门重要分支学科,主要研究人类与动物的行为特征和认知心理过程,意图解释和阐明学习的心理活动过程和规律以及有效学习的条件。百余年来,多位心理学家从不同的视角,运用各种方式对学习过程进行了大量研究,形成了众多的学习理论流派,本节着重阐述行为主义学习理论、认知学习理论、社会学习理论、人本主义学习理论和建构主义学习理论,并且探讨这些理论在护理教育中的应用。

一、行为主义学习理论及在护理教育中的应用

行为主义是美国现代心理学的主要流派之一,行为主义学习理论也成为西方学习理论的主体部分,在此主要介绍桑代克的试误学习理论、巴甫洛夫的条件反射学说和斯金纳的操作条件作用学说。

(一)桑代克的试误学习理论

美国心理学家桑代克是心理学史上第一个用动物实验研究学习的人。他创造了实验工具——迷箱,将饥猫关进迷箱,箱外的食物可见不可得,迷箱内设有开启门闩的装置,饥饿的猫通过抓、咬、钻、挤等各种方式试图逃出迷箱,经过多次尝试与错误,无效动作逐渐减少,最终辨别出开门的装置,建立了打开门闩与开门取得食物的联系,逃出迷箱。桑代克根据这些实验得出结论:个体的学习是一种渐进的、反复试误的过程,使刺激情境与正确反应之间形成联结,并提出了学习的三条定律。

1.准备律　指学习者在学习开始时的预备定势,包括三种状态学习者有准备而又给以活动时就感到满意、有准备而未给以活动则感到烦恼、无准备而强制以活动亦感

到烦恼。

2. 练习律 由应用律和失用律组成。指一个习得的刺激与反应的联结若加以应用,这个联结就牢固,反之这种联结就会减弱。

3. 效果律 指刺激-反应联结受反应结果影响。若反应导致满意的结果,联结可增强,若反应导致烦恼的结果,联结会削弱。

桑代克的学习理论指导了大量的教育实践,如效果律指导人们使用一些具体奖励,鼓励学生学习;练习律指导人们通过重复性练习,巩固学习成果。但桑代克学习理论的缺陷在于过于简化了学习过程的性质。

(二)巴甫洛夫条件作用学习理论

俄国生理学家巴甫洛夫在研究消化现象时,观察了狗的唾液分泌,发现引起动物唾液分泌活动的刺激分为两类。一类是动物胃内或嘴内的食物,这种反应是动物本能固有的。巴甫洛夫把食物称为无条件刺激(unconditioned stimulus,UCS),把所引起的反射性唾液分泌称为无条件反射(unconditioned reflex,UCR)。另一类是伴随食物同时呈现的其他相关事物。巴甫洛夫将铃声、灯光等与食物配对,经过多次配对尝试后,发现单独呈现灯光或铃声而不提供食物,也能引起狗的唾液分泌。在这种情况下,铃声或灯光就成了条件刺激(conditioned stimulus,CS),由条件刺激引发的唾液分泌就是条件反射(conditioned reflex,CR)。由此可见,条件反射仅仅是由于条件刺激与无条件刺激配对呈现的结果。

根据巴甫洛夫的实验,可以概括出以下学习律:

1. 习得律 指条件刺激和无条件刺激配对呈现,可建立条件反射。

2. 消退律 指条件刺激多次重复出现而不伴随无条件刺激,条件反射会逐渐减弱以至于消失。但这种消失并不是永久性的,而是一种习惯的钝化、过段时间后会自发恢复。只有当几次自发重复都没有得到无条件刺激的强化时,条件反射才会真正消退。

3. 泛化律 指某一种条件反射一旦建立,也可由其他类似原来条件刺激的刺激引起。一般而言,刺激与原条件刺激越相似,引发条件反射的可能性越大,发生的条件反射的强度越强。

4. 辨别律 指提供辨别学习后,有机体可有选择地对某一刺激做出反应,而不对其他刺激做出反应。辨别是与泛化相反的过程。

巴甫洛夫把比较精确和客观的方法引入动物学习的研究,把心理与生理统一起来,对高级心理活动的研究产生巨大影响。

(三)斯金纳的操作条件作用学习理论

斯金纳是美国著名的心理学家。他改进了桑代克的实验研究,发明了"斯金纳箱",进行了关于操作条件作用的实验。箱内装有一个与提供食丸装置相连的操纵杆,他把饥饿的白鼠置于箱内,白鼠偶然踏上操纵杆,供丸装置会自动落下一粒食丸。白鼠经过几次尝试,学会按压杠杆以取得食物的反应、形成操作条件反射。斯金纳认为食物在这里的作用是行为的强化剂。其主要理论观点:一是操作性条件作用,二是强化理论。

1. 两种类型的学习 斯金纳认为经典条件作用只是解释了有限的行为,个体的行为可分为两类:应答性行为和操作性行为。前者是由刺激引发的,是有机体对环境的被动反应,具有不随意性,而后者是自发产生的,是有机体主动作用于环境习得的反应。人类大多数行为是操作性的,由此可将学习分为两类模式:刺激类条件作用学习和强化类条件作用学习。斯金纳认为,可安排各种强化,使有机体习得行为。

2. 强化理论　　强化理论是斯金纳学习理论的精华所在。斯金纳认为通过不同的强化类型和强化程序可影响行为的学习。

(1)强化的类型　　强化指提高有机体反应概率的任何事件。强化可分为正强化和负强化。正强化是通过呈现某种刺激增强反应的概率,负强化是通过中止某种刺激增强反应概率。负强化与惩罚有本质的区别。惩罚是通过给予某种不愉快的刺激以抑制反应发生的概率。惩罚在改变行为方面有时是一种有效的方法,但它会导致一些负效应,故应尽量少用。

(2)强化程序　　强化程序分为两类:连续强化和间歇强化。连续强化指在每一次正确反应之后都给予强化。间歇强化则不是每一次正确反应之后都给予强化。间歇强化又分为比例强化和间隔强化。比例强化和间隔强化还可进一步分为固定比例或固定间隔强化,变化比例或变化间隔强化(图5-1)。每一种强化程序都产生相应的反应模式:连续强化比间歇强化习得速度快,消退速度也快些,因此在教新行为时最为有效;间歇强化的反应率高于连续强化而消退率却低于连续强化;比例强化比间隔强化反应速度快;变化的强化程序比固定的强化程序反应速度快;固定强化比变化强化习得速度快,不给强化时消退速度也快。

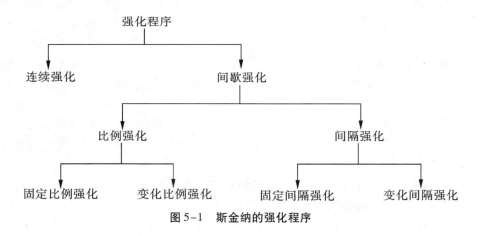

图5-1　斯金纳的强化程序

(3)塑造与渐退　　塑造与渐退是斯金纳根据强化相倚关系设计的促使个体行为变化所采用的两种技术。塑造是指通过安排特定的强化相倚关系可使个体习得他们行为库中没有的新行为。在教育中,可以通过塑造技术教会个体从事某种行为反应。渐退是指通过有差别的强化使个体学会对类似的刺激做出辨别反应。

(四)行为主义学习理论在护理教育中的应用

行为主义理论注重可观察的行为,强调刺激、反应和强化等在人们行为习得中的作用,因而在很大程度上反映了人类学习的一些规律。在护理教育中,行为主义的学习理论可用于以下方面:

1. 组织目标教学　根据行为主义原理,教学的目的就是提供特定刺激引起学生特定的行为反应。在护理教学过程中,首先要明确学生的起点行为和终点行为。前者为学生开始学习某种知识时已有的知识或技能,后者指经过学习后学生能学习到的知识和技能,并在此基础上制订教学目标,且教学目标越具体、越精确越好。布鲁姆的教育目标分类学与行为主义的基本理论观点是一致的。

2. 形成积极的学习行为　运用经典条件作用学习理论,可以帮助学生避免或消除某些已经形成的有碍于学习的消极条件反射,例如学生不喜欢某学科的学习,教师可通过反复提供配对的、令学生愉快的刺激,使学生逐步对该学科产生兴趣和积极的学习行为。

3. 正确应用强化理论　强化理论可用于护理教育的许多方面。如通过对学生良好的学习行为给予表扬、奖励等正强化,使学生继续保持该行为。通过塑造技术,使学生习得诸如关心集体、拾金不昧等良好行为。研究表明,正强化有利于维持学生的自尊,培养学生的自信,使学生感受到学习的充实与快乐。因此,在护理教学过程中,应尽量使用正强化,避免负强化,尤其是惩罚。另外,教师也可利用不同的强化程序,例如定期考核(固定间隔强化)或不定期小测(变化间隔强化),促进学生持续学习,提高教学的效果。然而,行为主义理论过于强调学习的外部环境作用,忽略了影响学习的许多内部因素,如认知、情感、个性特征等,很大程度上限制了这一学习理论的运用。

二、认知学习理论及在护理教育中的应用

认知心理学家认为行为主义只研究外部事件是不够的,他们认为在个体与环境的相互作用上,是个体作用于环境,而不是环境导致人的行为,环境只是提供外在刺激,这些刺激是否受到注意并导致行为改变,取决于学习者内部的心理结构。学习的基础是学习者内部心理结构的形成或改组,因此,认知心理学派对学习的研究侧重点介于刺激与反应之间的心理过程,借外显的行为变化来推测导致这种变化的内在机制或过程。现代认知心理学分为两支,一支为信息加工理论,另一支为认知结构论。它们都强调从可观察的刺激与反应中对内在的认知过程做出推论,并且他们直接关注的是人类的学习。这里着重介绍影响较大的三个认知学习理论:布鲁纳的认知结构学习理论、奥苏贝尔的认知同化学习理论和信息加工学习理论。

(一)布鲁纳的认知结构学习理论

1. 学科结构　布鲁纳认为学习就是掌握事物的结构,就是学习事物是怎样相互联系的。在教学中,务必使学生了解各门学科的基本结构,并掌握基本原理和概念。他从四个方面论述了学习学科基本结构的必要性:①懂得基本原理,有助于学生更容易理解学科知识。②学习普遍的或基本的原理,有助于学生记忆知识。③领会基本原理和概念,有助于学生将所学知识迁移,解决在课外所遇到的问题和事件。④理解学科的基本原理,有助于学生将对学科的学习不断地深入下去。

2. 类目与编码系统　类目指有关的对象或事件。它可以是一个概念,也可以是一条规则。例如鸟是一个类目,在该类目代表若干性质相似的物体或事件的意义上说,鸟类是一个概念,它表征这些有羽毛、翅膀、双腿和喙的动物,因而做出都是鸟的推论。布鲁纳进一步认为,人们如果要超越直接的感观材料,仅仅把感观材料归类是不够的,

还必须将类目加以推理、概括,构成编码系统。所谓编码系统(coding system),就是人们对环境信息加以分组和组合的方式(图5-2)。在布鲁纳看来,学习就是类目及其编码系统的形成。是个体能够把同类事物联系起来,并把它们连接成有意义的结构,从而使学生的学习能够超越给定的信息,取得举一反三的效果,同时也有利于学生提取信息。

3.发现学习 发现学习是指学生在学习情景中,经由自己的探索和寻找获取问题答案的一种学习方式。布鲁纳认为学生在掌握学科的基本结构的同时,还要掌握学习该学科的基本方法,其中发现的方法和态度是最重要的。所谓发现,并不是局限于发现人类未知的事物,还包括用自己的头脑亲自获取知识的所有形式。布鲁纳发现学习的特征:①强调学习过程的探究性,人类认知是一个过程,而不是一种产品。学习的主要目的不是要记住教师讲的或教科书的内容,而是要学生参与建立该学科的知识体系的过程。②强调直觉思维,认为直觉思维是发现学习的前奏,对科学发现活动极为重要。③强调内在动机在学习中的重要性。④强调学习记忆的首要任务不是贮存而是提取。

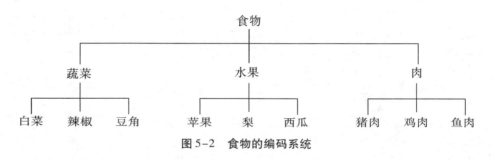

图5-2 食物的编码系统

布鲁纳认为,敢于从事直觉思维的人,其心智运作一定较为活跃。他主张让学生根据自己的知识和经验,对问题情景先做一番直觉思维,一旦发现解决问题的线索,直觉思维就变成了发现学习的前奏。

学习情景的结构性是有效学习的必要条件。布鲁纳认为,结构是知识构成的基本架构,包含彼此关联的概念;发现学习只有在具有结构性的情景下才会产生;具有结构性的教材,才会使学生理解,才会学后长期保持,不容易遗忘。学生从结构中学到的原理原则,将有助于以后在类似的情景中,产生正向的学习迁移;从结构性知识中学到原理原则后,可以培养学生求知时执简御繁的能力,获取高层次的知识。

在探索中发现的正误答案同样具有回馈价值:与行为学习论强调强化是构成学习的主要条件相反,布鲁纳则认为,学生在探索性学习后,是否立即获得强化性的回馈,并不十分重要。学生探究问题答案时,从错误调整到正确的认知历程才是最重要的。学生发现错误而自行改正后所产生的回馈作用,远比外在的奖励更有价值。对有效学习而言,"发现自己的错误"与"发现正确答案"同等重要。

(二)奥苏贝尔的认知同化学习理论

奥苏贝尔是认知学派的另一位著名代表人物。他的学习理论核心是有意义学习和同化理论。

1.有意义学习 有意义学习是指符号所代表的新知识与学习者认知结构中已有

的储备知识和观念建立起实质性联系的过程。奥苏贝尔认为,学习要有价值,就尽可能有意义。他区分了接受学习和发现学习、机械学习和有意义学习之间的联系。接受学习是指老师将学习的主要内容以定论的形式传授给学生,学生只需对所学内容加以内化,以便将来再现和应用。发现学习是由学生自己去发现知识,把发现的知识内化、运用。奥苏贝尔认为,接受学习未必是机械的,只要教师讲授得法,并不一定会导致学生机械地接受知识而发现学习也未必都是有意义的。有意义学习必须具备两个先决条件:一是学习者必须具备有意义学习的愿望;二是学习内容对学习者具有潜在意义,能够与学生已有的认知结构联系

2. 同化理论　同化(assimilation)指新知识被认知结构中的原有的适当观念吸收,新旧观念发生相互作用,新知识获得心理意义并使原有认知结构发生变化的过程。奥苏贝尔认为同化是有意义学习的心理机制。有意义学习通过新旧知识的相互作用与同化得以发生。新旧知识相互作用的同化模式有以下几种:

(1)下位学习　指新的学习内容类属于学生认知结构中已有的、包摄面较广的观念,有两种形式:一种是派生下位,指新的学习内容仅仅是学生已有的、包摄面较广的命题中的某个例证,或能从已有的命题中直接派生出来。另一种是相关下位,指新的学习内容属于原有的、具有较高概括性的命题,但可使原有命题得到扩展、精确化或获得新的意义。

(2)上位学习　当学生学习一种包摄性更广,可以把系列已有的观念从属于其下的新知识时,新知识便与学生认知结构中已有的观念产生上位关系。

(3)组合学习　当学习内容与认知结构中已有的概念和知识既不产生下位关系,也不产生上位关系时,就产生组合学习。在组合学习中,由于只能利用一般的内容起固定作用,因此对于它们的学习和记忆都较困难。

(三)信息加工学习理论

信息加工学习理论起源于20世纪50年代初,其核心思想是将学习看成对信息的加工、储存和需要时提取加以运用的过程。

1. 记忆信息加工模式　许多心理学家从各个角度研究了人类的记忆信息加工过程,其中阿特金森-希弗林模式(the Atkinson-Shiffering Model)近年来广受关注(图5-3)。该模式由三个主要部分构成:感觉登记、短时记忆和长时记忆。

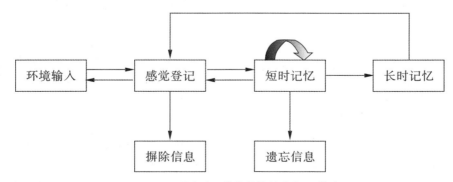

图5-3　阿特金森-希弗林的信息加工模式

（1）感觉登记　又称感觉记忆或瞬间记忆，是信息加工的第一步，指个体通过视、听、触、嗅等感觉器官感应到外界刺激时所引起的瞬间记忆，保留 0.25～2.00 s。一般而言，感觉器官感应到的各种信息都获得感觉登记，但并非全部登记的信息都能得到进一步加工。

（2）短时记忆　是一种工作记忆，指经过感觉登记后再经注意，而在时间上延续到 1 min 以内的记忆。短时记忆保存时间短暂，信息容量很小，短时记忆具有运作性。运作性是指短时记忆能对来自感觉登记和长时记忆中选择出来的信息进行有意加工。

（3）长时记忆　是保持信息长久不忘的永久性记忆，特点是：①保留信息的时间长，在 1 min 以上，甚至终生；②信息容量极大，包括个人的全部知识；③信息来源为经过短时记忆加工后的内容；④主要功能是备用，需要时被提取到短时记忆中处理。

2.记忆过程　记忆是指个体能较迅速地再认知或回想已习得的信息的心理过程。信息加工理论把记忆分为信息的编码、贮存和提取三个阶段，这三个阶段是相继进行的。

（1）编码　是人脑将感官所接受的信息转换为神经系统能传递、贮存代码的过程，如把视觉信息转换成语言代码，把听觉信息转换成语义代码等。

（2）贮存　指信息编码后，一直保持到提取的过程。短时记忆系统处理信息的能力是有限的，为长期保持信息，必须把信息转换到长时记忆中。

（3）提取　指在需要某信息时，从长时记忆中检索该信息的过程主要取决于两个因素：一是记忆痕迹的强度，记忆痕迹强度大的信息容易提取；二是与提示线索的关系，提示线索与记忆痕迹越接近，提取越有效。

3.遗忘的特征及原因

（1）短时记忆的遗忘特征及原因　如果对信息不经复述或重复，短时记忆以迅速遗忘为特征。因为短时记忆系统容量很小，当新信息进入短时记忆系统时，会将原有的信息挤出去。因此信息替换是短时记忆遗忘的主要原因。其次，记忆痕迹衰减也可能是短时记忆遗忘的原因，因此借助简单重复可以阻止短时记忆的遗忘。

（2）长时记忆的遗忘特征及原因

1）长时记忆的特征：一般来说，机械学习的材料表现为迅速遗忘，发现学习、有意义学习的材料则不易遗忘。德国心理学家艾宾浩斯以无意义音节为识记材料进行遗忘的实验研究，绘制了人类历史上第一条遗忘曲线，表明了遗忘的规律：遗忘的速度是先快后慢，遗忘的内容是先多后少。之后，许多心理学家验证了艾宾浩斯的研究结果，并进一步表明信息的保持还要受到识记材料的性质、数量、学习方法、理解程度以及识记时主观状态等因素的影响。如里德对概念遗忘的研究结果表明，在一周内，学习过的概念基本未遗忘，经过六周遗忘很少，这与无意义识记材料的大量、迅速遗忘形成鲜明的对照。

2）长时记忆遗忘的原因：解释遗忘的学说主要有四种。

消退学说（decay theory）：这是一种对遗忘原因最古老的解释。认为学习时，信息在人的神经系统内留下痕迹，这些痕迹将随着时间的推移而衰减，直至完全消失。

干扰学说（interference theory）：时间不是导致遗忘的原因，而是因为其他信息进入记忆系统，干扰原有信息，造成提取失败。干扰包括两类：先前学习内容对后继学习的干扰，称前摄干扰或前摄抑制；后继学习内容对先前学习内容的干扰，称后摄干扰或后摄抑制。无论哪种情况,先后学习的内容越相似,干扰的程度就越大。

同化学说(assimilation theory):奥苏贝尔认为干扰理论适用于解释机械学习的保持和遗忘。他通过大量实验证明,在真正的有意义学习中,前后相继的学习是相互促进的,后继学习是建立在先前学习的基础上,对先前学习的补充、扩展,在这个过程中,遗忘同样是存在的,但这是一种积极遗忘,是人脑为减轻记忆负担,对知识加以组织简化的过程中,用概括水平高的概念代替概括水平低的概念,提高知识的概括性和适用性。但如果原有的知识不巩固或新旧知识辨析不清,新知识就会向原有的具体、稳定的知识还原,导致知识的真正丧失。

动机遗忘学说(theory of motivated forgetting):学说认为,动机因素决定人们记住什么,遗忘什么。个体认为重要的信息,常被牢记;被认为无意义的信息,则容易被遗忘。

(四)认知学习理论在护理教育中的应用

1. 布鲁纳的学习理论在护理教育中的应用

(1)重视学习的过程,而不是学习的结果 任何教师都比较关心学习的结果,但是取得优良成绩的方法对学生的心智成长十分重要。好的护理教育应重视教学过程的设计,帮助学生在学习学科知识的过程中掌握学习方法,学会自己发现知识。

(2)重视学习基本的原理,而不是具体的知识 护理教师应认识到,帮助学生掌握具体的护理学知识并不是护理教学的最终目的,而使学生通过学习具体知识把握护理学科的基本原理和学科框架,将所学的护理学原理有效地运用于各种护理实践,才是现代护理教学的根本目的。

(3)重视学习的内部动机,而不是外部动机 护理教师应注意培养学生对学习护理学知识的兴趣,通过发现学习,挖掘学生的智慧潜力,帮助学生建立起新发现的自信心,激发学习的内部动机,使之主动参与探究学习活动,培养他们独立学习和工作能力,使学生在离开学校后,仍保持旺盛的求知欲和不懈的探究精神。

2. 奥苏贝尔的学习理论在护理教育中的应用 根据奥苏贝尔学习理论要义,只有学习材料能配合学生既有的认知结构时,学习才会有意义,而有意义的学习才是有效的学习。因此,在护理教学过程中,应按照学科的逻辑结构编制课程,重视对教学内容的组织与呈现方式,遵循逐渐分化和整合协调的原则,尽可能展现教学内容的内在逻辑性和相互关联性。还要正确评估学生已有的知识水平,建立新旧知识结合的桥梁,以促进新旧知识的相互同化,促使学生的认知结构逐渐分化,提高知识的保持率。

3. 信息加工学习理论在护理教育中的应用 按照息加工学习理论,注意、发展记忆策略、精细复述可以帮助学生从感觉登记转入短时记忆,然后进入长时记忆。因此,在护理教学过程中,应采用有效的教学策略,譬如生动的临床案例、富有感染力的讲解、直观鲜明的教具和教学媒体等,来吸引和保持学生的注意力。由于短时记忆加工、保持信息的能力有限,因而不能总要求学生短期掌握大量信息,而应留给他们一定的时间和精力,进行思考、加工信息,促使信息转换,配以定期强化复习,帮助学生巩固、记忆知识。

三、社会学习理论及在护理教育中的应用

社会学习又称观察学习或替代性学习,美国心理学家班杜拉是该理论的创始人,

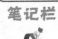

笔记栏

是指通过观察环境中他人的行为及行为结果来进行学习。他通过研究后指出,人的思想、情感和行为,不仅受直接经验影响,并且还通过观察别人的行为表现及其后果进行学习。

(一)观察学习理论

1. 观察学习的特点　班杜拉的一个典型试验是让儿童观看成人对玩具娃娃又踢又打的影片之后,让他们单独玩同一玩偶时,表现出比没有看过该影片的儿童更多的虐待玩偶的攻击性行为。据此,班杜拉总结出观察学习的四个特点:

(1)观察学习不一定具有外显行为反应　学习者可通过观察他人的示范行为,并学会被示范的行为。

(2)观察学习不依赖直接强化　学习者通过观察别人行为就能学习到相应行为,无须亲自体验强化。

(3)观察学习具有认知性　学习者通过观察他人行为就能学到复杂的反应,这种学习具有认知性,是认知过程。

(4)观察学习不同于模仿　模仿是学习者对他人行为的简单复制,而观察学习时,学习者从他人的行为及其后果中获得信息后,可经过自我矫正的调整,抽象出超越所观察到行为之上的规则,并通过对这些规则的组合,创造具有修正性的全新的行为。

从上述特点中可以归纳出,观察学习的三种基本类型,即直接观察学习、抽象性观察学习和创造性观察学习。

2. 观察学习过程　班杜拉将观察学习划分为注意、保持、动作再现和动机四个过程(表5-1)。

表5-1　观察学习的过程

注意过程	保持过程	动作再现过程	动机过程
示范事件: 显著性 情感诱发力 复杂性 流行性 实用价值	信息表征化: 符号编码 认知组织 符号复述 动作复述	认知组织 对复现行为的观察 反馈信息 概念匹配	外部强化: 物质的 感觉的 社会的 控制的 替代性强化
观察者特点: 知觉能力 知觉定势 认知能力 唤醒水平 习得的偏爱	观察者特性: 认知技能 认知框架	观察者特性: 行为能力 自我观察 正确反馈	自我强化: 物质的 自我评价的

(1)注意过程　是对榜样的知觉过程,决定了学习者在众多的示范事件面前观察什么、知觉什么和选取什么,它调节观察者对示范活动的探索和知觉。影响学习者注

意的因素可分为两类:示范事件的特性和观察者本身的特点。

（2）保持过程　是对示范信息的储存过程。在该阶段,学习者把观察到的榜样行为转换成表征性映象或表征性的言语符号保持在记忆里,形成示范事件的内部形象,这些记忆代码在以后就能指导操作。演练是使示范行为长久保持的重要方式。

（3）动作再现过程　观察者把表征化的示范信息转化成自己行为的过程。这一过程以内部形象为指导,把原有的行为成分组合成新的反应模式。观察者要重现示范动作,形成熟练的运动技能,必须通过不断练习和自我观察、自我矫正。

（4）动机过程　观察者是否表现观察习得的行为,受个体动机变量的控制。

个体呈现习得行为的动机受三种强化影响:首先是外部强化,即榜样行为是否导致有价值的结果;二是替代性强化,即看到他人表现示范者行为后获得积极效果;三是自我强化,即学习者根据自己的标准,通过自我反省、自我奖惩等形式来调节自己的行为。

3. 观察学习的影响因素

（1）榜样特点　①相似性,榜样与观察者越相似,观察者越容易学习榜样的行为,触发仿效动机。②地位与声誉榜样的地位越高,声誉越好,越具有权威性,越能引起观察者注意并保持这些榜样的行为。③能力水平,榜样所表现的能力水平要接近观察者。太低对观察者没有吸引力,太高又可能使观察者望而却步。④人格魅力,观察者更愿意模仿具有人格魅力的榜样行为,榜样的热情的态度,有教养的举止,对于吸引观察者的注意均有重要影响。

（2）观察者特点　对自己的行为反应恰当与否不确定的观察者,依赖性较强的观察者更倾向于注意、模仿榜样的示范行为。观察学习也受观察者的动机影响,观察者自我判断相符合的行为容易被模仿。此外,观察学习也受个体的认知水平影响,注意、保持、运动再现和动机任何一个阶段发生认知不协调,都可阻碍观察学习的顺利进行。

（3）榜样显示的特点　①真实的示范,真实榜样的行为操作,更生动有趣,更容易引起并保持观察者的注意。②符号性示范,指通过传媒如图片、幻灯、电影等显示榜样。该类榜样可供观察时反复使用,但生动性不如真实示范。③内隐的示范,指要求学习者想象某种榜样行为而进行观察学习。④创造性示范,指人们把不同榜样的各个方面组合成一个新的示范榜样,观察者可通过示范学到带有创新性的行为模式。

（二）社会学习理论在护理教育中的应用

社会学习理论可用于指导护理学专业的各种示范教学,如操作示教、观摩教学等。该学习理论启示我们在帮助学生形成积极的学科态度、高尚的职业情操、娴熟的专业技能方面,观察学习具有独到的功能价值。无论是在学校教育中,还是在临床见习、实习过程中,护理教师都自然而然地成为学生观察、学习的专业角色榜样。护理教育工作者应充分意识到这一点,明确自己的角色定位,运用观察学习理论,为学生创造优良的观察学习环境,如提供各种符合职业操守与规范的角色榜样,帮助学生逐步建立正确的学科价值取向和积极的学科情感与态度,形成良好的专业角色行为模式。

四、人本主义学习理论及在护理教育中的应用

人本主义心理学是20世纪60年代兴起的一个心理学派,核心代表人物是罗杰

斯。与行为主义心理学和认知心理学相比,人本主义学习理论有两点独特之处:第一,它不是从验证性研究中得到原则后形成的推论,而大多是根据经验原则所提出的观点与建议;第二,它不仅限于对片段行为的解释,而是扩展到对学习者整个成长经历的解释。

（一）人本主义学习理论

1. 以学生为中心的教育理念　以学生为中心的教育理念认为,学生是教育的中心,学校是为学生而设立,教师是为学生而工作。并强调学生是学习活动的体,教师必须尊重学生,重视学生的意愿、感情、需要和价值观,并相信学生都能自己教育自己,具有自我发展、自我实现的潜能。教育的根本目的在于调动学生的主观能动性,充分挖掘自我发展潜能。

2. 自由为基础的学习　罗杰斯在《自由学习》一书中提出了自由学习的10项原则:

（1）人类具有天赋的学习潜能,每个人都具有学习、发现知识和经验的潜能与愿望。在建立其良好的师生关系,形成情感融洽、气氛和谐的学习情境时,这些潜能与愿望就能释放出来。

（2）学习内容有意义、符合学生学习目的和发展需求,才能产生有效学习。学习内容是否有意义,不在于学习内容本身,而是在于学生对学习内容的看法。如果学生认识到学习内容与自己的人生追求有关,能满足其好奇心,提高其自尊感,学生自然乐于学习,而且能提高学习效率。

（3）涉及改变自我的学习具有威胁性,容易受到抵制。如果学生认为学习威胁到他的自我概念和他个人所持的价值观,常会采取防御态势。

（4）当外部威胁降到最低限度时,学生较容易同化威胁自我的学习内容。学习氛围对学生学习的影响较大。当具有某种学习能力缺陷的学生处于一种相互理解、相互尊重、相互支持,没有压力的环境中,会愿意接受提高这种学习能力的训练,进而逐步提高该学习能力。

（5）当对自我威胁较小时,学生会用一种辨别的方式学习。当学生处于自觉有安全感的环境中时,他就会以一种辨别的方式去学习相似而根本上不同的事物,发现它们之间的差异,从而获得学习的进展。

（6）大多数有意义的学习是从实践中学的。促进学习最有效的方式之一就是让学生直面和体验各种实际问题,在实践中学习。

（7）在学生负责任地参与学生过程时,将会促进学习。当学生选择学习方向时,参与发现自己的学习资源,决定自己的行动路线,自己承担选择的后果时,就会积极主动地从事有意义学习。

（8）涉及学习者整个人的自我发起的学习,是最持久、最深刻的。罗杰斯强调,学习不应当只发生在"颈部以上",而应全身心地投入,甚至包括情感与理智,才会对学生发生深刻的影响,才会产生创造性学习和持久性学习。

（9）当学生以自我批判与自家评价为主要依据时,就会促进独立性、创造性和自主性学习创造性才能只有在自由的氛围中才会生长。如果要想让学生成为独立自主的人,就要为他们提供自我判断、自我评价的机会,让他们得出自己的结论,选择适合自己的准则。

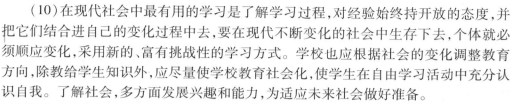

（10）在现代社会中最有用的学习是了解学习过程,对经验始终持开放的态度,并把它们结合进自己的变化过程中去,要在现代不断变化的社会中生存下去,个体就必须顺应变化,采用新的、富有挑战性的学习方式。学校也应根据社会的变化调整教育方向,除教给学生知识外,应尽量使学校教育社会化,使学生在自由学习活动中充分认识自我。了解社会,多方面发展兴趣和能力,为适应未来社会做好准备。

根据以上原则,罗杰斯提出了若干促进学生自由学习的方法,如构建真实的问题情境、提供学习资源、使用合约、同伴教学、分组教学、探究训练工程序教学和自我评价等。

（二）人本主义学习理论在护理教育中的应用

人本主义学习理论观点与现在提出的素质教育、创新教育是不谋而合的。这个理论可以帮助护理学专业教师发展以学生为中心的教育观念,认识到无论我们怎样教学生,都是具有独特个性的人在学习。教师应视学生为学习的主体,尊重他们的意愿、情感、需求和价值观,相信他们都能自己教育自己,发挥自我潜能,最终达到自我实现的效果。同时,提醒护理学专业教师在日常教育教学工作中,要扮演好学习的促进者、鼓励者、指导者角色,为学生提供丰富的学习资源,建立良好的师生关系,创造和谐的学习氛围,引导学生从事创造性学习活动。人本主义学习理论的另一个特殊用途是使用"学习合同"和开展"以问题为基础"的教学,为学生提供主动探索、对自己学习负责的机会。

五、建构主义学习理论及在护理教育中的应用

建构主义是学习理论继行为主义到认知主义以后的进一步发展。20 世纪,杜威、皮亚杰、布鲁纳和维果茨基对建构主义思想发展做出重要贡献,并应用于课堂和学习。该理论认为学习是学习者主动建构内部心理表征的过程,它既包括结构性的知识,又包括非结构性的经验背景。学习的过程包括两方面的建构:即对新信息的意义的建构和对原有经验的改造与重组。由于学习者是以自己的方式建构对事物的理解,不同的人看到的是事物的不同方面,不存在唯一的、标准的理解。因此合作学习可以丰富学习者的视角,使之对事物的理解更加丰富和全面。

（一）建构主义学习理论

1. 建构主义学习的核心特征　根据建构主义者对学习的基本解释,将各派有关建构主义学习的研究加以概括总结,得出以下建构主义学习的核心特征。

（1）积极学习　学习应当是积极的,当学生为了用有意义的方式学习教材而对输入的信息进行加工时,他们必须主动参与,努力思考,调动学习的主观能动性。

（2）建构性学习　学习也是建构性的,在学习过程中,学习者必须对新信息进行加工,并将其与其他信息关联,以便在保持简单信息的同时,理解复杂信息。

（3）累积性学习　学习是累积性的,建构性学习中一切新的学习都是以决定学什么、学多少和怎么学的方式建立在先前学习的基础上,或在某种程度上利用以往掌握的信息,但这并不是简单的知识叠加,而是对原有知识的深化、突破、超越或质变。

（4）目标指引的学习　建构主义学习是目标定向的,因为只有学习者清晰地认识到自己的学习目标,并形成与获得所希望的成果相应的预期时,学习才可能成功。而

真正的学习目标产生于学习过程的内部,产生于学习者与教师、教学内容、学习环境的相互作用之中。

(5)诊断性学习和反思性学习　在建构主义学习中,学习者必须做到自我监控、自我测试,以判断自己在学习中所追求的目标是否是自己设置的,这种建构主义学习评价的目的在于更好地根据学习者的需要修改、提炼学习策略,使学习者不断进步。

建构主义学习不一定同时具备以上所有特征。另外一个学习者也不可能自始至终都在进行建构,他们有时也需要关注一些具体问题的细节,对学得的知识进行整理。

2.建构主义学习环境的特征　建构主义者认为,学习环境是学习者自由探索和自主学习的场所,是促进和支持学习者学习的场所。德里斯克提出的构建主义学习环境是这样的:

(1)提供并进入真实活动的复杂学习环境　教师应在教学中创设尽可能接近实际的任务,发展学生解决实际环境中真实问题的技能。

(2)提供社会协作成为学习不可分割的组成部分　即支持学习中的合作与交流,而不是竞争,学习中的合作与交流有助于学生多角度看待知识和信息,促进学习的广泛迁移。

(3)并置教学内容,使学习者多角度探究学习　强调为学生创设丰富信息和多重观点的学习环境,给他们留下广阔的建构空间,让学生针对具体情境采用适当策略探索和整合知识,以便形成自己对意义的建构。

(4)以学生为中心　以学生为中心的教学建构主义者认为学生是知识的积极探求者和建构者,因此教学应以学生为中心,让学生积极参与决定学习的需要和实现学习需要的方式,而教师的作用应从信息的提供者变为指导者和学习任务或问题的展现者。

(二)建构主义学习理论在护理教育中的应用

建构主义学习理论对建构性学习核心特征的剖析,可帮助护理学专业教师发展新型学习观和形成以学生为中心的教育观,立足于促进学生建构能力的发展,重视师生之间、学生之间的相互作用;并通过优化教学设计,努力为学生创设建构性学习环境,促使学生从事建构性学习与评价活动,帮助护理学专业学生不断开发自身学习潜能,获得持续发展。总之,建构主义学习理论给我们最大的启示是护理教学不仅要教会学生具体的学习方法,更要教会学生探索、认识、发现世界的方式,这是护理教学应矢志追求的理想目标。

第二节　学习的分类与教学

学习是一种极为复杂的现象,人类在其一生中要学习许多不同的东西,而学习的结果差异巨大。能否在大量不同的学习例证中找到某些共同的基础,从而归纳出不同的学习规律,以作为教师制订教学目标,分析教学策略,选择教学方法的依据,使得学有规律,教有定则,这就是西方许多教育心理学家进行学习分类研究的动因。

一、学习的分类

心理学家们根据不同目的和标准对学习进行了分类。其中以著名的教育心理学家加涅的学习分类理论(types of learning outcomes)应用最为广泛。

20 世纪 60 年代,加涅开始了对学习分类的研究,在他的研究成果《学习的条件和教学论》一书中,他根据学习结果将学习分为五类:言语信息、智慧技能、认知策略、动作技能和态度(表 5-2)。

1. 言语信息　指能用言语(或语言)表达的知识,是回答世界是什么的知识。其中又分三小类:①符号记忆,如人名、地名、外语单词,如知道 O_2 代表氧气;②事实的知识,如知道"现代护理学的创始人是南丁格尔";③有组织的整体知识,如人体力学中有关平衡与稳定的知识。言语信息学习对学生的能力要求主要是记忆。在护理教学中应注意研究如何使学生获得大量言语信息,如何牢固保持这些信息,防止遗忘。

2. 智慧技能　是指人们运用概念和规则办事的能力。智慧技能又分 5 种类型:辨别、具体概念、定义性概念、规则和高级规则。它们是护理院校最基本、最普遍的教育内容。对学生的能力要求是理解和运用规则的能力。

表 5-2　加涅的学习结果分类

分　类	举　例
1. 言语信息	说出南丁格尔生于哪一年
2. 智慧技能	
(1)辨别	指出湿热消毒与干热消毒的区别
(2)具体概念	识别人体解剖学方位关系的内侧和外侧
(3)定义性概念	使用定义给"休克"分类
(4)规则	说明氧流量和氧浓度之间的换算关系
(5)高级规则	运用氧浓度和氧流量换算法,为某呼吸衰竭患者提供适宜的氧气吸入量
3. 认知策略	运用系统思维和系统方法解释一个临床护理问题
4. 动作技能	静脉注射、导尿
5. 态度学习	视患者如亲人

3. 认知策略　是指运用一些学习、记忆、思维的规则来调节和控制人的认知行为和认知过程,并提高认知效率的能力。包括对自己的注意、学习、记忆和思维方式的选择和修正。如学生采用了一种新的读书方法,提高了阅读的效果。认知策略和智慧技能往往是同一学习过程的两个方面,学生在学习智慧技能的同时,也形成了自己特有的认知策略。

4. 动作技能　是指通过练习所习得的、按一定规则协调自己身体运动的能力。它的显著特征是只有经过长期不断地学习,才能日益精确和连贯;只有当学生不仅能够完成某种规定的动作,而且这些动作已组合成为一个连贯、精确,并在限定时间内完成的完整动作时,才可以说他已获得了这种技能。

5.态度学习   是指通过学习形成的影响个体对人、物或事等进行反应的心理倾向。如学校通过举办民族音乐节,使一些原先只喜欢听摇滚乐的同学开始喜欢欣赏民乐了。态度是通过与外界的人、物、事相互作用的一系列结果习得的,而且往往是非计划地附带习得的。态度一般需经过相当长时期才能逐步形成或改变。

二、言语信息的教学

(一)言语信息学习的条件

1.内部条件

(1)已有的有组织的知识   在学习新的言语信息时,学习者头脑中必须具备一些早已习得的、以某种方式相互联系的信息,即认知结构图式。它可为新信息的学习提供联结点,使之较容易地被纳入学习者的认知结构中。

(2)编码策略   信息编码一旦完成,其实质就是孤立的信息在学生头脑中形成了有一定组织结构的网络形式的知识,其最重要的功能是使习得的新信息容易记忆,容易提取,并可迁移到学习者以后所遇到的各种情境中。

2.外部条件

(1)提供有意义的情境   将新学习的言语信息置于有意义的情境中是最适宜言语信息学习的条件。例如,利用必行组织者或在信息呈现前后引入问题,可将学习者的注意引入要学习的信息类型上,并与学习者已有的知识相联系。

(2)增加线索的区别性   言语信息的学习有时会被后来学习的其他新信息所干扰。因此在学习两组相似的学习材料时,应尽可能地提高可引起学习者回忆知识的线索的区别性,比如可以将要习得的信息采取对比表格或图解的形式来组织,也可采取不同色彩、形状、式样等物理线索,以增加信息的区别。

(3)重复   言语信息项目的练习可构成对已习得和贮存的信息的复习,为学习者今后的提取提供清晰的线索。

(二)言语信息的保持策略

由言语信息学习的内、外部条件可知,言语信息学习的难点不在于理解而在于保持。因为它们的遗忘速度快,而且遗忘率高。在这类知识的教学中,教师指导学生的学习与记忆的策略或方法,培养学生良好的学习、记忆习惯十分重要。

1.改进教学的策略

(1)明确识记目的和任务   有意识记的保持优于无意识记,而进行有意识记的前提条件是确定识记的目的、任务。目的与任务愈明确、具体,学生愈能将注意力集中于应识记的内容上,记忆效果也就愈好。因此,护理学教师在教学中,应向学生提出具体的识记任务与要求。

(2)复述要记忆的材料   复述是为了保持信息而对信息进行多次重复的过程。要达到提高记忆效率的目的,宜采用复述与结果检验相结合的方法,在复述的同时,做摘要、画线或其他符号注释,也有助于学生思考信息的内容。

(3)记学习笔记   笔记有助于指引学习者的注意,发现知识的内在联系和建立新旧知识的连接。为培养学生记笔记的良好习惯,教师讲课时应注意:①讲课速度不宜过快;②重复比较复杂的材料;③把重点写在黑板上;④为学生提供一套完整和便于复习的笔记;⑤为学生记笔记提供结构上的帮助,如列出标题、表明知识的层次。

(4)适量、有效地组织学习材料　在一般情况下,学习材料的数量与保持的百分率成反比。所以学习材料的量应适当,应在原有的知识较为巩固后,再引入新知识。信息量过大,不仅使记忆的困难程度剧增,而且会引发学习者的消极态度。

从学习材料的意义上看,有意义材料比无意义材料容易记忆,保持也持久。因此,护理学教师在教学时,要认真分析学习材料,从意义上、结构上给予组织、加工。例如,加强新旧知识的连接,赋予抽象概念以具体的感性知识经验;将信息归类,使之系统化;对要记忆的材料补充细节或例子,为学生提取信息提供线索;归纳出相似知识的特征性区别线索,以避免信息之间的相互干扰等。

(5)促使学生积极、独立地进行学习活动　实验研究表明,与机械记住答案的被试相比,通过自己发现和习得的内容保持时间长,且易迁移。因此,在护理教学中,教师要努力创造条件,给学生积极、独立地参与教学活动的机会,以获取良好的识记效果。

(6)适当的过度学习　过度学习(over learning),又称过量学习,指达到掌握标准以后的继续学习。研究表明,如果学习某些需要长期保持的材料,适当的过度学习是必要的。过度学习的量应是达到掌握标准学习量,再增加50%为宜。量不足,不足以阻止遗忘,而太过量又可能引起厌烦情绪。青少年学生一般不懂这个道理,他们往往刚达到掌握标准就停止学习,再增加学习时间就会感到厌烦。护理学教师应根据学生这一特点,采取多种学习形式,做到既保证适量过度学习,又不使感到单调、厌烦。

(7)运用记忆术　记忆术是指给本来无意义的材料认为地赋予某种意义或利用谐音等以帮助记忆的方法。这类方法在机械性程度较高的言语信息的学习中是很有效的。

2.合理安排复习的策略　在获取新的言语信息后和在它被遗忘前,安排适当的练习和复习是必不可少的。有效的复习不仅可以防止记忆痕迹消退而产生的遗忘,并能使已有的知识不断分化和综合贯通,从而延长保持期。

(1)及时复习　对机械性程度较高的学习材料,学习后应及时复习,可收到事半功倍的效果。但复习不是一次就一劳永逸的,要经常进行复习、巩固工作。复习时间分布应合理,一般初次复习时间多于以后各次复习时间,两次复习时间的间隔可逐渐延长。

(2)循序复习　应根据学习材料的内容及排列顺序安排复习。但应注意,两种相似的学习材料尽量不要安排在一起复习,对较长的学习材料进行复习时,要考虑前摄干扰与后摄干扰的影响,对中间部分应给予重点注意。

(3)多样化复习　护理学教师应根据复习材料内在的联系,采取归类、概括、编制提纲、列出图表等多种形式进行复习,使学生在复习时,将看、写、记配合起来,以提高知识的保持效果。在复习时间上多采用分散复习,既可避免学生疲劳,又可减少前摄抑制与后摄抑制。

3.正确检查知识,促进学生进行有意义的学习　检查知识应能促进学生进行有意义的学习,包括加强学生有意义学习的心向和运用有意义学习的方法,因此,护理学教师在测验命题时,应着重测量学生融会贯通的理解与运用教材知识体系的能力。

4.培养学生良好的记忆品质 包括识记的敏捷性、记忆的持久性、精确性及准备性,这些对学生从事学习活动和未来的护理职业活动都是具有重要意义的。护理学教师应根据记忆规律、指导学生运用科学的记忆方法,学会有效记忆;指导学生养成对学习材料概括加工,使之系统化、概括化的良好习惯;鼓励学生参加护理实践活动,在活动中应用所学知识。

以上保持知识的策略也同样适用于智慧技能的学习。

三、智慧技能的教学

智慧技能的教学可以概括为概念、规则的获得及在新情境中的运用,后者是智慧技能的最高习得水平。由于概念、规则也可以看成是广义的知识,因此,智慧技能的形成就是知识的掌握

(一)概念和规则的界说

1.概念 概念一词在日常生活中用得很广泛、但至今尚无一个令大家满意的定义。奥苏贝尔把概念(concept)定义为:符号所代表的具有共同标准属性的对象、事件、情境或性质。概念一般用词来表示,由四个方面组成:

(1)概念名称 如休克、灭菌等。

(2)概念属性 指概念的关键特征、本质属性。例如"传染病"这个概念的本质属性是具有传染性和流行性等。

(3)概念定义 是对概念所代表的同类事物本质属性的概括。如"发热"的定义是:体温上升超过正常值的 0.5 ℃时,称发热。

(4)概念例证 即概念所代表的同类事物。例如"肠道传染病"这个概念的例证是伤寒、痢疾等。凡符合概念关键特征的例子,称概念的正例;凡不符合概念关键特征的例子,称概念的反例。

2.规则(rule) 是公式、定律、法则和原理的总称,一般用句子来表达,如"进行无菌操作前要洗手"表达了一条灭菌技术规则。规则也有例证,但不是一类事物的例证,而是几类事物的关系的例证。掌握规则,实质上就是能用大量例证说明规则所反映的关系,或者能运用规则在其适用的不同情境中办事。

(二)概念和规则的教学形式

1.概念的教学形式

(1)概念形成 即通过辨别正反例子的特征,提出假设并通过教师的肯定或否定,归纳出一类事物的共同属性,从而获得概念的方式。

(2)概念同化 是指通过直接下定义的方式来揭示某类事物的本质特征,从而获得概念的方式。

2.规则教学的形式

(1)例规法 指先呈现规则的若干例证,让学生从例证中概括出一般规则的教学方法。

(2)规例法 指先呈现要学习的规则,然后用实例说明规则的教学方法。这种教学方法的最重要条件是学生已经掌握了构成规则的概念。

（三）影响概念和规则教学的因素

1.学生的年龄、经验和智力　学生获得概念和规则的能力随着年龄和经验的增长而提高。有人曾经分析了学习概念的分数与经验和智力的相关,发现经验与概念测分的相关高于智力与概念测分的相关。这说明学生若缺乏相应的实际生活经验,则不易理解概念。

2.认知策略　在概念形成过程中,学习者所采取的认知策略对发现概念的关键特征十分重要。

3.学习内容的难度　实验研究表明具体概念比抽象概念容易学;特征明显、易下定义的概念比特征不明显、难下定义的概念容易学;新学的概念规则与学习者认知结构中原有的概念规则是类属关系的容易学,而呈并列关系的较难学。

（四）概念和规则的有效教学策略

1.突出有关特征,控制无关特征　概念的关键特征越明显,学习越容易;无关特征越多,越明显,学习越困难。护理概念教学中应注意运用直观手段,突出所教内容的关键特征。

2.运用正例与反例　概念和规则的正例传递了最符合概念定义的特征、最能概括规则信息的例子。在护理概念、规则的教学中,最好同时呈现若干正例,以便使学生真正掌握概念或规则;另外,也应举些反例,反例对加深概念与规则的本质认识起着重要作用。如在讲昏迷概念时,可用晕厥做反例。

3.运用变式　变式指概念的正例在无关特征方面的变化。例如,在讲解正常心电图这一概念所涵盖的范围时,有许多无关特征方面变异的变式。通过变式,可使学生获得的概念更精确、稳定、易于迁移。

4.揭示概念间的相互关系　任何学科理论都是一个概念与规则的体系,学科之间也有许多相关概念。护理学教师要善于把相关的概念、规则归纳出来,引导学生横向比较、新旧知识衔接、不同学科知识融会贯通。

5.给学生反应与运用的机会　在教学中,请学生提供有关概念与规则的例证,是一种有效的方法,既可以了解学生掌握概念和规则的水平,又提供给学生应用概念、规则的机会。

四、认知策略的教学

护理教学不仅要使学生获取知识,形成智慧技能,而且还要培养学生解决问题和创造的能力。学会如何学习、解决问题和创造能力的核心就是认知策略的获得与改进。

（一）认知策略教学的特殊性

1.学习的内隐性　认知策略是对内调控的技能,无法从外部直接观察到。因而难以通过直观演示的方法教给学生。

2.学习的概括性　认知策略涉及概念、规则概括性高,应用时有很大的灵活性,因而不可能通过短时期的教学与训练就能收到显效,必须经过长期、反复的练习与运用。

3.学习的制约性　认知策略的学习和应用受到个体认知发展水平的制约。例如,当儿童尚未形成事物类别的概念,他们就不可能用将事物分类这种策略来帮助记忆。

认知策略的学习和运用还受到个体自我认知发展水平的制约。人的认知发展的自然顺序是先认识外部世界,再认识自身。这种个体对自己认知过程与结果的意识称反省认知(metacognition)或称元认知。策略性知识学习的最高水平,是学习者不仅能在训练过的情境中应用某种认知策略,而且能把习得的策略应用于未训练过的情境中。这就需要学习者必须清晰地意识到所学的策略是什么(what),适用的范围(where)以及怎样(how)和什么时候(when)应用。这就意味着认知策略的习得不仅包括具体的方法和技术,还要学会监控自己的策略执行情况,了解不同策略适用的条件或情境。

(二)认知策略的种类

1. 注意中的认知策略 在教学过程中,学生的注意是学习与记忆产生的前提,通过在学习材料中附加问题,以激发学生的注意。心理学实验研究表明,从问题的位置对学习效果来看,先提出问题而后学习材料组,有意学习成绩好;先学习材料而后提出问题组,偶然学习成绩好。这说明,学习前提出问题使学习者的注意局限于与问题有关的内容。从问题的类别对学习效果影响看,若问题涉及学习材料的基本结构,学习者就注意材料的主要内容;若问题涉及材料的细节,则学习者就注意材料中的细节。

2. 编码与组织中的认知策略 学生获取的知识信息要在记忆中保持,最重要的策略是将分散的、孤立的知识集合成一个整体并表示出它们之间的关系。通常采用的方法有:列提纲、用简要的词语表明材料中信息的逻辑关系、主次关系等;利用图示,如系统结构图、流程图等,将复杂的信息整理成一个有层次的结构或一定顺序的结构。

3. 提取中的认知策略 是有助于记忆知识的一些策略和方法,包括使用类目归类的方法记住特定的信息;运用复述和对遗漏项目的有意重新学习,以及各种类型的记忆术等。

4. 问题解决中的认知策略

(1)解决问题的过程 许多心理学家从不同角度,用不同方法探索解决问题的过程模式。1910年杜威曾提出解决问题的五步模式,依次为:暗示—问题—假设—判断推理—试证。在现实中,不少问题的解决都表现出上述的五步。奥苏贝尔于1978年提出的模式,是呈现问题情境命题—明确问题的目标与条件—填补空隙过程—解答之后的检验。这一模式表述了解决问题的一般阶段,并提出原有认知结构中各种成分在过程中的不同作用,为培养解决问题的能力指明了方向。

1985年斯里夫和库克两位心理学家根据差生解决问题的困难及其克服的研究提出解决问题的模式为:认清问题—分析问题—考虑选择不同答案—选择最佳答案—评价结果。他们认为在有效解决大部分问题时,每个人都需要经过这些步骤,因此该模式具有普遍性意义。

(2)问题解决的一般策略 心理学家怀特和维特罗克在进行问题解决的认知策略研究时,发现存在一些可用于多种问题解决的一般性策略:①探寻深层含义的策略,避免受问题表层意义的误导;②采取局部目标的策略,即将问题分解为若干部分,使用逐步"爬山式"的方法;③灵活探索的策略,即转移多种方法解决同一问题;④部分综合的策略,即问题解决者须将各个问题部分最后综合成一个整体。

5. 思维认知策略 事实上当学生学习解决新问题时,他不仅是学习解决问题的规则和方法,而且要学习控制自身思维过程的方法,包括如何寻找问题的有关特征,怎样将先前尝试过的方法保持在头脑中,怎样权衡假设的可能性等。这些自我控制能力就是思维认知策略。

美国心理学家克拉奇菲尔德、科温特提出了一种称作"创造性思维计划"的系统教学计划。在这个计划中运用的思维策略包括:①生产新的与众不同的观点(发散思维);②避免过早判断;③打破心理定势,以不同的方式看问题;④阐明问题的实质;⑤注意有关的事实及问题的条件。

(三)认知策略学习的条件

1. 原有的知识背景　个体在某一领域的知识越丰富,就越能应用适当的认知策略。

2. 反省认知发展水平　主要取决于个体自我意识发展水平的高低,并且反省认知能力随个体学习经验的增长而逐渐发展起来。

3. 动机水平　学生的动机决定他们选择什么策略,并决定他们使用这些策略的效果。外部动机的学生选择使用机械学习的策略,内部动机的学生倾向于有意义学习的策略;动机强的学生倾向于经常使用习得的策略,动机弱的学生对策略使用不敏感。

4. 训练方法　心理学研究表明,与教材内容学习密切结合的具体策略的学习效果较好;通过不同类型的事例、设置问题情境等训练思维技能的教学效果较好。

5. 变式和练习　与智慧技能类似,认知策略的最重要的教学条件是在相似或不同的情境中的练习,此外练习还必须有变化,以促使认知策略的迁移。

6. 有外显的可操作的训练技术　如果能将认知策略转化为一套具体可操作的技术来控制学习者的认知行为,就有可能培养学生良好的认知和学习的习惯。

(四)认知策略的有效教学策略

1. 结合学科教学,进行解决问题能力的训练　课堂外的思维能力、解决问题能力的训练活动,有助于培养学生的认知策略和创造能力,但不应干扰或取代培养认知策略的主要途径:课堂教学。护理学习教师在教学中应采用主动接受学习的方式,辅以有指导的方法学习,有分析、有批判地进行特定学科教学。应帮助学生熟悉本学科的基本理论、认识论与方法论方面的特点,掌握学科独特的认知策略,把训练的重点放在学科问题解决的逻辑推理与策略上及有效解决问题的一般原则上。这将大大提高学生解决该学科问题的能力。

2. 培养学生评判性思维的能力与习惯　护理学习教师在教学中应注意通过提问、讨论、辩论和撰写研究报告等各种形式,培养学生形成准确使用自己的语言阐释解决问题过程的习惯和对任何事物都具有不断发现问题、提出异议的能力与态度。

3. 为学生创造适当课堂气氛　宽松、和谐的课堂教学氛围可使学生产生安全感,有助于激发学生思考,大胆发表自己的观点,开展有价值的辩论,分享智力资源。

五、动作技能的教学

护理工作者不仅需要具备丰富的专业知识、高度发展的智慧技能,而且还必须掌握熟练的专业技能,既善于动脑,又善于动手,才能适应护理学专业的需要。因此,护理学教师必须懂得动作技能形成的一般过程与特点,以便有效地指导学生的专业技能学习。

（一）动作技能的构成与学习过程

1. 动作技能的构成　心理学家费茨经过一项调查研究得出结论,动作技能具有四种成分。①认知成分:即学习者对动作技能训练项目的理解水平;②知觉因素:即学习者能准确、敏锐地辨别须做出反应的线索;③协调能力:即对自身平衡、稳定等方面的调控;④个性与气质特征:如冷静、松弛等。

2. 动作技能的学习过程　费茨等将动作技能的学习过程分为以下三个阶段:

（1）认知阶段　在学习一种新的动作技能的初期,学习者可通过指导者的言语讲解、动作示范来理解学习的任务与要求并进行初步尝试。此阶段,学习者常会出现注意范围狭窄、动作不连贯及不协调,多余动作多,难以发现错误等问题。此阶段的主要学习任务是领会技能的基本要求,掌握技能的基本动作。教学重点是给学习者提供反应线索。

（2）联系形成阶段　经过一段时间练习,学习者掌握了一系列局部动作,并开始将它们联系起来,形成一个连续的整体。但是各个动作结合不够紧密,转换动作时不连贯。在这个阶段,学习者对动作技能的视觉控制作用逐渐减弱,反应时间缩短,控制感增强,肌肉神经紧张程度下降,多余动作减少,而且排除过去经验和习惯的干扰。练习及其分配方式对此阶段学习十分重要。

（3）自动化阶段　此阶段一系列动作形成有机联系的整体并巩固下来,各个动作相互协调,似乎是自动流出的,无须特殊注意与纠正。技能逐步由脑的低级中枢控制,紧张状态与多余动作消除,注意范围扩大。学习者能根据情况的变化,灵活、迅速而准确地完成动作,能自动地完成一个接一个的动作,几乎不需要有意识的控制。

3. 动作技能的保持　动作技能一经学会后便不易遗忘。其原因主要有以下三个方面:①动作技能是通过大量练习获得的,其中有大量的过度学习,经过过度学习的动作技能不易遗忘;②许多动作技能是以连续任务的形式出现的,连续任务相对简单,故不易遗忘;③动作技能保持主要依赖小脑及脑低级中枢,这些部位记忆能量可能较大。

（二）影响动作技能学习的因素

1. 成熟与经验　学习者掌握动作技能的能力是随着年龄和经验的增加而提高的,尤其是简单技能。

2. 动机　动机强烈的学习者,动作技能学习的效果较好。

3. 个性　良好的个性品质,如忍耐力、控制力、抗挫折力、自信及大胆等品质对动作技能的掌握起促进作用。

4. 言语指导和示范　动作技能的复杂性增高,认知学习的成分就增加。言语指导可以提供运动本身有用的信息,如应当采取怎样的站立姿势,应当看什么、听什么、做什么;而且言语指导可以提醒学习者识别自己错误的方法,如:"按压时,检查自己的手臂是否伸直";可以告诉学习者不该干什么,如:"手臂不要跨过无菌区"等。

研究表明,通过观察,学习者可以习得运动策略,而且完美的示范可以为学习者提供学习的榜样。不同的指导与示范方法,对动作技能的学习效果有很大差别。

5. 练习　是影响动作技能学习的最重要因素。任何新的、比较复杂的动作技能学习都要经过一定量的练习,并且不同的练习形式对动作技能的学习也会产生不同的影响。

6.反馈　在学习者练习过程中,给予适当的反馈信息是提高学习效率的有效方法。而且许多研究者认为,反馈是仅次于练习的影响动作技能学习的最重要因素。反馈可分为内部反馈和外部反馈。内部反馈(intrinsic feedback)是学习者通过自身各种感觉通路,获得对自己练习效果的信息,如在练习静脉穿刺时,练习者看到穿刺针导管中有回血后知道针头进入血管。外部反馈(extrinsic feedback)是指由教师或某些自动化的记录装置提供给学习者的信息。如在心肺复苏人体模型上进行心脏按压训练时,当按压部位不正确时,模型人内置的蜂鸣器会发出声音,提示练习者。

7.动作技能的性质　复杂的动作技能的学习,困难而费时,简单的动作技能的学习,容易而省时。笼统的整套动作技能比分解的动作技能难学习。

(三)动作技能的有效教学策略

1.有效的指导与示范

(1)促使学生注意示范者演示　在动作技能学习的认知阶段,通过要求学生说出示范者演示的动作、步骤,以集中注意的方法,比静默观看演示的学习效果好。因为它有助于学生正确理解、记忆动作技能。

(2)防止信息负担过重　在动作技能学习的初期阶段,要使示范有效,示范动作必须慢速,甚至分解进行。否则初学者会因新的信息量过多而发生信息超载,导致学习终止。

(3)采用互教互练方法　这种方法可弥补班级授课条件下,学生无法全部理解教师的讲解、示范的缺陷,并易于发现学习者个人的错误和相互交流各自所掌握的动作要领。

(4)利用视听手段　录像、电影等手段可呈现动作技能学习全过程,便于学习者反复观察完整的操作过程和复杂的局部动作,从而促进技能学习。

2.有效的练习

(1)了解练习曲线　练习曲线是描述动作技能随练习时间或次数的变化而变化的图形。不同个体的练习曲线有显著差异,但仍有些共同的特点:①开始进步快;②中间有明显停顿期,称高原现象;③后期进步慢;④有暂时退步,总趋势表现为进步。了解练习曲线,有助于合理解释技能训练中出现的问题,增强学习者的信心。

(2)练习的分布要适当　练习的次数与时间并不是越多越好,如一段时间内练习次数太多,易使练习者产生疲劳、厌倦,练习效果下降。因此护理学教师应考虑练习的分布。练习的分布通常有两种形式:集中练习,是指连续练习一项任务,直至掌握,中间无休息。分散练习,是指把练习分若干阶段,中间插入一定的休息。分散练习的效果通常优于集中练习,但仍需根据练习的内容及性质、学生的年龄和技能掌握程度而定。

(3)变换练习的形式　相对于不变的练习条件,在多种情境下进行练习,能更好地促进动作技能的学习。因此教师应设计各种动作技能练习的变式,以保持练习者的兴趣,提高练习的效果。

(4)分解与综合练习并用　复杂的动作技能,可按动作先后顺序,分解为较简单的局部技能进行练习,再将局部综合起来练习。

(5)利用心理练习　身体实际进行活动的练习形式,称身体练习。仅在头脑内反复思考动作技能进行过程的练习形式,称心理练习。心理练习不受时间、地点、器械的

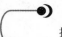

限制,而且身体几乎不产生疲劳。因此在不可能进行身体练习的情况下,可以利用心理练习促进动作技能学习。

(6)先求精确,后求速率　一般来说,在练习的开始阶段,速度应适当放慢,以保证练习动作的准确性,及时发现和纠正错误动作,在达到一定掌握程度时,再提出速度方面的要求。

3. 提供适当反馈信息　反馈可以让学生及时了解练习的结果,并进行分析,以使正确的动作得以强化,而错误的动作得以纠正。但反馈的形式和提供反馈的时机对练习的效果有很大不同。研究表明,在练习的起始阶段要经常提供外部反馈,因为此时练习者难以形成和觉察自身反馈。而在接近动作技能练习的尾声时,要逐渐减少外部反馈,目的是让练习者学会依赖内部反馈,逐步获得独立觉察自己错误的能力。

此外,练习后立即给予反馈,会使练习者过分依赖这种信息,而失去在没有外部反馈的情况下学习时一些十分重要的信息加工活动的心向。所以教师也可以通过延迟给予外部反馈,或在给予练习者外部反馈前,先让练习者自己估计自己的错误等方法,帮助练习者获得内部反馈和习得觉错的能力。

六、态度的教学

有些学生愿意学临床医学,而不愿学护理学,这并不意味着这些学生没有能力学习护理学,只是某些原因使他们产生偏向学习临床医学的态度。一个人的情感、态度会影响他做出行为上的选择。因此,护理教师应充分重视态度的教学,努力培养学生形成对护理学科的兴趣和积极、热爱的态度。

(一)态度的构成成分和形成过程

1. 态度的构成成分　态度一般包括以下三个成分:

(1)认知成分　指个体对态度对象所具有的带有评价意义的观念和信念。这些观念和信念通过赞成或反对的方式表象出来,是由许多观点构成的认知体系。

(2)情感成分　指伴随态度认知成分而产生的对态度对象喜爱或厌恶的情感体验,是态度的核心成分。

(3)行为倾向成分　指个体对态度对象企图表现出来的行为意向,即准备对态度对象做出某种反应。但行为倾向不等于行为本身,有行为倾向未必一定发生实际的行为。

通常态度的三种成分是协调的,但也会出现不协调的情况。研究表明,态度的情感成分与行为成分之间相关性较高,而认知成分、情感成分和行为倾向成分之间的相关性较低。因此态度学习中容易出现学习者口头表示的态度却不付诸行动的现象。

2. 态度的形成过程　著名的社会心理学家凯尔曼通过研究,将态度的形成过程描述为三个阶段:

(1)顺从　表现为表面上接受他人的意见或观点,在外显行为方面也与他人相一致,但在认知与情感上与他人并不一致。在这种情况下,个人态度的改变是由于外在的压力造成的。

(2)认同　表现为在思想、感情上认为他人的意见是正确的,主动接受他人影响,改变自己的态度,不受外在压力影响。

（3）内化　表现为从内心深处相信和接受他人的观点，并将自己所认同的思想和自己原有的思想、信念及价值观融为一体，形成和谐、统一的价值体系。此时的态度已成为个体个性的一部分，具有稳定、持久，不易改变的特征。

（二）态度学习的条件

1.内部条件

（1）对态度对象的认识　态度学习之初，学习者头脑里必须具有新态度所指向的事物、事件或人的观念。

（2）认知失调　许多态度学习的理论都假定，人类具有一种"一致性需要"，即力求自己的思想、态度及行为方面保持一致。如果发生不协调时，就要力求一致，在这个过程中，个体的态度就可能发生变化。

（3）个体要求形成或改变态度的心向　在学习者已具备上述两个条件时，也未必改变态度。这往往是由于缺乏形成或改变态度的心向。影响个体态度学习心向的因素有形成或改变态度是否影响各方面的适应，改变态度所获得的强化程度和不改变态度所受到的损失或惩罚程度之间的比较等。

2.外部条件

（1）强化　凡是受到强化的行为，以后出现的可能性会增加；凡是未受到强化或受到惩罚的行为，以后出现的可能性会减少。

（2）环境的影响　青年学生的态度很容易受到周围环境、社会风气的影响。

（3）同伴群体的影响　个人的态度在很大程度上受他所处的同伴群体的行为准则的影响，社会心理学家称之为从众现象。

（三）态度的有效教学策略

1.条件反应法　条件反应法是根据经典条件反应和操作条件反应原理进行的。经典条件反应法是通过给予一些条件刺激，使学生逐渐形成教育者所需要的态度的方法。操作条件反应法则是当学习者做出某些态度反应时，给予一定的刺激，以强化这种态度或消除这种态度，如奖励与惩罚。

2.提供榜样法　许多态度是通过模仿他人的行为而习得的。在态度学习中，应注意为学生提供可信的、有影响力的榜样。

3.言语沟通法　在实际教育情境中，用言语说服学生，帮助他们形成或改变某种态度是很常用的方法。言语沟通时要注意沟通的有效性，它受到沟通者、沟通过程和被沟通者三方面特点的影响。

教师在运用言语沟通法时，还要注意根据不同的学习对象、不同的学习情境、不同的学习内容，采取有效的说服技巧。例如，说服低年级学生，主要应提供正面论据，多采用以情动人的技巧；说服高年级学生，则可以考虑提供正反两方面的论据，并多采用以理服人的技巧。当教师提出自己的观点后，学生没有产生相反的观点时，教师可以只提供正面观点和材料，以避免在这种情况下提供反面观点和材料，引起学生对反面材料的兴趣，干扰了积极态度的形成；而当学生本来就有反面观点时，就应主动提出正反两方面的观点和材料，并用充分的论据证明反面观点和材料的错误。这会使学生感到教师的态度是公正的，容易改变态度，并增强对错误观点的免疫力。

4.角色模拟法　在护理教学中，角色模拟是十分重要的态度学习方法。一方面可使学生主动参与教学过程,另一方面可使学习者获得特定角色心理需求及其满足的移情理解,从而形成或改变某种态度。

5.隐蔽教学法　是指通过发挥护理院校内良好的物质情境、文化情境和人际情境等的教育作用,使之对学生的态度、信念及行为产生积极的正向引导。教学实践证明,这种方法对于学生的态度学习十分有效。

第三节　影响学习的内部因素

一、学习动机

学习动机指激发和维持个体学习活动,并指使学习活动朝向一定学习目标的心理倾向。

根据动力来源,学习动机可分为内部和外部学习动机。①内部学习动机是指个体对学习活动本身感兴趣所引起的动机,以获得知识为满足。②外部学习动机是指由学习活动以外的诱惑所引起的动机,动机的满足在活动之外。但内部动机和外部动机是可以相互转化的。内部动机对学习活动影响强烈、持久,因此教育者应十分重视内部学习动机的形成,使学生对获取知识本身感兴趣。同时,也应采取相应的策略,不断地使外部动机转化为内部动机。

经典案例

孩子为谁在玩

一群孩子在一位老人家门前嬉闹,叫声连天。几天过去,老人难以忍受。于是,他出来给了每个孩子25美分,对他们说:"你们让这里变得很热闹,我觉得自己年轻了不少,这点钱表示我的谢意。"孩子们很高兴,第二天又来了,嬉闹如常,老人又给了每个孩子15美分,并解释说,自己没有收入,只能少给些。15美分也还可以吧,孩子们仍然兴高采烈地走了。第三天,老人只给了每个孩子5美分。孩子们勃然大怒:"一天才5美分,知不知道我们多辛苦!"他们对老人发誓,他们再也不来为他玩了。请问,你从这个案例得到什么教学启发?

(一)功能

学习动机的功能主要表现在四个方面:

1.唤起功能　即唤起学习者对学习的准备状态,增强观察力、记忆力、思维力、想象力等智力因素和集中注意力、坚持不懈,忍受挫折等非智力因素来促进学习。

2.指向功能　即促使学习者的学习行为指向学习客体,促使学习活动朝向某一目标,有选择地进行。

3.强化功能　指可促使学习者在学习活动中更具有主动性和积极性。

4.维持功能　即促使学习者保持学习行为的适当强度,直至完成学习活动。

(二)学习动机的激发与维持

1.激发和维持学习动机的一般原则

(1)激发学生对学习的需要之前,必须先满足低层次需要　根据美国心理学家马斯洛的需要层次论,当个体的生理、安全、爱等低层次需要尚未满足之前,则不可能产生强烈的高层次需要,全力以赴投入学习。在教学活动中,教师首先应给予学生归属感、安全感和自尊感,这是调动学生积极学习的前提。

(2)激发内部动机为主,外部动机为辅　内部学习动机是一种稳定的动机,它可以使学生在学习活动结束后,仍能自觉努力地提高自己,进而形成积极进取的人格特征,但也不排斥外部学习动机所具有的作用。

(3)学习动机的激发必须适当　个体的学习动机并不是越高越好。过高的学习动机会造成学习者过分紧张、焦虑,从而影响学习效果。

2.激发与维持学习动机的措施

(1)帮助学生认识学习材料的意义　护理学教师应使学生明了所学习的材料与其将要从事的专业之间的关系及其意义。

(2)提出明确、适度的期望和要求　学生从事某项学习任务之所以失败,常常是由于不清楚究竟要他们做些什么。因此,在护理教学之初,就应向学生提出具体及适当的学习目标,并始终对学生抱以成功的期望,并给予积极的评价。

(3)创设问题情境　在教学过程中,通过提问、设疑,激发学生的探究欲望,产生良好的动机效果。

(4)采用灵活多样的教学方法　内部学习动机可通过变换不同的教学方法而增强,但应结合教学内容的特点,精心设计,以保证学生的注意力集中于教学内容上。

(5)给予成功的满足与失败的威胁　在教学过程中,让学生不断获得成功体验,可使其原有的学习动机得到强化,并产生进一步努力。在教学过程中,给予学生适度的失败威胁也是必要的,这种威胁同样可促使学生在学业上做出长期艰苦的努力。

(6)给予明确、及时和恰当的反馈　学生在完成学习任务的过程中,如能及时得到明确反馈,可明显激发学习动机,调动学习积极性。

(7)恰当运用评价　对学生学习的肯定性与否定性评价对激发学习动机有不同的作用,适当的肯定性评价具有正强化作用,能激励学生再接再厉、积极向上;适当的否定性评价能使学生看到自己的缺点和不足,产生克服缺点、弥补不足的决心。因此,教师对学生的评价要客观、公正、恰到好处。

(8)发挥教师自身言行的激励作用　在学习活动中,对学生最富激励作用的因素之一是好的教师。教师的人品师德、个性魅力及在教学中所表现的高度热情和高超的教学技巧都会深深打动学生心灵,激发学生学习的热情和对教师所教学科的热爱。

二、认知结构

认知结构是人内在的心理结构,有广义和狭义之分。广义的认知结构是指个体原有知识(或观念)的全部内容和组织;狭义的认知结构是指个体在某一特殊领域内的知识(或观念)的内容与组织。每个人的认知结构各有其特点,良好的认知结构有助于学习的迁移。

1.认知结构变量　奥苏贝尔将个人认知结构在内容与组织方面的特征,称为认知结构变量。他提出了三个影响学生对新的学习和保持的主要认知结构变量:

(1)可利用性　指认知结构中是否具有恰当的起固定作用的观念可被利用。认知结构中原有观念的抽象和概括水平越高,可利用性越高,也就越适合同化新知识。

(2)稳定性　指原有起固定作用的观念的巩固程度。认知结构中原有观念越清晰、稳定,越有助于同化新知识,促进学习的保持和迁移。

(3)可辨别性　指新的学习内容与同化它的原有观念的分化程度。新旧观念的可辨别性越高,越能防止新旧知识间的干扰,有助于知识的保持和迁移。

(二)建构良好认知结构的方法

1.改革教材结构,促进学习迁移　奥苏贝尔认为,学生的认知结构是由教材的知识结构转化而来。好的教材结构必须适合学习者的能力,必须包含学科中具有高度概括性、包摄性和强有力解释效应的基本概念和原理。好的教材结构既可简化知识,又有助于产生新知识,有利于知识的运用。

2.同类归纳,提高知识的系统性　在教学中,护理学教师应注意将同类概念、原理加以归纳,以形成认知结构的层次序列化,提高稳定性与组织性。

3.综合贯通,促进知识横向联系　在教学中,护理学教师还应注意加强不同概念、原理及定律间的意义联系,引导学生探讨它们之间的关系,辨别它们之间的异同,使学生融会贯通地掌握知识,运用知识。

三、学习迁移

学习迁移是一种学习对另一种学习的影响。包括积极的促进作用和消极的干扰作用。

(一)分类

1.顺向迁移和逆向迁移　按迁移顺序划分,学习迁移分为顺向迁移和逆向迁移。①先前学习对后继学习的影响,称顺向迁移;②后继学习对先前学习的影响,称逆向迁移。不论顺向迁移还是逆向迁移,其作用都有正负之分。

2.正迁移和负迁移　按迁移的效果,学习迁移可分为正迁移和负迁移。一种学习对另一种学习起促进作用,称为正迁移;一种学习对另一种学习起阻碍作用,称为负迁移。正向迁移又可分为纵向迁移和横向迁移。横向迁移是指个体把已学到的经验推广应用到其他内容和难度上类似的新情境中。纵向迁移是一种已有的较容易的学习对难度较高的另一种学习的影响。

将以上两个分类结合起来,可形成顺向正迁移和顺向负迁移,逆向正迁移和逆向负迁移四种形式。教育者所期望的是正迁移。正迁移量越大,说明学生通过学习发展的适应新情境、解决新问题的能力越强,教学效果越好。

(二)促进学习迁移的策略

迁移不可能自动产生,个体所获得的知识、技能并不意味在新的学习和解决问题中一定有较大的迁移。因此,护理教育者应努力为学生创造条件,促进学习迁移发生。

1. 合理整合教学内容和组织教学序列　要注意把各自独立的教学内容整合起来，即要注意各门学科的横向联系，要鼓励学生把在某一学科学到的知识运用到其他学科中去，融会贯通地掌握知识。

2. 建立新旧知识技能和简单与复杂知识技能联系的桥梁　教师要促进学生将已学过的内容迁移到新的学习内容中去。可通过提问和提示，帮助学生利用已有的知识，从而较容易地掌握新的、比较复杂的内容。

3. 注重学习原理、规则、模式等方面内容的重要性　因为这些内容有助于学生超越仅仅简单累积事实性知识的范围，发挥正向迁移的作用。

4. 帮助学生掌握认知策略　包括注意策略、记忆策略和解决问题的策略等。学生一旦掌握了这些策略，就能较好地应对各类学习任务，就能在各种情境中有效地运用这些策略解决问题。

5. 培养学习者良好的心理准备状态和积极的学习态度　除了要结合学生的特点，营造良好的学习氛围外，教师还可通过积极反馈和正确归因等方式帮助学生确立学习的自信心，形成积极的学习态度，在每次学习前要注意帮助学生形成良好的心理准备状态，避免不良情绪、反应定势等消极心态产生的负迁移。

四、人格因素

人格通常指一个人所具有的独特的、稳定的心理特征的综合。个体的人格特征制约其在社会情景中的行为模式，进而对学习产生影响。人格因素涵盖面较广，此处仅重点介绍对学生学习活动影响较大的两种人格因素，即心理控制点和焦虑。

(一)心理控制点

1. 控制点的概念和类型　控制点是指人们对影响自己生活与事业的力量的看法，可分为两种类型：内部控制型与外部控制型。

2. 心理控制点对学习的影响　心理控制点作为一种影响学生学业的人格特征，主要是通过影响学生成就动机、投入学习任务的精力、对待学习的态度与行为方式、对奖励与惩罚的敏感性、责任心等一系列变量影响学生学习。

一般说来，内控型者具有较高的成就动机。他们把学业的成功归结于能力和勤奋，把失败归结为努力不够。对他们来说，成功是鼓励，而失败则是需要付出更大努力的标志。这样他们对困难的学习任务的态度是积极的，在挫折面前能坚持。他们常选择适合自己能力的、困难适度的学习任务。外控型者则把学习成功或失败归结于外因，如把成功归结于外因，如把成功归结于运气好、猜中题目等，把失败归结于他人或题目太难等。这样他们对学习缺乏必要的兴趣，常从保险角度选择过于容易的学习任务或太难、不现实的学习任务。

3. 帮助学生建立平衡的控制点　把学习的成功与失败全部归因于外部因素固然是错误的，但全部归因于自己的不够努力也是不现实的。科学、正确的观点能帮助学生发展平衡的控制结构。护理学教师应在观察学生日常行为的基础上，经常指导和鼓励学生进行适当的归因，对其准确的归因给予强化，对那些能实事求是阐述、承认责任的学生给予表扬，逐渐使学生掌握合理的自我责任标准，建立平衡的心理控制点。

（二）焦虑水平

1. 焦虑的概念与分类　　焦虑是指当前或预计的对自尊心有潜在威胁的任何情境具有一种担忧的反应倾向。

2. 焦虑对学习的影响　　焦虑对学习的影响与焦虑水平有关。通常可将焦虑分为三种水平：焦虑过低、焦虑适中、焦虑过度。焦虑水平与学习效率之间的关系，可以描绘成一条"倒转的 U 形曲线"。高度焦虑会使个体丧失适应新情境的能力，造成反应迟缓或反应不当，影响对学习对象的注意与感知，破坏短时记忆过程。焦虑水平过低，会使学生学习时过分松弛，注意力不集中。取得最佳学习效率的焦虑水平应是中等水平的，它能够使学生维持一定的唤醒水平和产生完成任务的心向。但两者之间的关系是复杂的，焦虑对学习是促进还是抑制，受到多方面因素的影响，如原有的焦虑水平的差异、学习材料的难易程度以及学习者的能力水平等，如许多心理学家指出，高度的焦虑只有同高能力相结合才能促进学习。如果高度焦虑同低能力或一般能力相结合，则往往会抑制学习。

3. 协助学生维持适度的焦虑水平　　在教学中，教师应灵活采取各种有效的教学方法。如适当地组织学习竞赛活动、调整考试考查的频率和正确运用奖励与惩罚手段等，把学生的焦虑水平控制在中等程度，使之有利于一般能力者的学习，激发学生有效的学习行为。同时，要通过各种形式的教学活动，提高学生的学习能力。随着学生学习能力的提高，焦虑对学习的消极影响就会日益减少。

第四节　影响学习的外部因素

一、教材的组织与呈现

教材是学生获取知识的主要来源和教师教学的主要依据，也是影响学生的思维方式、学习方法和认知结构的重要外部因素。改进教材的组织与呈现，可促进学生对教材知识的理解水平。

1. 设计先行组织者，促进知识的保持与迁移　　先行组织者简称组织者，指在先于学习材料之前呈现的一个引导性材料。它可以是一条定义、一个规则或一段概括性的说明文字等。它的概括性和包容水平高于要学习的新材料，为在它后面呈现的学习材料提供学习引导，是新旧知识连接的桥梁，但是必须是以学生易理解的语言呈现的。

组织者的设计必须根据学习材料的特点：对于难度较大、以解决问题为主的学习任务，组织者的作用明显而对于机械的学习材料，组织者的作用不大。

2. 设计符号标志，使教材结构鲜明　　在教材中使用符号标志的形式很多，例如，使用不同字体，用序列数字指明内容要点，在重要文字下加着重号等。在使用符号标志时，应注意：①注意标识方式的一致性，教材内容结构标志应使用相同或相似的用语、标签、组织形式和顺序进行标识。②需注意标识方式的层次性，有助于呈现学习材料本身具有的逻辑联系。

3. 设计附加问题，控制学生注意　　问题在学习材料呈现前提出，会影响学生的选择性注意,对知觉产生顺向影响;问题在学习材料呈现之后提出,则学生会回过头重新感知问题中提到的信息,对知觉产生逆向影响,它影响学生对问题中提到的信息的注意量。护理教学中运用此项技术时,应注意针对学科的教学特点与教学目标,设计恰当的问题。

二、课堂群体动力

课堂里的学生不是孤立存在的个体。学生之间、师生之间必然会发生多方面的相互作用和影响。这种课堂上人际间的相互作用与影响,称为课堂群体动力。

(一)教师的领导方式与课堂气氛

课堂气氛是指课堂里某种占优势的态度和情感的综合状态。教学过程中,这种综合的群体心理状态,会受到教师、学生、教学内容等诸多因素的影响,其中教师的领导方式是重要影响因素之一。教师的领导方式是指教师行使权力与发挥领导作用的行为方式,分三种类型:专制型、民主型、放任自流型。心理学实验表明,民主型领导方式可使学生心情舒畅,表现出较高的独立性,学习效率高。

因此,护理学教师应以民主型领导方式组织教学活动,妥善处理学生的各种问题行为,促进师生之间情感的双向交流,营造良好的课堂气氛,唤起学生的学习兴趣和热情,挖掘学生学习潜能,培养学生热爱学习的内在动机。

(二)学生间的相互作用

课堂上学生间相互作用可从两个方面进行分析,一方面是个人学习和集体学习,另一方面是竞争与合作。

1. 集体学习与个人学习　学生学习是以集体还是以个人的方式进行有效,取决于学习任务的性质、集体的规模与凝聚力、领导的有效性等。集体学习中必然产生学生间的相互作用,这种相互作用有利也有弊。

有利方面表现在:①在完成简单学习任务时,可以获得一种激励,产生感染行为和努力竞争的效应。②在解决复杂学习任务时,集体努力要胜过个人努力,集体中能力差的学生也可受益于同伴的指导曾对尚无定论或有争议的问题进行讨论,有助于开阔学生眼界,激发深入思考,促进学生能力发展。③能帮助能力较差的学生学会如何学习,改进学习方法。④有助于发展良好个性,增强集体凝聚力。

不利之处主要表现在:①聪明的、学得快的学生由于需要帮助指导学得慢的学生,因而可能影响他们自己的学习进度。②如果缺乏适当引导,可能导致把大量的时间、精力浪费于非学习活动中。③能力强的学生或活泼好动的学生可能支配能力差、沉默寡言的学生,使之更退缩。④容易忽视个别差异,影响对集体学习不适应的学生或焦虑的学生的进步。⑤集体学习所得的经验并不一定为每个个体真正、有效的利用。

由此可见,护理学教师在运用这两种学习方式时不能简单化、公式化,而应根据实际需要,给予学生两种学习经历,使学生既有集体合作学习的经验,又具有独立思索、解决问题的机会。

2. 合作与竞争　合作指群体成员为完成共同的目标而彼此支持,相互协调,并为对方提供学习和工作的有利条件。竞争指个体或群体为充分发挥自身的潜能,力争按优胜标准使自己的成绩超过对手的过程。合作与竞争在学校生活中是比较普遍的现

笔记栏

象。合作的优缺点同集体学习,竞争对学主人格的发展同样具有积极与消极两个方面的影响。竞争的积极作用有:①激发个人努力、提高成就动机和抱负水平。②缩小个人能力与成绩间的差距,提高学习效率。③较准确地发现自身的潜力与局限性,努力克服某些不良人格特征。④增加学习兴趣,使集体生活变得更富有生气。消极作用有:①引起部分学生过度紧张和焦虑,抑制学习的积极性,使之产生不胜任感,退缩下来,从而降低他们在集体中的地位。②竞争气氛过于强烈可导致紧张、敌对和报复等消极的集体风气,诱发过分突出自我、排斥或嫉妒别人等不良心态。③容易忽视学习活动的内在价值与创造性。

因此,竞争与合作是矛盾的统一体。护理教师在教学中运用这种手段时,应注意两者的互补与协调,使之相辅相成,成为促进学习的有益手段。

三、课堂纪律管理

课堂教学常会受到各种干扰,纪律问题就是常见的干扰之一。要取得良好的教学效果,就必须加强课堂纪律管理,形成良好的课堂教学内部环境。

(一)课堂纪律类型

课堂纪律是对学生的课堂行为施加的外部控制与规则。根据形成原因,可分成四种类型。

1. 教师促成纪律　指在教师的帮助指导下形成的班级行为规范。这类纪律在不同年龄阶段所发挥的作用有所不同。年龄越小,学生对教师的依赖越强,教师促成的纪律所发挥的作用也越大。随着年龄的增长和自我意识的增强,学生一方面会反对教师的过多限制,另一方面又需要教师对他们的行为提供一定指导和帮助。

2. 集体促成纪律　指在集体舆论和集体压力的作用下形成的群体行为规范有两类:一类是正规群体促成的纪律,如班集体纪律;另一类是非正规群体促成的纪律,如学生间的友伴群体等。教师应重视对非正规群体加以引导,帮助他们形成健康的价值观和行为准则,并使之融合到正规群体中来,使每个学生都认同集体的行为规范。

3. 自我促成纪律　简称自律,是在个体自觉努力下由外部纪律内化而成的个体内部约束力。自我促成的纪律是课堂纪律管理的最终目的,当一个学生能够把外部纪律内化为自己自觉的行为准则时,标志着学生的成熟。

4. 任务促成纪律　指某一具体任务对学生行为提出的具体要求。任务促成的纪律以学生对任务的充分理解为前提,理解越深刻,就越能自觉遵守任务的纪律要求。因此,教师如能很好地用学习任务来引导学生,加深学生对任务的理解,不仅可以有效减少课堂纪律问题,还可大大提高学习效率。

(二)课堂问题行为及分类

课堂问题行为是指在课堂中发生的,与课堂行为规范和教学要求不一致,并影响正常课堂秩序和教学效率的行为。课堂问题行为可分两类:一类是学生品行方面的问题行为,如学习漫不经心、缺乏兴趣、不服从、不合作、注意短暂、易分心;另一类是学生人格方面的问题行为,如自卑感、缺乏信心、退缩及冷漠等。

在课堂教学中,教师对课堂问题行为的判断受时间、空间、事件性质、环境气氛、教师好恶等因素影响。课堂问题行为普遍存在,即使优秀学生也会产生问题行为,因此,不能将有课堂问题行为的学生简单等同于"后进生"或问题学生。

（三）课堂问题行为的原因

1. 学生方面的因素　大多数课堂问题行为是由学生本身因素引起的,主要有:①教学内容太难或太易使学生感到索然无味或由于教师教学方法单调,语言平淡,使学生感到不满;②挫折与紧张的发泄:一些常常达不到教师要求的学生,面临失败威胁,会产生紧张,累积到一定程度就导致发泄;③寻求注意与地位:一些差生发现自己无法从学习中获得集体的承认,会以问题行为引起大家的关注。

2. 教师方面的因素　①缺乏教学技能:表现为讲授单调、乏味教学内容超出或低于课程标准。管理失范,包括要求过严,造成师生矛盾冲突;要求过松,则放任自流等。②缺乏沟通交往能力表现为不能与学生有效沟通,不了解学生,对学生不能一视同仁。③缺乏良好的教学态度和自我批评精神:表现为教学准备不认真,缺乏工作热情,对学生的回答漫不经心等发生纪律问题,多指责学生、少引咎自责,引发学生不满情绪。

3. 环境方面的因素　校内外环境中的许多因素,都会对学生的行为产生一定影响,如大众传媒、家庭环境、班级人数、课堂座位编排方式、教学环境的温度和色彩等。

（四）课堂问题行为的预防和控制

1. 正确对待不同的课堂行为　课堂上一般存在积极、中性和消极三种行为。积极行为是促进教学目的实现的行为。护理学教师应主动与采取积极行为的学生建立视线联系,表示对他们的肯定与鼓励。中性行为既不促进,也不干扰教学目的的实现,如呆坐出神、看其他书籍、打瞌睡等,只影响学生本身的学习,而不影响其他学生,因此,不宜在课堂上以停止教学为代价,公开指责他们,教师可采取向其提问、暗示制止及课后谈话等方式处理,使中性行为向积极行为转化。消极课堂行为是明显干扰课堂教学的行为,应及时制止,批评教育。

2. 建立民主和谐的师生关系　改进教学方法与手段,提高教学质量。师生关系不良,讲授平淡无奇是发生课堂问题的常见原因。护理教师应注意多采用民主型领导方式,建立民主、宽松、和谐的课堂气氛和师生关系。要精心备课,采取灵活多样的教学方法、生动直观的教学媒体吸引和保持学生的注意力,避免课堂问题行为的发生。

3. 帮助学生建立自信和发挥潜能　人本主义心理学家认为,个人问题行为往往起因于外界因素对自我实现的阻挠以及个人缺乏正确的自我评价。因此,护理教师应从学生实际水平出发,制订切实可行的教学目标,控制教学进程,避免让学生遭受挫折,使学生建立自信、胜任感。同时,帮助学生正确地认识和评价自我,确立良好的自我意识,充分发挥个人潜能。

（河南科技大学　　陈海燕）

思与练

1. 以下心理学家各代表哪个心理学派? 提出了何种学习理论?
①班杜拉　②布鲁纳　③奥苏贝尔　④斯金纳　⑤罗杰斯　⑥桑代克
2. 以下学习理论的观点各是由哪个心理学家提出的? 请解释它们的含义。

①替代强化　②效果律　③发现学习　④强化程序　⑤编码系统　⑥有意义学习　⑦积极学习　⑧信息记忆加工模式　⑨同化

3．请辨别以下观点的正误：

(1)对一般能力的个体而言,高水平焦虑能促进他们的学习。

(2)认知失调是态度学习的充分而必要的条件。

(3)记忆中的前摄抑制和后摄抑制是学习中的迁移现象。

(4)原有的知识和技能在新情境中的运用与学习的迁移是同质现象。

(5)一个人的态度很容易从他的行为中推测出来。

(6)在上位学习中,新旧观念相互作用的结果,总是导致原有认知结构的有关观念发生实质性变化。

(7)"先行组织者"是促进知识不断分化和综合贯通的一种有效的教学技术。

(8)在教学中,教师通过创设问题情境可激发学生的内部学习动机。

(9)发现学习是主动的,接受学习是被动的。

(10)没有动机,学习就不可能发生。

4．请举例说明以下概念之间的区别：

(1)接受学习和发现学习

(2)惩罚与负强化

(3)下位学习、上位学习、组合学习

(4)内部反馈和外部反馈

5．请运用概念同化法和规例法各设计一个概念和规则的教学方案。

6．观察、记录学生学习无菌技术操作的情况,试分析不同阶段的不同特征和教师运用的教学策略。

7．教师若想使学生形成"想患者所想,急患者所急"的态度,可采用哪些方法?

8．请选择你熟悉的课程教材的有关章节,设计一个先行组织者。

9．运用建构主义学习理论为上好护患沟通课,设计一个有利于学习的环境。

10．请正确阐述合作与竞争对学生学习的积极与消极作用。

第六章

护理教学过程和原则

教与学导入

孔子是中国历史上伟大的思想家和教育家。有一次,仲由(即子路)和冉求都问孔子听到道理之后是否就要实行,孔子对子路说:"你有父兄在前,怎么可以听到就去做呢?"而对冉求说:"听到后就应该去做。"公西华见到这种情况有些疑惑,就向孔子请教。孔子回答说:"求也退,故进之,由也兼人,故退之。"(意思是冉求平日遇事退缩,所以我给他壮胆;仲由胆大好胜,所以我要压阻他)

(1)上面的论述中,孔子的教育主张做法体现了什么教学原则?

(2)对现在的教学又有哪些启示?

护理教学是在护理教育目的和培养目标规范下,以课程内容、教学手段为中介的师生双方教和学的共同活动。护理教学的任务是通过有计划、有步骤的教学,引导学生掌握系统的护理知识、技术,发展能力、体力和个性,逐步形成科学的世界观、人生观、价值观和专业道德素养。

认识和把握护理教学过程的特点和规律,正确贯彻运用护理教学原则是护理教育工作者成功地进行护理教学工作,提高教学质量的重要环节。

第一节 护理教学过程

一、护理教学过程的概念和基本要素

(一)教学过程

教学过程包括广义的教学过程和狭义的教学过程两种。广义上,教学过程主要是指学生掌握人类长期积累的文化科学知识的认识活动。狭义上,教学过程是根据一定的教育目的和教学任务,在教师有计划有目的地指导下,通过教和学的双边活动,组织和引导学生积极主动地学习系统的科学文化知识和基本技能,促使学生德、智、体诸方面得到全面发展的过程。由此可见,教学过程是一个包含教师、学生及师生互动活动

的复杂过程。

教学过程是学校教育的主要方式。教师依据一定的教学目标,通过制订、贯彻教学计划和指导学生学习,使学生逐步达到预期的教学目标,引导学生掌握知识、拓展能力并形成一定的思想品德。

教学过程是进行全面发展教育、实现教育目的的基本途径,是专门组织起来的传授系统知识、促进学生发展的最有效的形式,是传递人类积累的丰富文化知识的重要手段。在教学过程中,要注意引导学生掌握基本理论、基础知识和基本技能,发展学生的智力、体力和创造才能,培养学生的良好品德和审美情趣、奠定科学世界观基础,同时也要注意教学过程中的不良倾向,如重教轻学、重知识轻技能、重智力而忽视学生品德与人格的培养等。

因此,在教学过程中,要建立科学的教学原则,组织合理的教学活动,选择适当的教学方法和实现预期的教学目的,就必须全面认识教学过程,遵循教学过程的客观规律。

(二)护理教学过程的概念

护理教学过程是护理教学双方为完成护理教学任务,以教学内容、教学手段为中介所进行的共同活动的全过程,是使学生掌握护理专业知识体系和基本护理操作技能,形成独立从事护理工作能力的过程。

(三)护理教学过程的构成要素

护理教学过程中不论是启发学生的动机、巩固知识还是运用知识都涉及护理学教师、学生、教学内容和教学手段,这些是构成护理教学过程的基本要素,它们之间存在着必然的内在联系。

1. 护理学教师的主导作用 在护理教学过程的构成要素中,护理学教师起主导作用,因为他们是护理教学活动的组织者和实施者。护理学教师必须明确教学任务,精通专业,熟悉教材,了解学生,善于处理好教材、教学手段和学生之间的关系,并善于和充分发挥自己的特长,做好教学工作。

2. 学生的主体地位 学生在护理教学过程中,是学习的主体。学生的主体地位体现在其主动性发挥过程中,是指学生在教学过程中成为学习的主人,是学习知识的主动者。只有在学生积极主动参与下,才能提高接受和加工信息的能力,实现知识和能力的转化。

3. 教学内容 教学内容就是指为实现教学目标,要求学习者系统学习的知识、技能和行为规范的总和。教学内容的工作应该以总教学目标为基础,旨在规定教学内容的范围、深度和揭示教学内容各组成部分的联系,以保障达到教学最优化的内容效度。教学内容是护理学教师对学生施加影响的主要信息。因此,对教学内容的选择和编排必须合理外,还应该特别注意教学内容的可传递性和教学手段、教学方法的选择。

4. 教学手段 教学手段则是护理教师得以有效地传递信息,提高教学效率的保证。为此,它必须是行之有效的。现代的教师应该充分利用现有的多媒体教学手段,通过采用文字、图片、影音等媒体教学手段,增加课堂讨论内容,将多媒体与虚拟实验室引入教学过程,以提高教学效果。由于护理工作的教学对象、授课内容具有一定的特殊性,因此更应该注意选择适当的教学方法和手段。

在护理教学过程中,各因素虽有各自的地位和作用,但它们又是作为一个整体发挥作用,完成教学这一任务的。要使教学过程的整体功能达到最佳状态,就要深入研究这些基本要素的结构、功能及其相互关系、使之形成最佳组合。

(四)护理教学过程的功能

根据对教学过程本质的理解,教学过程具有以下几个基本功能。

1. 探索知识　教学过程的最重要的功能就是引导学生探索知识,进而理解和掌握知识。教学过程作为传授知识的过程,优于其他传授知识的活动,是因为教学过程中的知识已经经过了某些特殊组合,在专门教师的指导下进行的。

2. 形成技能　教学过程不仅仅是传授知识的过程,而且还是一个学生形成基本技能的过程,知识学习和技能的掌握相辅相成的,知识学习是培养技能的基础,掌握一定的技能有利于知识的顺利学习。

3. 培养智能　智能是智慧和能力简称。智慧是人们认识、适应和改变外界环境的心理能力,包括观察力、注意力、记忆力、思维力和想象力,其中思维力是智慧的核心。所谓能力是直接影响活动效率,顺利有效完成某种任务的心理特征。人的智能一般遗传和文化传承,而教学是发展智能的一条重要途径。

4. 发展情感与态度　通过教学,学生不仅能学习知识、形成技能、培养智能,而且还能发展与学生之间的情感,以及帮助学生树立起良好的学习态度和对社会正确的态度。应该说,教学过程发展情感与态度是教学过程的不可忽视的必要功能。

护理教学过程包括传递知识、形成技能、培养智能等功能,通过护理教学的过程,护理学生不仅获得知识的增长,能力的发展,而且思想感情、专业道德品质也同时受到熏陶,发生变化;更有利于将美的因素融入护理教学的手段或教学艺术中,并贯穿于护理教学过程的始终,有效的促进学生智力和各方面综合能力的发展,促进学生对服务对象的情感、意志品质、个性特征及体格的全面发展。

二、护理教学过程的特点

护理教学过程,本质上是学生在教师指导下的一种认识过程,是认识过程的一种特殊形式,即它除了具有一般认识过程的共同属性外,也因其专业特色,所以又具有特殊性。

(一)护理学专业学生的认识主要是系统的学习间接知识的过程

在护理教学过程中,学生主要是掌握前人长期护理实践总结的科学文化知识,以此为中介来间接的认识客观世界。这种认识,就人类认识总体而言是已知的,被实践证明了的,对学生而言却是未知的。

护理专业教学内容上主要是对人类在长期医疗、护理活动中的实践经验和相关研究成果的总结,大量学习内容如解剖学、病理学、生理学、各科临床知识都无法通过学生的直接学习而获得。因此,学生学习护理知识以获取间接经验为主,这样可使学生不受时间和空间的限制,缩短了对护理知识掌握的过程,就如站在巨人的肩膀上,掌握了知识就是站在了另一个成长的平台。如消毒隔离技术,从最原始的煮沸消毒到现代的消毒隔离术,其中经历了漫长的摸索和探究过程,而通过教学可以让学生在几小时内甚至几十分钟了解几百年的进展。

由于护理工作的特殊性,教学过程的直观性强,为真实、客观地再现或模拟护理现场,以增强学生的直观思维就要求在教学过程中运用护理案例分析、教学短片、角色扮演、模拟病房、临床参观等多种教学方法对学生进行直观引导和启发,此外对教学场地、教学设备、教学环境都有特定的要求。

另外,护理学习具有很强的实践性,所以学生除了学习书本知识外,还必须要进行临床实践,加强实际操作能力。应让学生在亲身观察、实践及感受的过程中获得直接经验,为后期的改进和创新打下基础。因此护理教学过程中让学生亲自去临床实践和感受,是护理教学过程中不可缺少的步骤。

(二)护理学专业学生的认识活动是在教师组织指导下进行的

护理教学过程是由教师引导进行的。教师起主导作用,他是一定护理教育目标的实现者、系统知识的传授者、整个教学活动的组织者和学生学习的引导者。主导作用的实质是引导转化,把前辈积累起来的护理知识转化到学生个体认识中去。护理学教师根据护理教学要求,遵循护理教育规律,借助各种教学场地(包括课堂、实验室、教学医院),运用各种专门制作的教具、模型、标本、挂图,以及幻灯、录像、多媒体课件等,采取各种有效的形式和方法(课堂教学、练习、实验、见习、实习)组织起特定的教学环境,为学生迅速、大量掌握护理科学知识,发展护理技能提供重要的物质保证。在教师的指导下,学生的认识过程具有明确的指向性和受控性,是一种简约化的认识过程。

(三)护理学专业学生的认识过程是德、智、体全面发展和个性全面培养的过程

护理教学的最终目的是要学生获得护理知识,掌握胜任护理工作所需的技能,并在教学的过程中促进自身的完善和发展。教材中所反映的知识体系,不仅是人类智能活动的结晶,还蕴含着价值观、世界观、方法论,具有伦理、美学等多方面的教育价值。学生在掌握科学知识的同时,他们的情感、意志、性格、职业道德品质等也在形成发展中。这是一个以认识为基础的德、智、体全面发展过程,远比单纯的认识过程复杂、丰富和深刻。由此可见,护理学教师在传授知识、技能的同时,必然会对学生思想品德的形成产生广泛而深刻的影响。

因此,护理教学过程不应是单纯的知识灌输,还应该包括护士职业人格、职业个性、职业品质的塑造。而教学中的促进力量,一部分来自于学生本身,另一部分则是来自于教师的榜样力量,通过得体的着装、优雅的谈吐、机智的应变、科学的态度、健康的心态等将护理专业的特色与内涵融入护理教学过程当中,同时将"关注学生的成长""享受学生的成长""与学生一起成长"的理念贯穿于护理教师的整个职业生涯。

在护理教学过程中要赋予学生权力,鼓励学生解决问题、掌握方法、敢于质疑,这样不仅让他们在学习上享有了自主权,而且锻炼了积极创新和打破常规的勇气,这样护理学科才能有长足的进步和发展。所以说真正的教育绝不仅仅局限于给学生灌输一些学科知识和各种各样的技巧,更重要的是教给学生正确的人生观、价值观、职业观及积极的人生态度,护理教学过程也是如此。

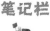

三、护理教学过程的基本阶段

（一）不同学派对教学过程阶段性的看法

从教学过程的定义中不难发现,教学过程具有阶段性,而古今中外学者们对教学过程的基本阶段有着不同看法。

1. 苏联教育家凯洛夫　认为系统的传授和学习知识的程序应该包括的阶段是:①诱导学习动机;②感知和理解新教材;③巩固知识;④运用知识;⑤检查。

2. 美国教育学家和心理学家布鲁姆　认为教学过程主要有三个阶段。①准备阶段:制订单元目标和可以测量的标准,制订具体的教学计划,启发诱导学生;②实施阶段:进行群体教学,接着进行形成性测验,再开展小组的或个别的矫正活动;③小结阶段:为学生评定成绩。

3. 苏联学者巴班斯　则认为教学过程包括以下环节:

（1）教师掌握教学的社会目的和教学任务,并在研究教学过程得以进行的系统所具有的特点,即研究学生、学生集体、教学条件、教师本身可能性基础上,使之具体化。

（2）考虑班级学生的特点,使教学内容具体化。

（3）教师根据已经查明的系统特点,设计教学手段,最优化的选择教学活动的形式和方法。

（4）在教师的教学影响和学生的认识活动统一中,实现教师和学生的相互影响。

（5）对知识、技能、技巧的掌握情况进行日常检查、自我检查,随机应变的调整教学过程的进程。

（6）教师和学生分析教学过程一定阶段的结果,查明尚未解决的任务,供设计下一轮过程参考。

4. 其他　我国也有学者提出学习过程应该包括以下几点:①使动/需要;②精选/吸摄;③提供/储备;④设场/模仿;⑤外向/移用;⑥点拨/创造;⑦评价/报偿七个阶段。我国还有学者也提出教学过程的四个阶段:①启（启发诱导）;②读（阅读课文）;③练（做练习）;④知（当时知道结果,及时反馈、及时强化）。

（二）护理教学过程的基本阶段

护理教学过程的基本阶段是根据马克思主义认识论和学生掌握知识、技能的心理活动过程来划分的。

1. 激发学习动机、激发求知欲望　动机是激发和维持个体活动并使该活动指向某一目标的心理倾向和动力,是学生学习积极性的最直接因素,是学习得以维持、发生和完成的重要条件。学习动机是直接推动学生进行学习以达到某种目的的心理动因。它既是教学过程的前提条件,又是贯穿教学全过程的动力。

美国教育心理学家奥苏贝尔提出的成就动机是最主要的学习动机理论,该理论认为动机产生于人对于成就的需要,而学业成就动机包括认知驱力、自我增强驱力和附属驱力。

认知驱力:是指学生渴望认知、理解和掌握知识,以及陈述解决问题的倾向,即学生都有求知的需要,但由于学生对于某学科的认知驱力主要是后天形成的,适当的教育环境、成功的学习经验才可提高学生的认知驱力。

自我增强驱力:反映了个人试图凭借自身的才能和成就获得相应的社会地位的愿望。这种驱力对学生的学习也有一定的促进作用,但过分强调则会使学生的学习目的以功利为目的,在得到或失去获得功利的机会,这种动机就可能消失;此外,过高的自我增强独立可能导致学生自我缺陷和错误的感知能力的下降。

附属驱力:指学生为得到家长和教师的赞扬学习的需要。

作为护理学专业的教师应该很好运用成就理论激励护理专业学生的学习动机和学习激情,让学生感觉到他们所从事的护理专业是对人类健康服务的崇高的事业,帮助学生树立为社会主义、为人类健康事业服务的崇高信念,使他们对即将从事的护理专业有正确的认识;让他们认识到掌握相关科学知识和技能是做好该项崇高事业的必然前提和条件,激发他们的求知兴趣和探索欲望,并将学习与个人的前途、事业、理想联系起来,从中汲取巨大力量,只有这样,他们才能自觉主动地从事长期、艰苦的学习活动;同时,护理专业教师应该以身作则、身体力行的证明只要努力工作,每位护理人员都会获得来自患者、家属和同事的首肯和褒扬,获得相应的尊重和社会地位,护理专家们的成功案例也会对学生产生相当大的激励作用;最后,来自于家长、老师的不断鼓励和赞扬也不容忽视。

2.感知教材、发展观察能力　国内外的教育文献对教材的定义,一直众说纷纭。有人认为教材是"教师指导学生学习的一切教学材料,包括教科书、讲义、讲授提纲、参考书刊、辅导材料,以及其他教学辅助材料,如图表、教学影片、唱片、录音、录像磁带。教科书、讲义和讲授提纲是教材整体中的主要部分",这是对教材的描述性解释,没有涉及教材概念的内在本质;还有人认为"教材即学科知识体系",仅片面的把学科作为解释教材概念的唯一出发点和落脚点,是学科中心主义教材观的典型代表;还有人认为"教材即学科课程内容",将教材视为学生掌握的课程内容,无视教材与课程内容、手段与目标之间的界限,人为地将两者混为一谈,也有着明显的缺陷。

20世纪70年代末,日本学者藤冈信胜从教师、教材、学生三者之间的关系出发,对教材在教学过程中的地位和作用以及教材概念给予了清晰的界定。他指出:①教学是在班级场所内进行的,以教材为媒介构成的教师、教材、学生三者之间相互作用的过程。②课程内容是教师让学生习得的富含某种文化价值的科学知识、概念、法则等。③教材是作为课程内容的概念、法则等以有性的方式表现出来并导入教学过程的事实、现象或素材。④教具则是指为学生提示这些事实、现象或素材时所使用的一切物质性手段或工具,即教具是指教材的物质性侧面。从这个意义上说,教科书既是教材也是教具。

由此可见,教材不同于课程内容,但又是以一定的课程内容为前提,简而言之,教材是承载并传递课程内容的载体的媒介。

学生要掌握的教材上的知识是他人的实践经验总结,要理解和掌握这种知识,必须以感性认识为基础。如果学生感性知识丰富,表象清晰,想象生动,理解这些知识就比较容易,否则学生对所学概念就会感到抽象、疑惑、难以理解。

因此,护理教师应该根据教学目标,很好的设计教学内容、采取各种教学工具和方式,帮助学生较好的感知教材和教学内容。

引导学生感知教材,获得与教材内容有关的感性认识的方式很多,包括:①提供直观的感性材料,如直观教具、实验、演示、参观、见习等。②向学生提出问题和要求,引

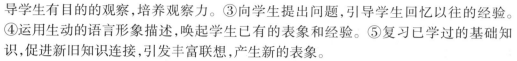
笔记栏

导学生有目的的观察,培养观察力。③向学生提出问题,引导学生回忆以往的经验。④运用生动的语言形象描述,唤起学生已有的表象和经验。⑤复习已学过的基础知识,促进新旧知识连接,引发丰富联想,产生新的表象。

理解书本知识必须以感性知识为基础,但并非要求每节课都从感知具体事物开始,而应根据学生实际发展水平确定。

3.理解教材、发展思维能力　护理学教师应帮助学生在感知教材的基础上,逐步对所采用的教材进行理解和概括,最后形成科学概念,这是教学过程的中心环节。因为只有理解教材,形成概念,才能深入了解事物的本质,把握客观过程的规律。

学生理解教材是一个复杂的思维发展过程。为了使学生正确地进行思维,将书本知识与感性知识结合起来,转化为自己的精神财富,护理学教师应做到:

(1)了解学生思维发展过程及规律,编制科学的讲授程序,提高课堂教学质量。

(2)恰当选择感性材料,善于运用典型事例揭示事物本质特征,并注意新旧知识的联系,引导学生用已知知识去分析新问题。

(3)善于运用比较、对照、分析和综合、归纳和演绎等方法,引导和组织学生思维过程,并培养他们逻辑思维的能力。

(4)要注意概念的确切,给概念以精确定义,并注意纠正学生已有的、与科学概念不符的生活概念,以形成科学的概念体系。

4.巩固知识、发展记忆能力　学生学习书本知识要转化为自己的精神财富,必须经过知识的巩固。学生只有牢牢记住所学知识,才能顺利地吸收新知识,自如地运用已有的知识。巩固知识是教学过程中不可缺少的环节。

为帮助学生巩固知识,护理教学中应注意:

(1)研究学生保持记忆的规律,发展学生的记忆能力。

(2)引导学生在理解的基础上记忆,提高意义记忆的比重,将意义记忆和机械记忆结合起来,提高记忆效果。

(3)科学地组织学习材料,便于学生理解记忆。

(4)指导学生掌握记忆的方法,养成边阅、边理解、边记忆或用自己的语言复述知识的习惯,使学生通过联想、推论等方法追忆所学知识。

(5)根据遗忘规律,正确组织复习,使知识在大脑中的记忆痕迹得到强化。

5.运用知识、形成技能技巧　学习是掌握知识的必要途径,运用学习到的知识、解决实际工作中的问题才是掌握知识的最终目的。护理学学生通过专业学习,可拥有一定的专业技能,而通过不断运用这些知识,可以形成技能,还可以检验所学知识,丰富直接经验,使学习到的知识深化,形成技巧,进一步巩固知识,提高分析问题、解决问题的能力。运用知识,不仅要动脑,而且要动口、动手,进行反复练习和实际操作才能达到。因此,在护理教学中应注意:

(1)根据教学要求,精心设计组织多种形式的教学实践活动,并逐步加深内容,改变方法,提高难度。

(2)使学生明确教学实践、练习的目的和要求,调动学生参与实践的积极性。

(3)适当组织综合性强的社会实践活动,以提供综合运用知识的机会。

(4)对活动的结构给予检查,帮助学生改正缺点,并培养学生自己安排活动,自己检查实践结果的习惯于能力。

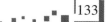

6.检查评定学习结果　在护理教学中,学生掌握护理知识与技能的质量怎样,只有通过检查才能确定。护理学教师在教学过程中,一方面要随时了解学生对知识的理解与技能掌握情况,及时调节教学内容、方法、进度;另一方面,还要在完成一定的教学量之后进行专门检查,了解学生知识掌握与能力发展情况,以便改进教学,提高教学质量。为了提高学生自学能力,护理学教师还应注意培养学生对所学知识的自我检查能力和习惯。

教学过程各阶段都有各自的具体教学任务和独特功能。它们既相互区别又相互联系,并不是每堂课都要体现这六个阶段,也不是每堂课都要遵循六个阶段的顺序。应根据教学对象的实际和学科知识本身的特点,灵活掌握。

四、护理教学过程的基本规律

护理教学过程是护理教师与学生共同活动的复杂过程,教学过程中基本规律是护理教学过程诸因素之间最根本的关系。正确处理好这些关系就是遵循了教学规律,反之,就是违背了教学规律。

(一) 教师与学生的关系

护理教学过程是护理学教师与学生共同活动的过程,因此教师与学生的关系是护理教学过程中最重要、最本质的关系。如何处理师生在护理教学中的地位和作用的关系,是护理教学过程中一个十分重要的理论与实践问题。

1.教师的主导作用是客观存在的　教与学是一个矛盾的统一体。教师的教是矛盾的主要方面,教师受过教育专业训练,精通所教专业的知识,了解学生身心发展规律,他们的任务是根据社会与护理事业需要,把课程计划、课程标准、教科书所规定的内容传授给学生。对于缺乏专业知识与能力的学生来说,只有借助教师的教导与帮助,才能以简捷有效的方式掌握护理学专业知识。教学的效果与质量主要是由教师的教学水平所决定的。

近年来,有美国学者提出教师在整个教学活动中应该做出计划、激励学生、协调工作、使学生之间能够相互协作进行学习,借以达到教学目标,这些在复杂的工作环境中的角色行为除了传统的教学以外,还承担了领导者和组织者的角色行为。这一观点也是对护理教师应该具备的能力提出了新的挑战。

2.正确认识学生的主体地位　在护理教学过程中,学生是教育的对象,又是学习活动的主体。教师的教固然重要,但对学生来说毕竟是外因,外因必须通过内因而起作用。教师传播的护理知识、技能,施加的思想影响都要通过学生自己的认真观察、积极思考和自觉练习、运用,才能转化为他们自己的知识财富、智慧才能、思想观点。学生的主体意识越明确,学习主动性就越强,学习效果就越好,个体身心发展就越大。

3.教师的主导作用必须与学生主体地位有机结合　在护理教学过程中,教与学双方是相辅相成、相互依存、相互促进的关系。教师主导作用的充分发挥主要体现在承认学生在教学过程中的主体地位,把学习的主动权交给学生,激发他们学习护理知识的兴趣与欲望,鼓励他们独立探索科学真理,引导他们积极思考,创造性地进行活动。反之,学生的主体地位是以教学为前提的,是对教师教的积极配合。如果背离教师的主导作用,学生主动性、积极性就会具有盲目性,导致学习过程事倍功半,成效甚微。

而学生学习的积极性的提高,又会进一步促进教师主导作用的实现。因此,在护理教学过程中,必须充分发挥教与学双方的积极性,注意避免出现"以教代学"和"以学代教"。随着学生年龄的增长,知识的增多,能力的增强,他们的学习自主性、独立性将提高。护理学教师针对不同年龄学生教学时,主导作用的要求应有所变化。

(二)间接经验与直接经验的关系

经验是人与客观对象接触而获得的认识。直接经验是指亲身参加变革现实的实践而获得的知识,因为认识来源于实践,辩证唯物主义的认识论强调直接经验的重要性,强调只有从亲身实践中得到的直接经验才是获得的真知。间接经验是指从书本或别人那里得来的知识,由于一个人的时间和精力总是有限的,凡是都靠自己直接经验是不可能的。因此,一个人所接受到的知识,绝大部分是间接经验。为继承历史遗留下来的精神财富和学习相关领域的知识,接受间接经验是完全必要的。

在护理教学过程中,学生的认识有两个方面:一方面是获取直接经验,即学生亲自活动获得的知识;另一方面是获取间接经验,即他人的认识成果。间接经验与直接经验的关系是护理教学过程中一对基本矛盾关系。正确处理这对矛盾关系,应明确以下两点:

1.学生学习知识必须以间接经验为主　就人类知识总体而言,任何知识都离不开直接经验;就人类获得知识的途径而言,则主要是接受他人的认识成果,获取间接经验。随着人类历史的延续,认识的发展,作为新生一代的学生在有限的活动范围和生命时限内,无论如何努力,也不可能凭直接经验认识世界。他们要在短时间内掌握系统的科学文化知识、护理学专业知识、技能,达到专业现有的科学认识水平,并继续攀登科学文化新高峰,就必须以学习间接经验为主。

2.学习间接经验必须有直接经验做补充　在护理教学过程中,学生仅掌握书本知识是不够的,现成的书本知识,一般的表现为抽象的概念、原理、规律等,学生要把这种书本知识转化为自己能理解、运用的东西,必须有一定的直接经验、感性知识做基础,只有把直接经验与间接经验结合起来,感性知识与理性知识结合起来,学生才能获得运用知识于实际的能力,从而真正掌握完全的知识。陶行知先生做过一个精辟的比喻:"接知如接枝",他说:"我们必须有从自己的经验里发生出来的知识做根,然后别人的相类似的经验才能接得上去。倘若自己对于某事毫无经验,我们决不能了解或运用别人关于此事之经验。"因此,在护理教学过程中,要创造条件为学生增加学习新知识所必需的感性认识,如课堂举例、观看录像、临床见习等,促进学生把个人的已有经验、知识或现时获得的感性认识与所学的新知识联系起来,提高护理教学质量。

(三)掌握知识与发展能力的关系

在近代教育史上,对于掌握知识和发展能力的问题有两种主张:形式教育论与实质教育论。形式教育论者认为教学过程的主要任务是训练学生的思维形式,知识的传授是无关紧要的。实质教育论者认为,教学的主要任务是传授对实际生活有用的知识,至于学生的认识能力则无须专门训练。显然,这两种主张都是片面的,现代教育家主张把两者有机融合起来,这种倾向乃是现代社会生产力和科学技术高度发展的客观需要。

在护理教学过程中,掌握知识与发展能力是相互依赖、相互促进的关系,主要表现为：

1.掌握知识是发展能力的基础　在护理教学过程中,学生能力的发展依赖于他们对学科知识的掌握,因为系统的学科知识是专业能力发展的必要条件。人们常说"无知必无能"是很有道理的。没有一定的知识作为基础,能力的发展就成了无源之水、无本之木。学生学习的护理学及有关科学知识,既是人类知识长期积累的成果,又是人类认识能力的结晶,本身蕴含着丰富的认识方法。学生在掌握知识的过程中学会基本认识方法,发展自己的基本能力与专业能力,并运用到以后护理实际工作中去。学生掌握知识越丰富,理解越深刻,运用越灵活,他们的能力发展水平就越高。

2.发展能力是掌握知识的必要条件　学生对知识的掌握依赖于他们的能力发展。一般说来,能力发展较好的学生,学习效率较高;能力较差的学生,学习上的困难也较多。可见发展学生能力是顺利进行教学的重要条件,是提高教学质量的有效措施,也是人才培养的需要。特别是在科学技术迅猛发展的当代,教学内容迅速增多,难度不断加大,就更需要在教学中培养和提高学生的能力,使学生能胜任未来社会需要,并具有不断获取知识,自我发展的能力。

3.在教学过程中实现知识与能力的统一发展　掌握知识与发展能力是在同一认识活动中实现的,两者有一定的相关关系,但它们并不一定是同步发展的,也不会自然转化。

4.让学生掌握最佳的知识结构　俄国教育家乌申斯基说过,"智慧不是别的,只是组织得很好的知识体系"。这意味着最佳的知识结构或者说规律性知识才可能是培养学生创新能力的源泉。美国心理学家布鲁纳认为,任何学科都要是学生掌握基本概念、基本原理等规律性的知识,以便学生理解,增强记忆,促使知识、技能的迁移。因此,护理学教师备课要善于精选、组织材料。教学时,注意对知识的分析、对比、综合、归纳,使学生掌握内在的规律性,从而培养学生的概括、推理能力。

5.运用科学的教学方法　教学方法是教师和学生的同一体,包括教师怎样教和学生怎样学两个相辅相成的方面,教师要废除灌、喂、逼、管等被动教法,运用科学的教法。科学的教法就是根据学生的知识水平和学习规律施教,激活和培养学生学习的主动性。启发式教学能使学生主动的、积极的乃至创新的学习。教师不仅要教知识,还要交给学生学习的方法,就能发挥自己的创新思维,主动寻求解决问题的途径,这是培养学生自主学习能力的关键。

6.通过课外实践活动,扩大学生的知识面、发展能力　护理教师要重视课堂外实践活动对学生的专业信心、兴趣和综合动手能力等的不可估量作用。教师可向学生推荐一些优秀专业书刊和代表性习题共学生课外阅读和练习,还可以组织一些公益性的临床实践活动和社会调查使护理学生有机会充分展示自己的才华,使护理学生的学习自主性、合作性、探究性学习能力得到更好地培养和锻炼。

7.注重学生个性因素的发展　个性因素对学生知识掌握和能力发展都会产生深刻影响。著名科学家爱因斯坦说"智力上的成就在很大程度上依赖于性格的伟大"。护理学教师应该注重学生良好个性因素的培养,使学生有强烈的进取心、责任心、乐于勤学苦练、乐于吸收最佳的知识成果,为成为具有创新能力的有用之才奠定个性基础。

学生知识的多少并不标志其能力发展的高低。从知识的掌握到能力发展是一个极其复杂的过程,不仅与学生掌握知识的量、性质、内容有关,也与他们获取知识的方法和运用知识的创造态度有关。学生的能力不是主观自生的东西,而是客观事物的关系及其运动变化规律在他们头脑中的反映。因此,在护理教学中,应加强教学内容的科学性、系统性,注重启发式教学,调动学生学习的主动性与探索精神,引导学生积极参与教学过程,充分运用自己的认识能力,正确进行比较、分析、综合、抽象、概括、演绎和归纳等思维活动,使他们深刻理解和把握知识所反映的客观事物的关系与规律,创造性地运用知识来理解和解决实际问题。

(四)知识教学与思想教育的关系

在护理教学过程中,教师不仅要引导学生掌握护理知识,而且要使他们提高思想觉悟,做到教书育人。

1.掌握知识是进行思想教育的基础　任何教学过程都具有教育性,这是客观存在的规律。

首先,在护理教学过程中,教师传授什么样的知识都要受到一定思想体系、社会需求的指导和阶级立场、观点的支配。知识本身所蕴藏着的价值观、世界观、方法论及探索者的治学态度、意志、性格等精神力量对学生明辨是非,分清善恶,加强对社会职业道德规范的认识,为学生确立正确的、科学的世界观和职业价值取向奠定了基础。

其次,在护理教学过程中,教师不仅仅是传授知识,他们的立场、观点、思想感情、工作态度等也会对学生产生不同程度的影响。如果教师严格要求自己,注意为人师表,热爱护理教育事业,那么他们的教学必然对学生产生潜移默化的思想教育作用。

再次,学生掌握知识的过程,本身就是道德实践、思想觉悟提高的过程,需要学生具有自觉、认真、老实的态度和顽强的意志,锲而不舍的精神。

2.思想教育促进知识的掌握　掌握知识并不等于提高了思想觉悟,要使知识转化为学生的思想观点,成为调节他们行为的力量,还要求教师在教学中,要结合学生思想实际,结合护理工作的性质与特点,有的放矢地对学生进行思想教育。引导学生自觉地从所学知识中汲取思想营养,形成情感共鸣,树立牢固的专业思想,养成优良的职业品质。学生思想觉悟越高,学习目的越明确,对护理学专业越热爱、他们学习知识就越主动、越刻苦、越富有创造性。学生逐步树立了辩证唯物主义观点,他们的思想方法、学习效率也就越好。

(五)课内与课外的关系

传统的教学过程是以课堂教学为主,课外教学是指在教师指导下发展学生个人兴趣和特长的活动,也有人把它称之为"第二课堂"。课内课外的教学在实现护理人才培养目标的教学过程中也是相辅相成的。

1.课外教学是教学过程中的重要组成部分　课外教学不受统一的课程标准、教材的限制。学生能及时、广泛地从多种渠道接受多种信息。因此,它传递给学生的信息速度快、容量大、内容丰富多彩,在拓宽学生知识面,丰富学生精神生活方面具有不可忽视的作用。

课外教学是以开展各种活动为主,这就为学生提供了各种实践机会,并把科学研究引入护理教学领域,有利于培养学生探索、创造精神和独立进行护理科研活动的能力,并能较好地培养锻炼学生的意志、性格和行为习惯。

课外教学是在学生自愿原则基础上组织起来的各种小组、协会或个别活动,教师只起辅导、咨询作用。因此,它可以充分发挥学生作为认识主体的能动作用,充分发挥和发展个人的智慧与才能,以充分实现因材施教。

2. 课外教学必须以课内教学为基础　课外教学活动的开展必须要有系统的基础知识、专业知识为指导,离开课堂教学,课外活动就成了无本之木。这就需要努力提高课堂教学的质量与效率,为课外教学打下基础。

课外教学活动必须注意与课堂教学内容相结合。课堂教学在大面积提高教学质量,更经济地培养护理人才,实现教学的传授、发展、教育三项基本职能方面的独特功能是其他形式不可比拟的。因此,课外活动必须以课堂教学为基础,与课堂教学内容密切结合,在此基础上尽可能与有关护理科研项目、实践需要相结合,真正发挥课外教学促进、配合课内教学的独特作用。

第二节　护理教学原则

一、教学原则的概念

教学原则是在总结教学实践经验的基础上,根据一定的教育目的和对教学过程客观规律的认识而制订的教学工作中必须遵循的基本要求。

教学原则与教学规律,二者既有联系又有区别。科学的教学原则是教学规律的具体体现和直接反映。教学规律是制订教学原则的重要依据,是根本,而教学原则是由教学规律派生的。教学规律是不以人的意志为转移的客观存在,是教学过程中内在的、本质的、必然的联系。我们对教学规律只能发现、掌握、利用,决不能创造和改变。教学原则是人们在长期教学实践中总结上升而成的理论认识,具有一定的主观性,并且是随着实践的深入,认识的发展而不断发展的。教学规律是没有阶级性的,客观反映并符合教学规律的科学的教学原则也是没有阶级性的。但是,由于教学原则是通过人们意识的加工,所以在阶级社会中,对教学原则的制订、解释和运用时要受到一定阶级思想的影响。

二、教学原则的作用

教学原则既然是教学工作中必须遵循的一些基本要求,显然对规范教学活动、保证教学工作的正常、高效运行有着重要的意义。护理学教师通过对教学原则的把握可以促进和加深对于教学原理的理解、正确了解教学中的客观规律,改进并促进教学实践。

教学原则的作用:①教学原则是学校组织教学,制订课程计划,编写课程标准、教科书的准则;②是教师合理组织教学,运用教学方法与教学手段,完成教学任务,提高教学质量的指南;③也是教育部门各级管理者指导教学、检查评估教学质量的依据。

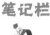

三、护理教学原则体系及应用要求

（一）科学性、思想性和艺术性相统一的原则

科学性、思想性和艺术性相统一的原则反映了教学具有教育性的规律，是社会主义教育目的所决定的，体现了我国护理教学的根本方向和特点。

科学性是指护理教学向学生传授的知识必须是正确、科学的知识，反映当代最先进的科学思想。思想性是指无论教材内容的安排还是教师讲授过程都应注意对学生进行辩证唯物主义与共产主义思想品德教育，使学生形成科学的世界观和高尚的职业道德品质。艺术性是指教师在护理教学中要充分发挥教学的感染力，遵循学生心理活动规律，有效提高学生学习的兴趣，使教学内容的科学性、思想性从教的方法转化为学生内在的东西。

教学的科学性、思想性和艺术性三者之中，科学性是根本，思想性渗透在科学性的教学之中，艺术性是科学性、思想性达到最优效果的途径与方法。三者有机结合，护理教学才可能既是有效的，又是可靠的。

在护理教学中贯彻科学性、思想性、艺术性相结合原则的基本要求是：

1. 保证护理教学的科学性，发挥科学知识本身的教育力量　在护理教学中，教师要以马克思主义观点和方法分析教材，选择和补充教学内容。引导学生掌握的知识必须是正确的、系统的、定论的，是反映现代护理科学发展水平和研究成果的知识。概念的表达要精确，原理的论证要严密，资料的引用要可靠，技能的演示要规范。在介绍不同学术观点时应在讲清基本知识的基础上，实事求是地进行分析，以便使学生养成尊重科学的态度。为此，护理学教师必须刻苦钻研业务，加强科学研究，深刻了解本学科最新发展的动向，不断提高自己的专业学术水平。

2. 根据学科的性质和特点，进行思想品德教育　在护理教学过程中，必须根据学科特点，充分挖掘教材内在思想性，例如护理伦理学、护理管理学等本身就具有鲜明的政治性、思想性和道德准则。基础医学知识揭示了人的本质和客观规律，渗透着唯物主义思想和辩证法。因此，只有结合学科知识特点，有的放矢地进行思想教育，才能有力地感染学生，收到潜移默化的教育效果。

3. 通过教学各环节，培养学生思想品德　护理学教师不仅要在上课时对学生进行思想品德教育，还要注意通过作业、辅导、考试、实习、课外实践等各种教学活动，对学生提出严格要求，结合学生思想实际进行教育，培养学生主动自觉、脚踏实地、刻苦钻研的学习态度和一丝不苟、持之以恒的良好习惯，关心他人、富有爱心、不畏苦累、乐于奉献的职业品质。

4. 教师以身作则，教书育人　教育是用灵魂塑造灵魂，用人格培养人格的活动。教师优秀的人格品质是最具有感染力的教育资源，它作为一种精神力量，对青年学生的心理影响是任何道德格言、奖惩条例所不能代替的。为此，教师应努力提高自己的政治思想、业务水平，加强道德修养锻炼，使自己成为学生效仿的优秀榜样。

5. 研究教学艺术，提高教学效率　教学艺术是受制于个性风格，具有美学价值和创造性运用各种教学方法的个人才华，是教师在教学经验基础上形成的教学技能发展的高级阶段。护理学教师要刻苦钻研教育理论和教学技能，不断提高自己的教学艺术水平,形成个人独特的教学风格,以提高教学的艺术感染力,激发学生相应的积极情感,使学生在轻松、愉悦的气氛中,在美的体验中获取科学知识,并受到深刻的思想教育。

(二)理论与实际相结合的原则

理论与实际相结合的原则是辩证唯物主义认识论的基本原则,是根据教学过程中间接经验与直接经验这对关系而提出的。

理论与实际相结合的原则是指在护理教学中要重视和加强学科基础理论知识及基本技能的训练,同时密切结合护理实践活动,使学生在掌握基本知识与技能的同时,通过各种实际活动,使学生具有分析问题、解决问题的能力和言行一致的品质,从而正确解决教学中直接经验与间接经验、感性知识与理性知识、讲与练、学与用、言与行的关系,使学生在获得较完全知识的同时得到道德实践锻炼,培养理论联系实际的学风和能力。

护理教学中贯彻理论和实际相结合的原则,要求做到:

1. 以理论为主导,联系实际进行教学　联系实际,首先要掌握理论,对学生尤其如此。要使学生较好地掌握护理学的基本知识,教师必须理论联系实际进行教学,包括联系学生已有的生活经验、知识、能力、兴趣、品德的实际;联系科学知识在护理实践与社会生活中运用的实际;联系当代最新科学成就的实际,以使抽象的书本知识易于被学生理解、记忆、吸收和转化。

教师在联系实际进行理论教学时,必须有明确的目的性,防止喧宾夺主;要有充分的准备和严肃的态度,防止任意泛化;要对理论与实际两个方面都有透彻的理解与掌握,防止牵强附会;要注意采取多种方法,防止形式主义。

2. 通过实践性教学环节,加强基础知识教学和基本技能训练　护理学教师要充分认识实践性教学环节,如实验、实习、作业等在护理人才培养中的重要地位和作用。根据护理教学特点,安排和引导学生积极参加各种实践活动。在组织实践性教学活动时,做到思想重视、目的明确、钻研大纲,并做好准备;精讲多练、加强指导、严格要求及合理安排;及时检查、做好总结,以提高实践性教学活动的教学质量。

3. 根据学科特点和学生特点,确定理论联系实际的度与量　理论联系实际的深度、广度和具体形式必须从护理教学实际需要出发,必须考虑不同层次学生的年龄特征、实际身心发展水平、接受能力,以切实提高学生参与实践活动的积极性和保证实践活动的教学效果。

(三)专业性与综合性相结合的原则

专业性与综合性相结合的原则是根据我国的教育目的和护理学专业人才培养目标而提出的。

明确的专业方向性是护理院校教学过程的基本特点。一切教学活动都是围绕实现护理学专业培养目标而组织展开的,以便使学生在毕业前就获得基本的护理学专业知识、技能和专业思想准备。但是,当代科学发展的基本特征是高度分化与高度综合,这就要求任何专业人才都需要有广博宽厚的知识和融会贯通的能力,才能适应科学技术发展。护理是一种帮助人类恢复、保持、增进健康的社会活动。人自身的复杂性、多面性及人类活动的广泛性、综合性决定了从事护理活动的人不仅要掌握关于人的自然科学知识,还必须了解涉及人的社会、人文科学知识,才能适应现代护理事业发展的需要。因此,不应把专业目的性或职业倾向性理解得过于狭隘,而应坚持明确的专业性与必要的综合性相结合。

在护理教学中贯彻专业性与综合性相结合的原则,要求做到:

1.建立合理的知识结构和能力结构　护理教学应根据社会对护理学专业不同层次人才所要求的知识与技能确定课程,选择教材,组织教学活动。使学生在掌握主要的护理学专业知识技能的基础上,通晓必要的相关学科知识。在智力结构方面,除了针对不同层次学生的主要能力提出要求外,还应侧重培养护理学专业核心能力,如评判性思维能力、临床决策能力、实践动手能力、沟通能力、自我发展能力等。

2.以整体化观点指导各种教学活动　护理学专业的各门课程、各种教学活动是一个有机组合的整体,共同发挥着培养护理人才的作用。因此,在教学中要注意加强各门课程、各种形式教学活动的联系与协调,以形成合力,发挥最佳的教学效果。

3.进行专业方向性教育与职业道德教育　明确的专业方向有利于激发学生的学习动机,加强学习的主动性,提高学习效率。护理职业道德是护理工作者必须遵循的行为规范,是护理工作者的道德责任和义务,护理学教师应注意在日常教学活动中进行正面教育;也可通过隐蔽性课程,如校园文化、各种仪式活动、人际环境等给学生以持久的、潜移默化的影响。

(四)教学与科研相结合的原则

教学与科研相结合的原则是根据学生身心发展的特点和规律而提出的,是指将科学研究引入教学过程,使学生在学习护理知识的同时,掌握科学研究的基本方法,养成科学精神与科学态度,发展从事护理科学研究的能力。这在高等护理教学过程中具有十分重要的意义。

护理教学过程中的科学研究主要通过两条途径来进行,一条是结合专业课程在各种教学活动中实现;另一条是通过课题设计、毕业论文以及临床调查、学术活动等教学形式来实现。

在护理教学中贯彻教学与科研相结合的原则,要求做到:

1.使学生掌握本学科科学研究的信息　在教学过程中,护理学教师应有目的、有计划地指导学生通过上课、自学、文献检索、参加学术交流、课外实践等活动掌握本学科科学研究的动态、趋势和新的成果。

2.结合教学,进行科学精神、科学态度和科学道德的教育　科学精神指坚持真理、敢于创新、勇攀科学高峰的精神与意志。科学态度是指实事求是、严谨踏实的作风。科学道德是指科学工作者的行为规范。在护理教学中要注意选择科学史中敢于创新,做出重大突破的典型事例教育学生。要严格要求学生实事求是地开展学习研究活动,既要努力获取成功,也要敢于承认失败。要教育学生老老实实做学问,克服浅尝辄止、不求甚解的浮夸作风,杜绝弄虚作假、抄袭剽窃的不道德行为,要相互尊重,谦虚谨慎,养成团结协助的科研作风。

3.对学生进行科学思维方法的训练　护理学教师要通过教学过程,训练学生的科学思维方法,学会运用、比较、分析、综合,归纳、推理等逻辑方法,运用辩证法、系统观研究问题。并可通过文献检索、收集整理资料、实习调查等活动,使学生得到科学思维及方法的运用训练。

（五）统一要求与因材施教相结合的原则

统一要求与因材施教相结合的原则是我国社会主义教育目的所决定的,是由教学过程的本质特点及其规律性所决定的,它反映了学生的年龄特征及个性特征的发展规律。

统一要求是指护理院校培养护理人才的基本规格和各科教学的基本要求。因材施教是指护理教学要考虑学生的身心特点、知识水平和一般接受能力等方面的个别差异。有的放矢地进行有差别的教学,使每个学生都能扬长避短,获得最佳的发展。

护理教学要根据国家统一规定的教学目的和既定的教学计划进行,同时必须从学生实际出发,承认个别差异,因材施教。这两方面是相辅相成、辩证统一的关系。国家规定的统一要求要在每个学生身上实现,就必须从他们的个别实际出发。另外,国家所规定的统一要求,又是反映了青年学生发展的共同规律。因此,统一要求是因材施教的目的和任务,因材施教则是实现统一要求的途径与方法,因材施教必须在统一要求的前提下进行。

护理教学中贯彻统一要求与因材施教相结合的原则应注意做到:

1. 坚持统一要求,面向大多数学生　各层次护理教学都要坚持按课程标准,面向大多数学生,使教学的深度、进度符合大多数学生的接受能力。根据大多数学生的情况,正确处理好教学中难与易、快与慢、多与少的关系。

2. 了解学生,从实际出发进行教学　护理学教师要经常了解、研究学生,既要了解全班学生的一般特点,如知识水平、接受能力、学习风气等,更要了解每个学生的具体情况,如学习的兴趣、爱好、注意力、记忆力等,在此基础上采取不同的方法,有针对性地进行教学。

3. 正确对待个别差异,注意培养尖子生和帮助后进生　了解学生的个别差异,是为了发挥他们的长处,弥补他们的短处,做到"长善救失",把他们培养成合格的护理人才。因此,对待学生,无论是特别好的或特别差的,都要一视同仁、热情关怀。对"尖子生"要精心培植,对他们提出更高的要求,防微杜渐,发挥潜力,使他们尽快成才。对"后进生"要善于发掘他们身上的积极因素,因势利导,帮助他们分析学习困难的原因,使之通过刻苦努力,逐步赶上大多数同学的学习步伐。

（六）直观性和抽象性相统一的原则

直观性和抽象性相统一的原则是根据学生的认识规律和思维发展规律而提出的。

直观性和抽象性相统一的原则是指护理教学中教师要利用学生的多种感官和已有经验,通过多种形式的感知,使知识具体化、形象化,提高学生学习的兴趣和积极性,减少学习抽象概念的困难,也有助于帮助学生更好地理解和运用知识,并发展学生的观察能力、形象思维能力和抽象思维能力。

在护理教学过程中,贯彻直观性和抽象性相统一的原则应注意做到:

1. 恰当选择、运用直观手段　运用于教学中的直观手段多种多样,一般可分为实物直观、模像直观、语言直观。实物直观是通过实物进行的,包括各种实物标本、实地参观、见习、实验等。模像直观是通过运用实际事物的各种模拟形象而进行的,包括图片、照片、模型、幻灯、课件、录像等。语言直观是通过形象化语言而进行的,它可摆脱实物和模像直观所需的时间、地点、设备等条件限制,只要学生具有必要的知识储备即可进行。

恰当选择直观手段,要从护理教学任务、学科特点和学生年龄特征、生活经验出发,选取具有典型性、代表性的直观教具,有效地使学生形成清晰表象。直观是教学的一种手段,不是目的,不要滥用直观手段。

2. 遵循学生感知规律 护理教师在运用直观手段时,必须遵循人的感知规律。这些规律包括:感知时任务明确程度规律、对象与背景间差别规律、对象各部分组合规律、对象活动性规律和多种感官协同感知规律等。只有遵循这些规律,才能获取良好的直观效果。

3. 与教师讲解密切配合 护理教学中的直观不是让学生自发地看,而是在教师指导下有目的地细致观察。教师可以通过提问,引导学生把握事物特征,发现事物间的联系,提高观察或感知的深刻度;可以从教学中某个结论出发,通过直观形式验证;也可以通过讲解,解答学生观察中的疑惑,促使学生全面、深刻地掌握知识。此外,在教学中,也要重视语言直观的作用。教师生动的讲解、形象的描述,能够给学生以感性认识,启发学生积极思维。

4. 从运用直观过渡到摆脱具体形象 在教学过程中,直观展示的目的在于使学生摆脱直观,最终进行抽象的思维活动。因此,教师要鼓励学生将形象思维与抽象思维有效地结合起来,做到感性体验与理性思考的统一。在使用直观教具时,必须有意识地使学生以后不需借助教具也能再现有关表象。要克服盲目直观、追求形式主义而不讲究实效的倾向。

(七)系统性与循环渐进性相结合的原则

系统性与循环渐进性相结合的原则是根据科学知识的本质和学生认知发展的顺序性而提出的,它反映了科学知识的整体性及其逻辑体系和学生认识活动规律的辩证关系。

系统性与循环渐进性相结合的原则是指护理教学中要按照学科的逻辑体系和学生认识发展、知识掌握顺序进行,使学生系统地掌握护理学基础知识、基本技能,形成系统严密的逻辑思维能力。任何科学知识都具有严密的逻辑体系。护理院校设置的各门课程,应根据专业知识体系来设置,并考虑学生逐步深化的认知过程这一特点和教学法上循序渐进的要求,在保证学科系统性的同时切合学生掌握知识和能力发展的顺序。

在护理教学中,应用系统性与循序渐进性相结合的原则要求做到:

1. 按学科知识的系统性进行教学 护理学教师要认真研究课程计划,了解各门课程的关联性与区别性,避免各科教学的重复与遗漏。在此基础上认真钻研课程标准、教材,细致了解学生情况。在教学过程中,要注意教材的前后连贯、新旧知识的衔接和相关学科的有机联系与相互照应。

2. 抓主要矛盾,解决好重点和难点教学 贯彻系统性原则,并不意味着教学要面面俱到,平均使用力量,而是要求区别主次,分清难易,有详有略地教学,做到突出重点,突破难点,保证教学质量。

突出重点,就是把较多时间、精力放在学科的基本概念、基本技能上,围绕重点开展教学活动,以保证学生正确、牢固地掌握这部分知识。难点不一定是重点,而是学生较难理解和掌握的教学内容,不同的学生有不同的难点。突破难点就是针对学生的困

笔记栏

难所在采取有效措施,如学生缺乏感性知识,可加强直观;学生操作不合要求,可增加操练次数和时间等。

3.遵循由已知到未知、由易到难、由简到繁、由近及远的教学规律 从已知到未知是指教学时应以学生学过的旧知识作为讲授新知识的基础和起点。由易到难是指教学要由从学生熟知的具体事实过渡到抽象的概括。由简到繁是指教学先从比较简单的事实和概括开始,逐步引导学生掌握复杂的本质与概念。由近及远是指教学中应注意从学生周围或易于了解的事物讲起,逐步扩大学生视野。这些规则的运用都不是机械不变的。

4.培养学生系统学习的习惯 护理教师应通过有计划地布置作业、复习、检查、考核、讲评,使学生所获得的知识系统化与综合化,并养成他们系统的、循序渐进的、坚持不懈的学习习惯,克服学习上忽冷忽热、一曝十寒、贪多求快、急于求成的缺点。

5.灵活处理"渐进"与"骤进"的关系 教学要求循序"渐进",但并不否认一定情况下的"骤进"。"渐"与"骤"是相对于学生的接受能力而言的,只要接受能力允许,方法适宜,教学是可以骤进的。

(八)启发性原则

启发性原则是根据教学过程中教师主导作用与学生主体性相结合、掌握知识与发展能力相结合的关系而提出的。

在教学过程中,学生是学习的主体,掌握知识要靠他们自己的观察、思考、操练。但是,学生的主观能动性不是自发的,在一定程度上需要外界激励,主要是靠教师的启发引导。

护理教学贯彻启发性原则应注意做到:

1.激发学生求知欲 求知欲是学生学习的内在动力。护理学教师要充分发挥教材本身的吸引力,联系实际展现所学知识对人类健康、社会进步和科学发展的重要作用,在具体讲授某一课目时,可针对不同学生的特点,采用不同的教学方法,使学生产生浓厚的认识兴趣和探求渴望。

2.引导学生积极思维 启发的目的之一是使学生的思维活跃起来。要做到这一点,护理学教师首先要善于提问激疑,以开阔学生的思路。问题不宜过多,难易得当,提法要引起学生的兴趣,要给学生留有思考的时间。

3.培养学生独立解决问题的能力 护理学教师应针对不同层次的学生,采取不同的启发方式。不仅要启发学生动脑,而且要引导学生动手、动口,要为他们提供素材、情景、条件和提出要求,让学生独立思考,获取新知,克服困难,解决问题,创造性地完成各种任务。

4.发扬教学民主,形成良好的师生关系 教与学是双向的信息交流,其中包含情感交流。护理学教师应注意建立民主、平等的师生关系,创设民主和谐的教学气氛。要鼓励学生发表不同见解,允许学生向教师质疑,对学生的发言和回答不求全责备。在这种情景中,学生心情舒畅,才会开动脑筋,积极发言,发挥自己的聪明才智,并得到最大的锻炼提高。

(九)量力性原则

量力性原则是根据学生身心发展规律对教学过程的制约性而提出的。

量力性原则是指教学的内容、方法、难度、进度等要与学生的接受能力相适应,防止发生教学低于或高于学生力所能及的限度偏差。

学生的接受能力由两方面条件决定,一是身心发展水平,二是所积累的知识经验。如果教得太深、太多,超过学生实际接受能力,就会影响学生的学习信心和身心健康。但是量力并不是消极适应学生当前的发展水平,而是要把握学生的发展水平,使教学适当地走在学生发展前面,使学生在高度紧张的智力活动中,在克服困难的过程中富有成效地学习,不断取得进步和最大限度的发展。

在护理教学中贯彻量力性原则,要求做到:

1. 了解学生发展水平,从实际出发进行教学 德国教育家第斯多惠指出:"学生的发展水平是教学的出发点"。护理学教师在教学前和教学过程中,要随时了解学生已有的知识、能力水平和可能的发展潜力。在此基础上确定所传授知识的深度、难度和进度,使学生始终处于跳一跳,才能把果子摘下来的智力活动状态。

2. 认真钻研教材教法,合理组织教学 教学内容的深与浅、教学进度的快与慢,在一定条件下是可以转化的。这就需要护理学教师通过认真钻研教材,研究教法,使教学内容的表达深入浅出,条理清晰,逻辑性强,易于学生理解、记忆。

(十)巩固性原则

巩固性原则是根据人类知识保持的心理活动规律而提出的,它也反映了教学过程的特点与规律。

巩固性原则是指护理教学要引导学生在理解的基础上牢固地掌握所学的知识和技能,使之长久地保持在记忆中,并能根据需要正确无误地再现出来,加以运用。在教学中贯彻巩固性原则十分重要。因为一方面学生在短时期内接受大量非亲身实践得来的书本知识,很容易遗忘;另一方面巩固已学的知识是学生接受新知识的基础。但巩固并不等于死记硬背,简单重复,而是在科学方法指导下的知识积累、理解和运用。

在护理教学中贯彻巩固性原则,要求做到:

1. 在理解的基础上巩固 理解知识是巩固知识的基础,要使学生牢固地掌握知识,首先在传播时要使学生深刻理解,留下清晰的印象,所以在教学过程中,应将理解与巩固知识结合起来,贯穿于整个教学过程。

2. 组织好复习 复习就是重温已学过的知识,它可以使知识在记忆里的痕迹得到强化,是巩固知识的主要手段。护理学教师应根据护理教学需要,组织好各种复习(表6-1)。护理学教师要向学生提出记忆的任务,安排好复习时间,同时注意复习方法多样化,并指导学生掌握记忆方法。

表6-1 各种复习及其任务、方法

复习种类	复习任务	复习方法
学期始复习	恢复学生可能遗忘的知识,使新课顺利进行	重点复习
经常性复习	及时巩固学生所学知识	讲授新课前复习有关知识,讲授新知识时联系已学过的知识,小结、提问、复述、及时复习

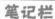

续表6-1

复习种类	复习任务	复习方法
阶段性复习	把一个阶段学生已习得的知识系统化、深入化、弥补掌握知识的缺陷	单元教学结束后立即进行,复习基础知识和基本技能
期末复习	使学生全面、系统地掌握所学知识技能,弄清重点、关键点、前后章节的内在联系,分清易混淆的概念,纠正运用知识时常犯的错误	系统复习与重点复习相结合

3.在扩充、综合运用知识中巩固知识 护理教学还可通过引导学生努力学习新知识和积极运用所学知识于实践中巩固知识,这是一种更为积极的巩固,它要求学生在前进中巩固。

4.重视对学生知识质量的检查 为巩固知识,必须检查知识。通过检查,教师才能了解学生对知识的掌握情况,以便采取相应措施,弥补缺漏。护理学教师不仅要在检查中发挥主导作用,而且应培养学生自我检查和评价知识质量的能力。

以上各条原则虽各有其特殊的含义和作用,但它们之间并不是孤立的,而是相互联系、相互补充的统一整体。在教学过程中常是多项原则共同发挥作用。因此,护理学教师在教学中,要善于根据实际教学情况,综合运用教学原则,以提高教学质量。

(蚌埠医学院　王　洁)

思与练

一、单选题

1.构成护理教学过程的基本要素中,起主导作用的是(　　　)

　　A.学生　　　　　　　B.教学内容　　　　　　　C.教学方法

　　D.护理教师　　　　E.教学目的

2.护理教学的原则中,体现我国护理教学的根本方向和特征的是(　　　)

　　A.科学性、思想性、艺术性相统一的原则

　　B.专业性与综合性相结合的原则

　　C.理论与实际相结合的原则

　　D.教学与科研相结合的原则

　　E.统一要求与因材施教相结合的原则

3.护理教学必须按照国家统一规定的教学目的、教学计划进行,同时必须从学生实际出发,承认学生的个别差异,要求护理教学中必须具有的原则是(　　　)

　　A.科学性、思想性、艺术性相统一的原则

　　B.专业性与综合性相结合的原则

　　C.理论与实际相结合的原则

　　D.教学与科研相结合的原则

　　E.统一要求与因材施教相结合的原则

4.德国教育学家第斯多惠说:"一个坏的教师奉送真理,一个好的教师则教人发现真理",这句

话体现了教学的(　　)原则

    A.直观性原则　　　　B.巩固性原则　　　　C.启发性原则

    D.因材施教原则　　　E.理论结合实际原则

5.以下有关护理教学原则,哪项是正确的(　　　)

    A.各条教学原则都有其自身的特点和作用,它们是相互独立的

    B.在教学过程中,学生是学习的主体,其主观能动性是自发的,教师只是传授知识

    C.要贯彻系统性,教学要面面俱到,平均使用力量,可以没有主次之分,但不能遗漏知识

    D.教学教的越深,越超过学生的实际能力,便越有利于学生不断进取发展

    E.教师要鼓励学生将形象思维与抽象思维结合起来,同时让学生以后不需教具也能再现有关表现

二、简答题

1.简述护理教学过程的基本阶段。

2.护理教学有哪些原则?

三、论述题

联系实际论述如何贯彻护理教学原则(任选一条)。

第七章

护理教学的组织形式

护理教学的组织形式是护理教学过程的重要因素。护理教学过程总是按照一定的教学理念和教学内容,通过一定的教学组织形式来进行的。护理教学组织形式是开展护理教学活动的必要条件,并且直接影响教学活动的质量和效果。护理教学中常用的组织形式有课堂教学,实训室教学和临床教学。教师要深入研究护理教学的组织形式,熟练掌握教学的基本程序。

教学组织形式多种多样,各有其特点和应用的适用性,因此护理教育者应科学地选择教学组织形式,以便更好地贯彻教学原则,实现教学目标。选择的依据如下:

1. 依据护理教学的目的和任务 护理教学过程是由若干个教学阶段或环节组成的,每一个教学阶段或环节都有具体的目标和任务,如传授知识的教学阶段与形成技能、技巧的教学阶段所采取的教学组织形式就应有应有所区别,前者多以课堂教学为主,后者则多以小组或者个人教学为主。有时在一个教学阶段中要完成几项教学任务,就可能同时采用几种教学组织形式,可以其中一种形式为主,多种形式为辅。

2. 依据护理教学的内容 依据护理教学内容确定教学组织形式,就是依据学科的性质和内容来选择教学组织形式。

3. 依据学生身心发展的特点 护理教育有着不同的层次,不同层次的教学对象在年龄、知识背景,身心发展上都有着不同的特点。为此,应根据学生不同的年龄阶段、不同身心特点,选择适合的教学组织形式。

4. 依据学校的办学条件和教学设施 不同的教学组织形式,需要不同的教学设施和设备条件,如临床教学需要有具备完成临床实习任务资源的临床教学基地和符合教学要求的临床师资队伍。

护理教学的组织形式主要包括课堂教学、临床教学、小组教学、远程教学等。其中课堂教学和临床教学是目前护理学专业教学采用的最普遍的教学组织形式。

第一节 课堂教学

课堂教学包括备课、上课、作业的布置与批改、课外辅导和学业成绩的测量与评定等环节。教师应熟悉各个环节的任务,认真做好各个环节的工作,保证和提高课堂教学的质量。

一、备课

备课是教学的初始阶段,是顺利完成教学任务的前提和基础。备课是否充分、完善,直接影响教学效果。因此教师在课前应认真备课,要根据课程标准和课程的特点,结合学生的具体情况,全面规范规划教学活动,对教材内容进行教学手法上的处理,以保证学生能有效进行学习。

备课主要是做好三项工作:钻研课程标准和教材、了解学生、设计教学方案。

(一)钻研课程标准和教材

1.钻研课程标准　课程标准是本课程教学内容的总体设计,教师应把熟悉和执行课程标准作为教学的起步点和落脚点,备课时必须明确本学科的教学目标,教材体系、基本内容和对教学方法的基本要求。

2.钻研教材　教材是护理学教师进行课程教学的基本依据。备课就是要认真钻研教科书,要掌握教科书上的每个知识点,明确教学内容的重点、难点和关键点。重点是指教学大纲要求熟练掌握的内容,即指学生在今后的临床工作中经常应用的知识。难点是指学生不容易理解或容易混淆的知识点。所谓关键点是学科中某些承上启下的知识点。

护理学教师钻研并掌握教材,一般要经过懂、透、化三个阶段。"懂"就是掌握教材的基本结构;"透"是对教材融会贯通、运用自如;"化"是教师的思想感情要和教材的思想性、科学性溶化在一起,达到此境界,可谓完全掌握了教材。

3.广泛查阅教学参考资料　教师备课仅抱着一本教科书是不行的,要给学生一杯水,教师自己就要有一桶水。在钻研教材的同时,应利用各种途径,收集与教学内容有关的参考资料,包括中外文书籍、报纸杂志、网络资源等。了解相关的新进展,以便充实、丰富教学内容。

(二)了解学生

教师要全面了解学生,包括学生的基础知识、学习态度和方法、理解能力、个性特点、兴趣爱好、思想品德、健康状况等。教师可以通过与班主任(辅导员)、其他任课教师或学生交谈了解,也可通过课堂观察学生、批改作业、发问卷调查等方式了解。在全面了解学生的基础上,进行分析,概括出全班学生的共性并掌握个别情况,教学具有适宜的难度和进展,同时有针对性地进行分类指导和个别指导。

(三)设计教学方案

在以上工作的基础上,护理教师必须对一堂课的教学过程的各个环节进行认真研究和设计,拟订出比较详细的教学实施方案。

设计教学方案可具体化为编制三种计划:

1.学年或学期教学的进度计划　这种计划应在学科或学期开始之前制订出来。内容包括本学期或学科的教学总要求、章节的编排顺序、教学时数和时间的具体安排、教学形式与教学手段的安排。

2.单元计划　是教科书的某一单元拟订的教学计划,内容包括该单元的教学目的、课时划分、课时类型、主要的教学方法和必需的教具等。

3.课时计划　又称教案,是备课中最深入、具体、落实的一步。其内容包括:①确

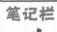
定具体、可行、可测量的教学目标;②确定教学的重点、难点和关键点;③确定课程的类型和结构;④选择合适的教学方法和教学媒体;⑤设计教学的语言行为和非语言行为;⑥设计提问、练习和课外作业;⑦确定各个教学进程的步骤和时间分配。

编写教案有格式,但不限于某种格式,详略的处理也应因教师而异。新教师最好写详细的讲稿式教案,经验丰富的老教师可根据自己的情况写提纲式教案。一份规范的教案应包括下述项目:授课课程、授课章节、授课对象、授课时数、授课地点,使用的教材、目的要求、重点难点、教学内容和进程、教学组织形式和方法、教学手段、使用的教具、授课提纲、时间安排、复习要点、思考讨论题及作业题、新近参考书、实施后情况记录等。

要写出一份合格的教案,应注意以下几个方面:

(1)全面透彻地掌握教材　教材是教师编写教案的主要依据,教师必须反复阅读教材,直至熟悉、掌握教材的全部内容,才能对教案的编写做到心中有数,并能做到立足于教材但不拘泥于教材。

(2)思路清晰,层次分明　一堂课要讲的内容很多,教师要理清思路,做到主次分明,详略得当,先讲什么,后讲什么,之间如何衔接都应做好安排。对教材中大段的教学内容,要善于提出要点,分解成若干小问题,按一定顺序排列出来,使得教案看起来一目了然,也便于学生学习理解。对所讲授的内容在时间上做好划分,一般以10分钟为基数,过大不易控制,过小缺乏机动性。

(3)材料充实,重点难点突出　由于教材受出版周期和篇幅的限制,内容有一定的滞后性,不少内容仅阐述了结论性的东西,不利于学生的理解。因此教师在编写教案时应对有关内容进行必要的更新补充,把科学结论的形成依据和理论演变发展过程适当反映到教案中。编写教案时,选择教材的内容不易太多太杂,要抓"三基"内容,突出课程标准要求学生必须掌握的重点内容,根据学生实际情况,确定难点和采用什么方法突出重点,讲清难点。在何时何处应用何种教具也应在教案中标明。

(4)语言通顺、精练和准确　编写教案不是照抄教材,要注意把书面语言转换成口头语言,例如"讲到这里,同学们可能会想到一个问题……""除了采取这种方法以外,还有其他解决问题的方法吗?"这样讲起课来就会显得自然、流畅,学生们也容易与教师沟通交流,积极地参与到教学过程中来。

二、上课

上课是整个护理教学工作的中心环节。上课是护理学教师的教和学生的学相互作用的最直接表现。上课应按照教案进行,但又要根据课堂的进展情况,灵活掌握,不为教案所束缚。

(一)课的类型和结构

1.课的类型　根据完成任务的不同,可把课分为不同类型,如一节课只完成一种教学任务称单一课,如复习课、练习课、测试课、参观课等。一节课要完成两个或两个以上的教学教学任务,称综合课。

2.课的结构　即一节课的操作程序,基本程序是组织教学、检查复习、教新内容、巩固新学内容、布置作业。组织教学即管理课堂,是学生明确一节课的任务、要求,把学生注意力集中到学习任务上来。检查复习是指检查学生预习或复习的情况,已学过内容的掌握情况。教新内容,巩固新学内容,即在理解的基础上,使学生通过复述、练习、概括性讲授等方法当堂牢记或熟练掌握教材。布置作业是为了巩固、加强理解教学内容,预习将要学习的内容。

(二)上好课的基本要求

要上好一堂课,一般应符合下列要求:

1.目标明确　目标明确包括三层含义:一是师生双方对一节课所要达到的教学目标应具有共同的明确认识;二是教学目标要正确、全面,合乎教材和学生的实际,不仅有知识的掌握,还应包括情感、态度的培养;三是课堂上的一切活动都应围绕教学目标进行。

2.重点突出　是指在一节课上,教师要把主要精力放在重要内容的教学上,不要对所有的内容平均分配时间和精力。有经验教师的做法是课堂教学的诸环节(包括讲授内容、板书、多媒体等),均力求少而精,以便引导学生对重点知识的关注,也可采用典型案例,帮助学生把重点知识弄懂,学透,熟练掌握。

3.内容正确　是指教师要确保教学内容的正确性、科学性和思想性。教师的教学技能或行为必须符合规范。教师对学生提出的问题要持谦虚、认真、实事求是的态度,不能做没有把握的随意性回答。

4.方法恰当　教师应根据教学目标、内容和学生的特点选择最佳的教学方法。教学有法,但教无定法。教师要善于选择方法,创造性地加以运用,力求使教学取得较好的效果。

5.表达清晰　教师上课必须讲普通话,音量大小要适中,语速快慢要适合学生的接受能力,条理要清晰,言语要流畅生动、明白易懂。板书要工整、清楚,媒体制作应规范。

6.组织得当　指一堂课的进程基本符合课时计划的设计。结构严密,进程有条不紊,不同任务转换时过渡自然,课堂秩序良好。各种教学媒体的使用做到合理选择和搭配,使用熟练,为突出教学内容服务,达到提高教学效果的目的。教师在上课的进程中应加强对导课、组织课的进程、结课三个环节的控制,并注意揣摩学生心理状态,善于运用注意规律,妥善处理课堂问题行为。

7.师生互动　是指课堂上教师和学生之间具有良好的双向交流,教师的主导作用和学生的主动性都得到了很好的发挥。教师能够积极引导、启发学生进行思考,激发学生的智力活动,充分调动学生探求知识的积极性。教师上课时应边教学边观察学生的反应,并根据学生的反应及时调整自己的教学。

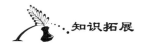

课堂教学导入五法

1.故事导入:即通过讲述一个与教学内容相关的故事,把学生引入教学。

2.问题导入:设置一个好的问题或悬念,激发学生探究的愿望。

3. 直接导入:展示图片、实物、模型、标本等,引起学生的好奇心和求知欲。

4. 音乐导入:播放一段音乐,把学生轻松地带入课堂教学的氛围。

5. 激情导入:依据教学内容,用生动的语言、激昂的语调,引发学生的情感共鸣。

三、作业的布置与批改

作业包括课内作业和课外作业,其目的是帮助学生消化、巩固所学知识,熟练技能和技巧,培养学生应用知识的能力;通过帮助教师获得教学效果的反馈,为调整、改进教学提供依据。

护理教学中的作业基本可以分为以下三个方面:口头作业,有复述、答问和口头解释等;书面作业,如写护理病历、读后感、论文等;实践作业,如护理技能操作、绘制体温单等。

护理学教师在布置和批改作业时应注意以下几个方面:

1. 作业的内容要符合教学大纲和教材的要求,针对不同层次的教学目标设计不同类型的作业。所设计的作业应有启发性、典型性,要兼顾理解性、巩固性、应用性和创造性方面的要求,把重点放在基础知识的掌握和基本技能的培养上。

2. 作业的形式可设计成个人独立作业或小组作业,以充分发挥个人学习和集体学习各自的优越性。

3. 作业的分量要适当,难易要适度,应根据所讲课程和自习时间的比例确定作业量,按学生一般水平确定作业的难易度,以免学生负担过重。

4. 作业的要求必须明确、具体,例如作业的格式、字数、评价方法、上交日期等。对作业中的难点可给予必要指导,但不能代替学生思考。

5. 作业的检查和批改要做到及时批改及时反馈,必要时要做集体讲评或个别指导,使教师及时了解教学的质量,使学生及时了解学习掌握情况。

四、课外辅导

课外辅导是课堂教学的延伸和补充。课外辅导有以下几个方面的工作:答疑、拾遗补阙;给学习优异的学生个别指导;指导学习方法,进行学习态度教育;为有学习兴趣的学生提供课外研究的帮助;开展课外辅助教学活动,如参观、看教学影片、录像等。课外辅导可采取个别辅导和集体辅导两种形式。

课外辅导是师生相互了解、交流思想情感的好机会,因此辅导内容不应仅局限在书本、学科领域内,还可广泛地涉及世界观、人生观、理想及志向等。

五、学业成绩的测量与评定

学生学业成绩的评定是对学生个体学业进展和行为变化的评定。考试、测验是常用的测量工具,并在测量的基础上对学生个体发展和学习效果做出价值判断。科学的学业成绩的测量与评定有六个步骤:①确定和表达待考课程的教学目标;②编审试题;③建立试题题库;④实施考试,取得信息;⑤阅卷评分;⑥考试结果的统计分析与对策。

第二节　实训室教学

实训室教学即教师组织学生在模拟真实场景的训练室内进行行为、技能教学的一种教学组织形式。护理教师在实训室讲授并示教护理技术操作和护理规范行为,并要求学生进行操练,直至达到教学目标要求。

护理实训室教学包括模拟教学和虚拟教学。目前国内的护理模拟教学多包括场景模拟教学、高仿真模拟教学。不论是模拟教学,还是虚拟教学对实训室的硬件和软件均有较高的要求,不仅包括各种仪器、设备的配备,还包括对整个教学内容、环境、方法的设计、组织、安排,充分发挥实训室教学的优势,提高实训室教学效果。因此,实训室的建设和教学管理对护理教学质量显得尤为重要。

一、实训室教学的目标与环境

根据教学内容的不同,实训室可分为形体训练室、健康评估实训室、模拟病区(护士站、治疗室、普通病房、ICU、急诊室)等,使学生能熟练掌握护士基本礼仪、各种评估技巧、护理学专业基本技术和专科技术等。

(一)实训室教学的目标

实训室教学是护理教学的一部分,其教学目标一般应围绕培养目标而制订。不同类型的护理院校的培养目标也应有所不同。一般来说,实验室教学的目标有:

1.培养学生的动手实践能力　大多数护理院校会模拟医院、社区、康复中心等的布局来建设实训室,让学生在低风险的前提下反复多次地进行护理实践操作的练习,不用担心操作会给患者带来任何痛苦,而专注于整个操作的规范性,有利于提高学生的护理技能。

2.适应护士的角色　学生在模拟的实践场景中有身临其境的感受,能尽早感受到医院病区或其他服务场所的工作环境,使操作更具有真实性,也对护士这一角色有更直接的感知。

3.提高学生的综合能力　在实训室可以运用现代化技术,使用一些模拟设备,如静脉穿刺手臂、高仿真模拟人以及计算机辅助虚拟场景,通过设置案例,组织学生进行一系列的治疗操作,以提高学生的创新精神、团队协作能力、沟通表达能力、病情判断能力、决策能力等。

(二)实训室环境建设

不同教学内容的实训室的环境会有所不同,但总体建设原则包括:

1.保障教学　根据在校学生的教学需求和自身经济条件建设适当规模和数量的实训室,在实用、适用和节约的前提下,优化资源配置,应用一些现代化科技手段或设施,以满足日常护理教学的需求。

2.贴近临床 实训室教学是为学生后期进行工作岗位做准备的,所以实训室的环境构造构件应根据自身条件尽可能接近临床环境,配备与临床贴近的各种设施和设备,如在急诊实训室内装置多功能监护仪、除颤仪、呼吸机、抢救车、气管插管用品、急救药物、医用设备吊塔等,缩短与临床环境的距离,为学生今后尽快适应工作环境打下基础。

3.注重人文 人文环境对培养护理学专业学生的人文关怀品质十分重要。除了光线明亮、空气新鲜、温湿度适宜外,还应注意以人为本,例如,整个实训室的色调的选择,母婴同室可用粉红等暖色调为主,而急诊和 ICU 实训室则可用绿色等冷色调为主。另外在每层楼或者每个实训室门前放置穿衣镜,提醒师生应该整理衣帽,精神饱满地进入实训室,实训室的墙上还应有一些护理先驱和护理前辈的画像、名句,或者一些精美的图画等,给学生以专业陶冶和美的享受,增强其专业认同。

二、实训室教学的设计与实施

实训室教学的设计与实施是整个实训室教学的核心部分,其质量的好坏会直接影响教学效果。

(一)实训室教学的设计

教师在进行实训室教学前应做好充分的准备工作,结合学生的认知水平、年龄层次和学习能力设计好整个教学过程。其基本原则有:

1.根据教学目的选择教学方法 教学前,教师要了解本次教学的目的是单一操作训练还是综合能力培养,根据不同的教学目的选择合适的教学方法。如果是单一操作训练,则可按照教师示教和(或)观看录像→学生练习→集中反馈或者学生演示→教师点评→学生练习→集中反馈的模式进行。如果是开展综合训练,教师应事先设计合适的案例,选择一组或多组学生(每组以 3~5 人为宜)进行演示,演示结束后由师生共同对整个过程进行点评、分析和讨论。

2.以学生为中心,以教师为主导 在实训教学中,学生是学习的主体和中心,要主动观察、思考、讨论,勇于批判,善于协作。教师起到引导和督促作用,要在有限的时间内引导和鼓励学生主动思考、大胆创新、团结协作。

3.培养爱伤观念 学生在实训室学习时面对的"患者"往往是模拟人或者自己的同学,而并不是真正的患者,较难真正做到爱护、尊重、保护"患者"。这就需要教师在设计教学时注意培养爱伤观念,引导学生换位思考,视模拟人为患者,模拟真实感受等,让"以患者为中心"的护理理念扎根在学生心中。

(二)实训室教学的实施

不同课程的不同教学内容的实训室教学实施过程会有所不同,基本步骤如下:

1.介绍教学目标 教学目标可由教师口述,或使用幻灯片展示,或打印出来,分发给每个学生,使之了解本次课的目的、重点、难点等。

2.观看教学录像 录像的内容可根据教学目标和学生的认知状况选择,可以是某个操作的演示,也可以是案例情景介绍。在学生观看的同时,教师可同时讲解或强调其中的细节,提出问题并引导学生思考。

3.教师示范 教室在和学生一起回顾相关理论知识的同时,可请一名学生作为

"患者"来示范各个操作要点,并可根据学生的学习进度重复或者跳过某些知识点。

4.回示示教　随机抽取 1~2 名学生回示,了解学生对教师示教内容的理解程度,根据情况,对有关内容进行再次强调或演示。

5.分组练习　将学生分成 4~6 人/组,自由分角色扮演"护士"和"患者",由"护士"对"患者"进行操作练习。

6.教师巡查　在学生分组练习的过程中教师应巡回观察学生训练的情况,并给予反馈和适当的指导,以规范操作,纠正学生的错误。

7.总结和评价　教师教学结束以后应进行教学内容的总结,对其中的重点、难点内容再次强调,并评价教学效果,评价内容包括对学生的评价以及教学过程的评价。

三、实训室教学的组织与管理

实训室的教学组织管理,对保障实训室教学的正常秩序和顺利开展起着至关重要的作用,具体要求为:

1.制订实验室的相关制度　制订包括实训室工作人员职责(实训室主任职责、实训室的教师职责、实训室管理人员职责),实训室的教学管理制度,学生实训守则(包括学生在实训室时的着装要求,应守时、服从教师管理,爱护实训设备、器材,维护实验室环境安静、整洁等),实训室监督办法等制度,组织相关人员学习,并张贴在实训室醒目处。

2.制订实训教学大纲　由各个教研室教师根据培养目标和课程标准编写而成,定期修订,并报教务处备案。

3.严格执行实训室教学程序　按照教学进度表和学生课表编排实训室教学课表,并上报院(系)教学办备案。实训教学指导教师按照实训课表上课,实训室教学工作人员应提前做好教学准备工作,如各种耐用品、易耗品、教材的计划、使用和管理工作,以及随时准备解决在实训过程中出现的任何问题。实训课后,指导教师应如实做好实训课的上课记录,工作人员应该做好上课使用的各种仪器设备的登记、保养、维修和计量工作。

4.积极进行教学改革　实训室指导教师和实验室工作人员应及时吸收科学技术和护理实践发展的最新成果,不断改革教学内容,更新实训项目,培养学生树立理论联系实际的学风、严谨的治学态度,提高观察问题、分析问题和解决问题的能力。

第三节　临床教学

临床教学作为护理教师进行现场教学的一种特殊的组织形式,是培养护理学专业学生分析和解决问题能力以及护理操作技能的有效途径。通过临床教学,学生将课堂所学的专业理论知识应用于解决患者的健康问题的过程,锻炼了学生的专业实践能力,为今后走上护理工作岗位打下了坚实的基础。

一、临床教学的概念

国外学者 Schweer 将临床教学(clinical teaching)定义为:"学生把基础理论知识转

变为提供以患者为中心的高质量护理所必需的不同的智力技能和精神运用技能的媒介"。根据对临床教学的界定,临床护理教学则是帮助护理学专业学生将课堂上所学到的专业知识和技术运用到临床护理实践中,使之获得应有的专业技能、态度和行为的教学组织形式。由于护理实践范围的扩大,现代临床教学的场所不仅包括医院,也包括家庭、学校、社区各类医疗卫生预防保健康复机构。

二、临床护理教学的目标

1. 培养临床实践技能　护理学是一门实践性较强的学科,学生必须经过临床实践锻炼,方能将所学的理论知识与临床实际工作相结合。通过临床护理教学,使学生熟悉临床常见病、多发病的诊疗、护理,全面、系统、正确地掌握健康评估技术,临床常用的基础护理、专科护理技术,熟悉临床常用医疗仪器设备的使用和维护,规范地书写各种护理文书。因此,临床护理教学需要为学生提供充足的实践操作机会,为学生尽快掌握护理专业实践技能创造条件。同时,还要注意给学生增加心理学、社会学、健康教育及护理管理的基本知识,培养学生自主学习能力,让学生不断获取新知识和信息,了解国内外的护理新理论、新技术、新概念和护理工作发展趋势,逐渐锻炼从事临床护理工作的能力。

2. 培养交流合作能力　在"以人的健康为中心"的现代护理模式中,护理工作包括为患者提供生理、心理、社会、精神文化等全方位服务。护理人员在收集患者健康信息、执行护理技术操作及开展健康教育等护理活动时,需要与患者、家属、医生、护士及其他医疗卫生从业人员进行有效的沟通交流,这就要求护理人员不仅要掌握扎实的专业知识,同时应具备良好的沟通协调能力。美国护理本科教学计划中将人际沟通能力作为毕业生必须具备的六种核心胜任力之一,我国护理学专业本科教育标准把具有在专业实践中与护理对象和相关专业人员有效沟通与合作的技能作为毕业生基本技能要求。学生在临床实习期间,需要形成各种人际关系,其中最主要的是护患关系,因此护理实践的整个过程都要培养学生的护患沟通能力,要提供机会让学生与患者沟通交流,学会建立起治疗性关系。

3. 培养临床思维能力　培养学生的临床思维能力是护理本科临床教学的重要目标。临床护理教学中,教师必须向学生传授如何利用护理程序,通过患者的症状、体征及其他反映患者健康状况的资料,来推断患者存在的护理问题,制订护理措施,评估护理效果,并且教会学生用动态和整体的观念培养其观察能力。

4. 培养组织管理能力　组织管理能力是指在群体活动时,能按照明确的计划充分发挥每个人的积极性,带领团队协调一致地工作,以实现组织预期目标的能力。在临床护理教学中,指导学生在为患者提供护理服务的同时,应善于运用管理学的理论知识,使患者及其家属主动配合医疗护理工作,充分地调动团队成员的工作积极性,注重培养组织管理能力,提高工作效率和护理质量。

5. 培养护理科研能力　临床护理教学中,应根据不同层次的教学目标,指导学生查阅文献,开展课题设计、进行分类总结、书写研究报告等科研活动,鼓励学生大胆创新,养成严谨求实的科学态度和严密的科学思维方法。

三、临床护理教学环境

护理学专业是一门实践性较强的学科,广义的临床护理教学环境是指组成临床教学的场所、人员及其社会关系,是影响临床护理教与学的各种因素。它由人文环境和自然环境两部分组成。

(一)人文环境

临床护理教育的人文环境包括临床护理教师、临床护士、其他专业人员、辅助人员、护理服务对象、实际学生,以及由以上人员组成的人际关系、护理类型等。临床中各种人员的态度、言行等都对学生产生直接或间接的影响,进而影响着临床教学的效果。

1. 临床护理人员 临床护理人员是临床学习环境最主要的要素。包括临床护理教师和临床护士。临床护理教师是承担临床护理教学职能角色的临床护理人员。他们不仅控制和管理着临床这一实践场所,而且是护理实践的角色榜样。而临床实习护士与学生密切接触,其言行举止、思想风貌、专业水平、工作态度等同样会对学生产生潜移默化的教化作用,其良好的职业素养将有利于学生的临床学习。这些职业素养包括:

(1)人文关怀意识 包括对学生的关怀和对患者的关怀。临床护理人员对学生热情友好,宽容和善,关心体贴,尊重爱护和帮助等人文关怀的态度和行为可以促使学生自尊、自信的发展。护理是一门关怀的职业。临床护理人员在工作中应尊重、关爱每一位患者,为护理学生树立良好的榜样,有利于促进其形成职业认同、职业归属感以及积极的专业态度。

(2)教学意识 是指对教学的敏感性和自觉性。临床护理人员应敏锐地观察各种教学机会以及学生的学习需求,主动地运用各种方法进行教学,尽可能为学生提供各种学习机会,如鼓励他们提问,参与医疗查房、护理查房,执行各种护理操作以及观察学习新的技术操作的过程等。

(3)教学能力 不仅包括对护理相关理论以及实践知识的理解和把握能力,还包括一定的语言表达能力、观察和了解学生的能力、组织管理和调控教学活动的能力,运用各种教学辅助工具和手段进行教学的能力等。

(4)合格的护理实践 由于"角色榜样"的作用,护理人员自身的实践能力和工作质量将直接影响学生的学习。

(5)小组团队精神 护理是一个合作性较强的职业,临床护理人员之间相互支持、协作的良好氛围有助于学生发扬集体主义精神,从而促进其团队合作能力的提高。

(6)学习气氛 临床护理人员互相学习,积极钻研业务知识,努力提高专业技术水平,有助于建立良好的学习气氛,从而激励学生积极主动地学习。

2. 医疗机构中的其他专业人员 学生实践场所中的其他专业人员,如医生、理疗师、营养师等,对学生的态度、自身的实践能力及教学意识等同样影响学生的学习。他们也应了解临床教学的意义,并认识到自己是学生学习的一个重要资源,从而尽可能地为学生提供各种学习机会,如医疗查房、观察新技术、新操作等。

3. 学生 学生是临床学习环境的重要组成部分。学生身心方面的准备是临床学习的重要因素。一般来说,学生进入临床学习时都会产生焦虑的情绪。过分焦虑会妨碍学生的学习。因此,学生要做好充分的心理准备。学校及实习机构也应采取措施帮助学生减轻焦虑,例如实习机构在学生进院的第一天安排实习导向活动。

4.护理服务对象及服务场所 护理对象的许多特征可以对学生学习环境产生很大影响。如病种、病区的"情感气氛"、护理对象的性格特点、是否与医护人员合作等。例如在急诊、ICU实习的学生,在增加学生工作兴奋性的同时,也会使这些还没有足够信心来完成技术操作的学生感到有压力。

5.护理工作方式 临床护理工作方式同样影响学生临床学习的效果。在实施功能制护理的病区里,学生学会了如何完成任务,但失去了系统地照顾患者的机会。在实施责任制护理的病区,学生可以应用护理程序对患者进行护理,这样既可以帮助他们学习整体护理患者的方法,又可以发展他们分析问题、解决问题的能力。同时,学生还获得了学习承担责任、做出决策的机会。

6.教育机会及教育资源 教育机会及教育资源的多少也会影响学生的学习。所有临床工作人员都应该尽可能地为学生在临床实习提供学习机会。教育机会包括:制订一些正式的学习计划如专题教学讨论、临床专家讲座;为学生提供教科书、专业杂志、网上资源、病历记录等供学生自己阅读。教育资源包括人力资源和物质资源。人力资源是指护理教师和临床护理人员。临床护理教师或护理人员的短缺会直接影响学生获得指导和教育的质量,因为人员缺乏时,不但教师不能保证指导的时间,学生还可能被要求参与一些非护理学专业的工作。物质资源指供学生进行学习和讨论的教室、会议室以及各种教学媒体等。

(二)自然环境

临床教学的自然环境主要指对学生的学习产生直接影响的各种自然因素。它包括医院的地理位置、医院的性质和规模、医院的物理环境等因素。

1.医院的地理位置 如所处的地区地段、交通情况、离学校和学生宿舍的距离、医院周围的环境、安全性等都是构成自然环境的因素。它们会对学生的学习产生一定的影响。

2.医院的性质和规模 医院的性质和规模影响学生学习对象的种类及数量,因而也是临床学习环境中的重要组成部分。教师应根据教育教学目标及学生人数的多少来选择实习的单位。

3.医院的物理环境 包括医院的环境、设施、设备等。室内清洁、光线适宜、温湿度合适、无特殊气味、噪声得到有效控制等是学生学习的重要条件。医院的设施和设备先进齐全,可提供学生更多的见习和实践的机会。

四、临床护理教学的形式

临床护理教学的形式主要有两种:临床见习和临床实习。

(一)临床见习

临床见习是指在讲授专业课期间,为了使学生获得课堂理论与护理实践相结合的完整知识而进行的临床实践验证的一种教育形式。通常是在理论课学习后,由教师带领到医院有关科室,通过看、问、想、操作等教学活动,使理论与实践相结合,巩固和加深课堂学到的理论知识。如学生在课堂上学到的静脉输液法,并在实践课中进行操作训练,然后由教师带领去急诊室见习,观察护士的操作,并在护士的指导下进行静脉输液的基本操作。通过见习实践,学生可以深刻认识静脉输液各种规定、制度的内容和意义以及操作规范、要点,培养良好的职业态度。

临床见习的基本环节分为:

1. 见习前的准备 护理学专业课的见习主要由院校各课程组根据教学大纲的要求进行统筹安排。由院校教师在课程实施前与教学医院护理管理部门、有关科室进行沟通,使之了解教学进程和见习内容与要求,给予有效的配合。课目见习前,任课教师应首先到见习点,根据教学的需要,选择有代表性的患者和病例作为见习对象,并向其做好解释工作,以取得理解和配合。其次是做好学生的组织工作,使学生了解见习的目的、内容、方式、要求和注意事项。

2. 见习期间的组织 见习期间总的要求是以认识各种疾病与护理操作为主。在教师指导下,学生着重学习接触患者、问病史、写病历、学习检查身体的基本方法、识别各种正常或异常体征;学习临床思维方法和观察病情变化要点,实践基础护理工作,并有计划地安排观察和学习临床诊疗、护理技术操作。

一般应根据学生人数分组见习,每组6～8人为宜,每组配备带教教师1名,多有院校护理学专业授课老师承担。

教师带领学生进入病房学习,一般称带教。以示教、讲解、床边提问、查对和指导等方法为主。在实际带教过程中,上述方法常交替应用。见习初期,教师示教、讲解应多一些,到了后期则应以学生活动为主,教师提问、查对、指导的比重也相应增加,而示教、讲解则逐渐减少。

带教必须以床边为主,切忌脱离患者的讲课。即使床边,也应以讨论式为宜,并逐渐增加学生直接接触患者的机会。这是护理学专业实践性特点所决定的。而且同一种病,在不同患者身上的表现是不同的,只有通过大量接触患者,才能真正取得理论联系实际的教学效果。

(二)临床实习

临床实习又称生产实习或毕业实习,是指全部课程教学完成后,集中时间对学生进行临床综合培养和实践训练的一种教学形式。临床实习是护理教学过程中重要的教学阶段,是贯彻党的教育方针,继续完成和达到教学计划所规定的培养目标的最后阶段,是整个专业教学计划的重要组成部分。它通过安排学生直接到医院科室,在临床护理教师的指导下承担部分护理工作,巩固强化理论课所学知识和技能,培养学生良好的职业道德和行为,是检验教学质量的手段之一。

组织临床实习的主要环节如下:

1. 全面认识临床实习的目的 临床实习的主要目的是通过临床实习,全面参加专业实践,是学生所学的理论知识和技能,正确地运用于护理实践,从而巩固和充实理论知识,进一步获得和掌握护理学专业的各种技能,培养科学思维能力、优良的工作作风和职业道德,为毕业后独立从事护理工作,打下良好的基础。

2. 联系安排好实习场所,建立实习基地(医院) 取得学生实习基地(医院)的支持是搞好实习的重要条件。因此学校一般应选择具有一定资质和带教能力的综合性医院作为自己的实习基地(医院)。

3.制订实习计划和大纲　根据课程计划,首先应编写出相应的实习大纲、实习讲义,以及制订实习管理制度。在此基础上,院校教师应与实习基地的临床教师共同制订完整的、切实可行的实习计划。实习计划包括:目的要求、起止日期、实习科目、轮转安排、带教师资、实习内容、实习形式和方法、实习考核和评定方式等。

4.加强临床实习的指导和组织工作　指导和组织工作是完成实习任务的关键。每个实习基地(医院)都必须在基地的负责人(一般是负责教学的副院长、医院教学管理部门负责人、护理部教学负责人)领导下,组织科室护士长,成立该基地的实习指导小组。每个实习科室均应有1名专门负责实习带教的临床教师,执行和落实实习计划,做出具体的实习安排,建立健全考核机制,保证实习计划的实施质量和实习任务的完成。

学生进入临床实习后,院校教学管理部门和班主任应经常与实习基地保持联系,定期到各实习点了解学生实习情况,及时与实习基地有关部门沟通,并协助解决学生在实习中发生的问题。

五、临床教学的方法

临床教学中常用的方法包括体验学习法、临床带教制、临床实习讨论会、临床查房等。

(一)体验学习法

1.概念　体验学习法,又称经验学习法或发现反思学习法,是指在设定教学目标的前提下,让学习者在真实或模拟真实的环境中,通过自己的经历或事物的观察,然后通过反思或与他人分享感悟中构建知识、技能和态度的一种教学方法(图7-1)。其最大的特点是通过学生自己"做"进行学习,而不是听别人讲述或自己阅读来学习知识。

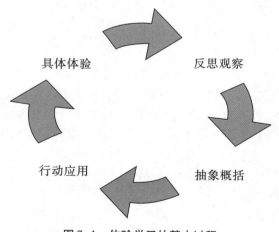

图7-1　体验学习的基本过程

2.过程　根据美国社会心理学家和教育家大卫·库伯的体验学习理论,体验学习的过程首先是学生亲身经历某方面的护理实践产生了体验或感受(具体体验),接着通过与小组的同学交流、讨论这一经历,对感受进行分析、思考和评价,明确自己学到了什么,发现了什么(反思观察);然后,学生将反思和观察到的结果进一步抽象,形成一般性的结论或理论,如这次体验对将来的护理实践所产生的意义,或者是对刚才所发现的现象或问题进行因果解释;最后,学生要把这次获得的经验和发现的结论迁移到其他新的情境中进行应用。

由此可见,体验学习不仅包括经历事件,还包括一系列反思的过程。进一步分析反思过程,可分为以下三个阶段:第一阶段,回到所经历的情境(回到体验中去),即"发生了什么事?"在这一阶段,学生被鼓励"回想"已发生的整个经历,描述所出现过的失误,但不进行评判。第二阶段,专心于感受(注意感觉),即"学生感觉如何?"此阶段的目标是让学生体验有关经验的自我感受,并鼓励他们努力运用积极的感受,例如得到患者赞扬后的愉悦感受。对给学生造成压力的感受,如情绪不佳的患者对学生不友好态度的感受要设法消除,以促进有效学习。第三阶段,重新评价阶段,即"这意味着什么?"最基本的是让学生把这次体验与自己原有的相关体验和感受联系起来,检验它们之间的相互关系。这个反思过程模式需要被反复实践,直到学生能够熟练运用。

3.形式

(1)体验学习日记 是鼓励学生进行反思的行之有效的方法。在日记中,学生除了记录自己所经历的具体事件外,还要描述他们对事件的认识。

(2)反思性小组讨论会 每次实习结束时,组织学生进行反思性讨论。在讨论中,学生不仅可以反思自己的临床经历,而且可以讨论其他同学的经历,分享别人的感受,从而扩展体验。

(3)实地参观学习 包括参观医院、敬老院以及社区实践,如家庭访视。带学生访视前,应该向学生解释访视的目的、内容和要求。访视结束后,安排时间让学生向其他同学及教师进行汇报,从而促使反思。

(4)应用课题 应用课题包括两种形式。一种是个案研究,让学生对一个案例进行较为深入的研究,促使学生综合运用各种知识。另一种形式是小型科研,即学生在教师的指导下,选择临床小问题,进行科研程序的训练,这样不仅可以锻炼学生的科研能力,还能促使学生对某些问题进行深入思考。

点燃生命的护士话语

中午,急诊室来了一位因赌博输钱喝下农药的中年男子,大家立即投入紧张的抢救,但患者断然拒绝任何救治。正当我们手足无措之时,带教的刘老师走上前,轻轻地握住患者的双手说:"我知道你是悔恨自己,觉得赌博输钱很对不住家人,是吗?"他没有作声。刘老师继续柔声地说:"可是看看你年迈的父母、依恋你的妻儿,你走了他们可怎么办?难道你忍心让白发苍苍的父母老无所养,幼小无助的孩子失去爸爸的保护吗?过去的事情就不要再去想了,只要你肯改正,你的亲人一定会原谅你的。"泪水无声地滚落下来,他顺从地接受了……旁边的我鼻子竟也酸酸的。原来护士一句贴心的劝慰,一个支持的举动就能重新点燃一个绝望生命的希望之火,拯救一个即将破碎的家庭。我在心底默默发誓:一定要成为一个懂得关怀患者的护士。

（二）临床带教制

1. 概念　一名学生在一定时期内固定跟随一位护理人员实习的形式被称为带教制。在这种教学模式中，带教教师对学生提供个体化的指导，并促进其专业角色的习得。

2. 方法　在带教制中，学生全程跟随带教教师一起工作。学生可全面观察、学习带教教师从事临床护理工作的全部内容和方式，包括各种护理操作、对患者的整个护理过程、与各类人员的沟通、对患者的态度等。学生可就观察过程中产生的问题向教师提问，获得解释。除了观察学习以外，带教教师要按实习计划，根据学生的具体情况，安排其动手实践的机会，并及时反馈。除专业带教外，带教教师还要关心学生的思想和生活等方面的情况，与学生建立和谐的师生关系。

3. 临床教师的选择　临床教师作为护理教学工作中重要的一员，必须满足一定的条件和要求，才能保证临床教学的质量。一般对临床带教教师有如下要求：

（1）个人素质　临床教师应该符合大学老师的基本要求。首先要有渊博的专业知识和文化科学知识，除要精通本学科的基础理论、专业技术外，还必须有较广阔的文化修养。其次，要懂得教育科学规律，学会教育技巧，更好地调动学生积极性、主动性和创造性，激发学生的求知欲。再次，临床教师要勇于探索，富于进取精神和学术上的开创力，同时加强高校与社会的联系。最后，要有高尚的道德品质、良好的医德医风，做学生的楷模。

（2）知识结构　包括临床教师的基础医学和护理学知识、文化科学知识和教育学、心理学知识等。临床教师不仅掌握和理解临床教学大纲的要求，而且专业知识必须精深，还要有广博的基础文化和科学知识。

（3）能力结构　临床教师的能力结构是指运用知识的能力，包括教学能力、自学能力、研究能力、思维能力、表达能力、应急能力和组织管理能力等。在组织教学中，能做到理论联系实际，抓住重点和难点，深入浅出地传授知识和技能，根据制订的教学大纲和目标，组织实施教学活动。在组织教学中还要注意结合临床具体情况，进行教学改革，树立符合时代要求的教育观念。

（4）职业道德　临床教师要热爱本专业的教育工作，关爱学生，具有良好的职业道德，乐于助人，为人师表，以身作则。在工作中具有高度的责任心，严于律己，关心体贴服务对象的疾苦，耐心细致地根据学生的具体情况，因材施教，做到即教书又育人。

4. 院校与实习单位要密切配合　实习前，护理院校应将实习大纲和具体的要求发给学生、实习主管部门及带教教师，使大家明确各自的任务、教学目的等。学校教师要定期征求学生和带教教师的意见，了解带教过程中出现的问题，讨论解决问题的方法，及时解决问题。临床带教教师也应教学生实习的情况，特别是实习中存在的问题及时向学校反映。

（三）临床实习讨论会

临床实习讨论会是一种重要的临床教学活动。通过这种形式的活动，学生可以分享观点和经历，发展解决问题和评判性思维的技能，锻炼和提高口头表达能力，学会与他人合作的精神。

1. 形式　根据讨论内容或主题的不同具有多种不同的形式，包括实习前讨论会、实习后讨论会、专题讨论会和重要事件讨论会。

(1)实习前讨论会　是在临床活动开始前进来讨论。讨论会由临床教师主导。教师事先为学生选好病例,学生在讨论中可以提出有关其临床实习活动中的问题,弄清楚该患者存在的护理问题,与教师和同伴分享自己所关心的事情。实习前讨论会有助于学生识别患者的健康问题,制订护理计划,为临床实习活动做准备。

教师的重要职责是要评估学生是否具备完成实习活动必要的知识和能力,必要时给予指导和建议。实习前讨论会可以用一对一的形式,或一个教师对若干名学生的形式。讨论时间因人数多少而异,不能太长。实习前讨论会用半个小时为最佳。

(2)实习后讨论会　是在每次实习活动结束后举行的讨论。实习后讨论会给每位学生提供了深刻分析其经历的机会。每位学生要介绍自己当天对患者采取的主要措施、措施的有效性、这些措施与护理目标和理论的相关性、实习中遇到了哪些问题以及是如何处理的、自己的感受及意见。此外,学生可以将自己护理患者方面的疑问向同伴或教师提出。同伴既可以提出自己的观点,也可以向进行汇报的同学提问,请求给予进一步的解释,小组成员在讨论会中分享彼此在实习中的经验和情感经历。

教师的作用是引导每个学生都有机会发言,鼓励学生思考和讨论所提出的问题,必要时澄清有关的问题,对讨论进行总结。讨论的时间也依照参加讨论人数的多少而定。有学者主张师生按1∶10的比例,每次实习后讨论会用1小时为宜。

(3)专题讨论会　是小组就某些专题进行讨论。这些专题的范围很广,可以涉及文化、社会、经济、政治、专业等方面的问题。题目可以由教师指定或学生提出。

(4)重要事件讨论会　是就小组同学实习中遇到的重要事件进行讨论。讨论时,首先由教师或学生对该事件本身以书面或口头的方式介绍给全组成员,然后展开讨论,学生可以问有关事件的细节以得到充分的资料来发现问题所在;接着提出不同的解决方法,并向小组介绍自己的方法,或者学生以小组工作的形式共同决定解决问题的方案;讨论结束时,由教师或介绍事件的学生报告实际发生情况,并澄清学生中可能存在的任何误解。

2.临床讨论会的实施指导　要使讨论会有效实施,必须注意一些关键环节。

(1)讨论的准备　临床教师要负责讨论的准备工作,包括准备讨论的场地和讨论本身。讨论场地可以在实习机构的小教室,座位的安排如其他讨论活动一样,可设置为圆形、半圆形或U形,以便于讨论。室内应配有黑板(白板)、投影仪等教学工具,供教师和学生需要时使用。讨论时可先将所有实习学生分成大小合适的小组进行讨论。

教师就讨论本身的准备,应考虑下列问题:①确立讨论所要达成的目标。②计划讨论的时间。③设计讨论中的问题,并按顺序排列这些问题,如有必要,可事先将问题告诉学生,需要学生准备的讨论,如对复杂案件的分析,可以将案例资料在讨论前提供给学生,便于学生阅读案例和查阅相关文献。④设计讨论进行的过程。

(2)讨论的进行　在讨论进行过程中,教师要善于运用提问技巧,对学生进行提问。可以请不同学生来回答同一个问题,鼓励学生勇于发表自己的观点,提出对问题不同角度的看法或尽可能多的解决问题方案。在学生回答有困难时,教师应进一步陈述问题,或提供一些暗示。对学生的回答要及时给予重述、反馈。不要打断学生的陈述,即使发现学生的思路和信息有错误,也要等学生陈述完后再发表意见。评价时应评价学生的答案,而不是评价学生。在讨论中,教师要鼓励学生之间相互作用,这样可以使讨论的气氛热烈而开放,达到促进高层次认知技能发展的目标。

(3)讨论的结束　讨论结束时所有学生在集中在一起共同分享彼此的讨论结果。教师应对讨论进行总结,并指明讨论对临床学习的意义。

在讨论的整个过程中,教师和学生要扮演好各自的角色。表7-1归纳了教师、学生在讨论中的角色。

表7-1　角色

讨论中的角色	角色行为
教师	计划讨论
	提出供讨论的问题、事件、案例等
	设计讨论问题
	协助讨论的实施并鼓励学生的参与
	创造并维持一种开放、自由、放松的讨论气氛
	控制时间
	避免讨论偏离主题
	提供反馈
学生	为讨论准备
	积极参与讨论
	与小组同伴协作制订解决问题的方案或做出决定
	审视不同的观点
	愿意倾听他人的观点和看法
师生共同	总结讨论所达到的目标
	将讨论与理论、科研相结合
	识别本次讨论对其他临床学习活动的意义

(四)临床查房

临床查房是为了提高护理质量及临床教学水平而采取的一种教学方式,包括医疗查房和护理查房。学生在临床实习期间,通过参加医疗和护理查房可以学到许多书本上学不到的东西。

1.医疗查房　医疗查房是医生每天的常规工作,以便于明确对患者的诊断、治疗、检查等问题。临床护理教师应为学生创造机会参加自己所负责患者的医疗查房,使学生充分了解患者的情况,以利于护理计划的制订和实施。

2.护理查房　护理查房是对一位或若干位患者在床边进行观察、交谈,了解患者的情况,通过对病史和其他资料的回顾,讨论护理方案及其效果,并在此基础上调整护理方案。护理查房是一种常规、有效的护理工作方式。临床教学中运用护理查房,可以促进学生护理患者综合能力的发展。

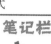

护理查房通常在患者床边进行,可由护士长或资深护士主持,也可以由学生主持。开始查房时,主持者应将查房对象——患者的基本情况先介绍给其他同学,并向患者解释以取得患者的合作。介绍的内容包括患者的背景资料,患者的生理、心理、社会等方面的评估结果,相关的护理诊断、护理措施以及护理效果。查房过程中,学生可以与患者交谈,对患者进行体检,或示范有关的护理操作。学生之间可以相互提出问题,不能解决的可以请教带教教师。在查房过程中,教师主要起主导作用,引导学生主动思考,澄清查房中的某些不清晰的观点,协助学生使查房围绕预定的目标进行,控制查房的节奏。教师也可以就关键问题进行提问或强调。对于某些敏感的问题,应在床边查房结束后到其他地方进行讨论。这样学生可以互相分享自己护理同类患者的经验。

通过护理查房,可以给学生提供很多锻炼的机会。学生可以识别患者的问题,评价护理措施的效果,对患者的护理产生了新的体会。另外,学生还能评判性地思考自己及同伴对患者所提供的护理,与一同查房的教师、同学交流有关患者护理及护理实践变革的看法,并与同伴分享临床知识,找出自己的差距。

（五）病室报告

病室报告(ward reporting)是指在每天固定的时间里,所有的护理人员在一起,报告每个患者的情况,并对护理进行讨论。当时实行责任制护理时,每个护士都要报告自己所负责的患者的情况,护士长和其他护士就患者病情、护理措施等特殊方面提出疑问,大家共同讨论。学生参加病室报告会,可以学到更多的护理患者的知识。

（六）病例讨论会

病例讨论会(case discussion)是对病室内的疑难病例、典型病例、死亡病例进行分析和研究,并总结会上的得失之处。通常由一位护士介绍案例,包括患者的病情、所采取的治疗和护理计划、实施情况及效果等,然后所有的护理人员一起讨论。学生也可以进行报告,参与讨论。这样可以使学生感觉到自己是病室护理人员的一部分,同时还可以提高他们在公共场合表现自我和语言表达能力。

（七）专题讲座及研讨会

在临床教学中,可以采用专题讲座及研讨会的方式,拓宽学生的知识面,促进学生对现代护理进展的了解。专题讲座是请在某一专业领域学术造诣较深的专家就临床护理发展的新概念、新理论、新方法、新技术等进行报告,以期引入新知识、拓宽学生的视野、提高学生能力。研讨会是由专家及学生共同对某一专题进行讨论,各位参与者充分阐述自己的观点,进而加深对这一问题的认识。这些新颖的知识容易引起学生兴趣,激发学生对专业的思考和热爱,为以后的工作和学习提供参考。

教师要做好专题讲座和研讨会的组织工作,需要事先制订详细的计划,选择合适的时间和地点,并与报告人取得联系,鼓励学生积极参与和记录,最后进行总结。在报告会或研讨会中,要鼓励学生的创新意识。

六、临床教学中的伦理与法律问题

临床教学是在一个复杂的社会情境中进行的。临床教师、学生、医护人员以及患者等均有其角色的权利和职责,他们之间有时是相互依赖,有时又是相互矛盾的。这些矛盾有可能导致伦理、法律等方面的问题,应注意预防并妥善处理这些问题,以保证

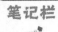

临床教学的安全和质量。

（一）临床教学中的伦理问题

在临床教与学的过程中所涉及的伦理问题主要有以下几个方面：

1.学习者在服务场所中的问题 绝大部分临床教学活动发生在有服务对象存在的场所。这些场所不仅包括传统的医疗机构，如医院、康复中心等，也包括在家庭、社区及学校等场所。护理人员的责任是为患者提供直接的护理服务，而实习生是以学习者的身份存在于此。在护理服务机构中，患者期望得到高质量的服务，而对提供机会给学生学习则被置于次要的地位。这里涉及的伦理准则是"有益性"，即护士具有帮助患者的职责，达到有益的结果，或至少不对患者造成伤害。当学生在护理服务场所的主要目的是学习时，这项准则就有可能被违反。

另外，作为带教教师的护士可能需要花费大量的时间和精力来指导学生，例如对学生提问、向学生进行讲解、给学生示范操作等。这些教学活动将占据他们对患者直接进行护理的时间和精力，干扰其护理工作的顺利进行。但是由于专业的特点，学生必须在真实的临床环境中学习，才能达到教学目标。因此，教师在计划教学活动时，必须充分考虑学生、患者、工作人员的权利和需求。临床教师有责任使各方人员都清楚了解学习目标并保障学习活动不会影响护理质量。应让患者了解实习生存在的情况，以决定是否参与临床教学活动。临床教师应保证学生对实习做好充分准备，例如具有一定的技术操作基础，以及保证自己在场观察指导。

2.师生关系

（1）对人的尊重 在临床教学中，尽管师生双方对建立和维持相互信任和尊重的关系都负有责任，但临床教师应该首先表达对学生的信任和尊重，主动建立这种关系，展示教师对尊重人的尊严、自主性等伦理准则的承诺。

在临床教学中常有违反对人的尊重这一伦理准则的教学行为，例如，在公共场合指责学生，不征求患者意见，就让学生观看其胸腔穿刺操作等。这种行为可能对学生产生伦理观念和行为的误导。因此临床护理教师应有意识地指导学生尊重患者的伦理价值观，并使自己的护理行为始终符合护理伦理准则。

（2）公正与公平 临床护理教师应为实习学生提供同样的学习机会，并用同一标准对不同学生进行评价。应避免与某些学生建立某种社交性关系，以导致其他学生的不公平感觉。教师与学生的关系应该是同事性的、协作性的，而不能过分地私人化和社交化。

（3）合格的教学 将"有益性"的伦理准则运用到教学中，则学生享有称职、负责及知识渊博的教师带教的权利。丰富的知识和娴熟的技能对一个临床教师来说是必需的。此外还必须能够称职地促进、帮助学生在临床学习，包括设计学习活动、帮助学生将理论与实践相结合、培养学生的独立性、提问并回答学生的问题、评价学生的表现、与学生有效地沟通等。

3.不诚实行为 学生的不诚实行为可能体现在以下几个方面。例如，为自己实习的迟到或私自离开实习场所行为编造借口，更为严重的是，隐匿实习中出现的差错，不向老师报告等。临床教师应严肃对待学生的不诚实这些行为，因为这些行为首先会威胁患者的安全，其次还会影响临床教师对学生的信任。

临床护理教师可以采取多种方法来控制不诚实行为。首先教师应成为学生学术诚信的角色榜样。教师应认可在学习过程中出现错误是正常的事,并创造允许学生在安全环境中出现错误的气氛。但应让学生意识到,教师不允许他们出现损害患者的错误。每个院校或实习基地都应该制订何谓学术不诚实行为以及如何对这一行为进行惩罚的具体条例或规定,反复向学生强调,并以此为准绳,持续、公正地处理违反条例的每一件事。

（二）临床教学中的法律问题

临床带教教师应有很强的法律意识,并应教育学生明确自己的合法身份,了解患者的基本权利和在实际工作中与法律有关的潜在性问题,并采取一定的防范措施。

1. 学生的法律身份及法律责任　《护士条例》第二十一条规定:在教学、综合医院进行护理临床实习的人员应当在护士指导下开展有关工作。这里就明确指出了学生的法律身份,即不能单独进行护理工作,而必须在带教教师的严格指导下认真执行操作规程。

2. 带教教师的基本职责　带教教师应保持对学生适度的指导和监督。指导和监督的程度取决于带教教师对学生的能力、悟性的了解以及操作的水平。因为过分的监督会导致学生的压力,或者是使学生产生教师不信任自己的感觉,从而使师生关系紧张;监督不够,则容易导致发生差错事故的机会增加。

3. 学生的权利　学生在临床实习中的权力表现在以下四个方面:①知悉对实习的安排;②拥有良好的学习环境;③有合格的带教教师;④有权询问评价结果。

4. 患者的基本权利　护理学教师和学生应了解患者的基本权利,如患者的知情同意权、患者的隐私权等,以避免在护理服务时侵犯患者的权利,从而引发一些不必要的医疗纠纷。

5. 潜在性的法律问题　每个实习学生不仅应该了解国家有关医疗护理法律的条文,而且应明确自己在实习工作中与法律有关的潜在性问题,如实习学生不具有单独执行医嘱、单独书写护理记录的权利,在教师指导下书写的护理记录必须有教师签名等。

6. 实习生发生护理差错事故的预防与处理　实习学生发生差错的主要原因是未认真执行三查七对、理论知识不扎实、带教教师带教不严等。因此应对带教教师和实习生分别进行法律法规的教育。带教教师应了解学生的学习水平、学习能力、个性特点等,采取适当的带教措施预防差错事故,并对实习生引起的差错给予处理。

（河南科技大学　高明霞）

 思与练

1. 什么是教学组织形式?确立护理教学组织形式的依据有哪些?

2. 课堂教学的基本程序包括哪些?试分析它们各自在课堂教学中的作用。

3. 为何说上课是教学的中心环节?讨论怎样才能上好一堂课。

4. 比较课堂教学、临床教学在教学目标、教学环境、教学组织和教学方法上有什么不同?

5. 某实习护士找到护士长投诉:带教教师在抢救危重患者时不让学生参与,侵犯了学生的学习权利。请问如果你是护士长,作为一名临床教师和管理者如何解释带教教师的行为?如何让实习

笔记栏

学生理解法律责任和伦理原则?

6.某日上午 11 点钟,一位胰腺炎患者诉腹痛,进修医生王某开医嘱阿托品 10 mg,肌内注射立即,指示当时唯一在护士站的实习护生张某去执行。张某见其他老师正忙着,觉得不便打扰,又考虑自己肌内注射技术熟练,便去备药。备药时她对剂量不太肯定,问医生是否为 10 mg,医生确认。张某便用备好的药为患者实施了注射。10 分钟后,患者家属诉说患者面部发红、谵妄、心跳加快……

问题:(1)患者出现了什么问题?

(2)护生有没有违反法规的地方? 如果有,违反了什么法规?

(3)护生需要为自己的行为承担法律责任吗? 为什么?

(4)带教教师应如何处理和预防这类事件的发生?

第八章

护理教学的方法与媒体

　　每一位老师都希望自己的教育与教学活动能得到学生和学校的认可,能高效完成,但这并非易事,它涉及许多方面的因素,如本人的工作经验,工作能力、性格因素及教育的大环境与小环境等主客观原因。但无论如何,学习、掌握、借鉴各种优秀的教育、教学方法则是非常必要的。作为一名的护理教师,我们应该了解国内外各种先进的教学方法,找出各种方法的优缺点,然后根据实际教学情况,选择合适的教学方法并运用,使自己的教学更上一个新的台阶,从而促进护理教学方法的不断完善和发展。

第一节　护理教学方法

　　在教学实践过程中,为了更好地完成教学任务,实现教学目标,教师需要使用教学方法和教学媒体。因此,教学方法和教学媒体是教学过程必不可少的组成部分,具有重要意义,对教学任务和教学目标的实现,发挥着重要的作用。

一、教学方法概述

　　教学方法是教师和学生在教学活动中所采用的方法,包括教师教的方法和学生学的方法,是教学方法论的一个层面。教学方法包括教授法(教师教的方法)和学习方法(学生学的方法)两大方面,是教授法与学习法的统一。

　　教学方法具有一定的历史性。在不同的历史阶段,教师的教学目的各异,其教学目的、教学内容、教学方法也各有特点。封建社会的教学思想是为统治阶级服务,使用的教材是四书五经,教学方法则以读书背诵为主。到了现代,教育的目标是培养德、智、体、美、劳全面发展,具有专业技能的不同人才,注重学生的身心发展,教学方法也更加多样化,注重学生主观能动性的发挥。

　　教学方法具有一定的继承性。从古到今,一些有些的教学方法一直沿用至今。如讲解法、举一反三、温故而知新等传统教学法的历史要追溯到孔子时代,已经流传了几千年。再如古希腊苏格拉底提出的谈话、引导、得出结论的教学方法在现代的教学活动中都是重要的培养手段。

　　教学方法受到客观规律的制约。不同年级的同学由于其认知程度的差异,采取的教学方法也应有所不同,体现个体化的教学。即使同一年级的学生,其接受能力和知

169

笔记栏

识的积累程度也各不相同。因此,应根据学生的特点,选择有效的教学方法,从而更好地实现教学目的。

总之,教学方法是教育研究的一个重要问题,教学的成功与否和教学方法的选用有直接关系。因此,研究教师对教学方法的选用有重要的理论意义和实践意义。

二、护理教学方法的分类

(一)按照教学方法的外部形态和这种形态下学生认识活动的特点分类

1. 以语言传递信息为主的方法　以语言传递信息为主的教学方法,是指教师通过口头语言向学生传授知识、技能的教学方法。语言法在护理教学中是一种最重要的教学方法,更是教师和学生之间信息传递的最重要媒体。常用的以语言传递信息为主的方法有讲解法、问答法和讨论法。这类教学方法要求教师具有良好的语言表达能力,学生要具有较强的阅读能力

2. 以直接感知为主的方法　以直接感知为主的教学方法是指教师通过对实物或教具、实地参观等形式使学生更形象地学习新知识,形成正确的认知的教学方法。直接感知教学法具有形象性、具体性、真实性等特点,包括演示法、参观法等。这类教学方法强调手和脑并用,能对学生正确的做法予以强化,错误的做法予以纠正,这样才能收到良好的效果。

3. 以实际训练为主的方法　以实际训练为主的方法是以形成学生的技能、行为习惯、培养学生解决问题能力为主要任务的一种教学方法。它主要包括练习法、实验法和实习作业等方法。

4. 以欣赏活动为主的方法　以欣赏活动为主的教学方法是指教师根据教学目标,有计划地使学生模仿真实的活动情境,引起学生的动机和兴趣,使学生在不知不觉中学习。例如陶冶法等。

欣赏活动教学方法将教学内容融入设定的教学情境中,激发学生强烈的情感反应。情景是教师创设或模拟的场景,具有真实、生动、实用的特点。这种练习方法,贴近生活、接近临床,而且能把单调、枯燥的课堂讲授变为生动的模拟场景,能够使学生乐于学习。比如内科护理中有急性肺水肿抢救配合这一节,教师就可以把它设计成一种模拟场景,有患者、有医生、有护士,形成一种抢救的紧张氛围,以这种生动形象的情境来激起学生的学习情绪。变"抽象理论的难学"为"亲临其境的易学"。

欣赏活动教学方法在教学中,要根据教学的需要和学生的年龄及心理特征,设置适当的情境,便能引起学生的情感共鸣,从而获得最佳的教学效果。要注意学生在欣赏活动中的个别差异。每个学生知识和能力水平不同,兴趣各异,所以对同一艺术作品的欣赏能力各不相同。教师要对欣赏能力低的学生进行耐心辅导,帮助他们提高欣赏水平,不能用同一的水平标准要求所有的学生。

5. 以引导探究为主的方法　以引导探究为主的教学方法,是指学生在教师的组织引导下,通过独立的探索和研究,创造性地解决问题,从而获得知识和发展能力的方法。该方法注重学生主动参与教学过程,培养学生的主体意识和主动精神。该模式是以学生的学习为出发点而设计的:教学中是学生亲自参与、自由探索、共同探究的自主活动;结论的归纳也是由学生反思,师生共同筛选归纳的。故在此活动中,学生实实在

在地掌握了学习活动的主动权,激发了他们的内在动机,培养了他们主动参与的意识和精神。教学方法也有其不足之处,如花费时间较多,不经济,而且需要学生具有相当的知识经验和一定的思维发展水平,同时还需要有逻辑较为严密的教材和素质较高的教师。

(二)根据教学方法中主体因素的构成进行分类

1. 以教为主的教学方法　常见的有:①以语言形式获得间接经验的教学方法,如讲授法;②以直观形式获得直接经验的教学方法,如演示法;③以实际训练形式形成技能、技巧的教学方法,如练习法。

2. 以学为主的教学方法　常见的有:①以学生自定学习目标、学习计划,自我把握学习进程为特征的自主学习法;②以小组活动为主要形式,师生之间以及学生之间合作为特征的合作学习法;③以提出问题、分析问题、解决问题为线索的发现学习法。

3. 教学并重的教学方法　常见的有:①以感受体验形式获取知识的教学方法,如角色扮演法;②以参与互动形式获取知识的教学方法,如讨论法;③以质疑形式获取知识的教学方法,如问题教学法。

三、护理教学的基本方法

(一)讲解法

讲授法又称"口头教学法",是教师运用口头语言向学生传递知识,进行教学活动的方法,常常和其他方法结合使用。讲授法是长期以来最常用的一种基本教学方法,可以在较短时间内向学生传递更多的信息。讲授法有多种具体方式:①讲述。侧重在教师向学生生动形象地描绘所讲内容,使学生形成鲜明的表象和概念,并从情绪上得到感染。凡是叙述某一问题的发展背景,某一发现的过程或人物传记材料时,常采用这种方法。②讲解。主要是对一些较复杂的问题、概念等,进行较系统而严密的解释。当演示和讲述,不足以说明事物内部结构或联系的时候,就需要进行讲解。在教学中,讲解和讲述经常是结合运用的。③讲演。教师就教材中的某一专题不仅要向学生进行系统全面的描述,还要对事实进行深入分析和论证,通过分析来归纳和概括事实结论。讲演法比讲述、讲解所涉及的问题更深,时间更长。这三种方法在课堂教学中常常结合在一起使用。

1. 讲解法的作用

(1)适用于传授新知识和阐明学习目的、教会学习方法的运用。讲解法的信息量大能使学生通过教师的说明、分析、描述、设疑、解疑等教学语言,短时间内获得大量的系统科学知识。

(2)灵活性大,适应性强。无论是在课内教学还是在课外教学,讲授法都可运用。它使学生通过感知、理解、应用而达到巩固掌握,在教学进程中便于调控,且随时可与组织教学等环节结合。

(3)利于教师主导作用的发挥。教师在教学过程中要完成传授知识、培养能力、进行人文教育三项职能,同时能通过说明将医学、护理学知识系统、连贯地传递给学生,启发自觉学习等以调动学生的积极性。讲解法能够体现教师自己的意图,表达自己的思想。

(4)传授效率高,一个教师可以和多个学生同时接触和交流,利于知识的传播。

(5)讲授法也易于反映教师的知识水平、教学能力、人格修养、对学生的态度等,这些又对学生的成长和发展起着不可估量的作用。

(6)讲解法缺乏学生直接实践和及时反馈的机会,有时会影响学生积极性的发挥和忽视个别差异的存在。

(7)提供的结论性知识多,不利于学生自学能力的培养和主观能动性的发挥。极易形成注入式教学。

(8)学生注意力不易集中。学生能够集中注意力的平均时间只有20分钟左右,之后注意力就开始下降。如果在教学过程中,教师未能穿插其他教学方法,如讨论法、演示法等,或教师本身语言表达技巧不佳,学生容易注意力不集中,影响教学效果。

2.讲解法的要求

(1)认真备课熟练掌握教材内容,对讲授的知识要点、系统、结构、联系等做到胸有成竹、出口成章、熟能生巧,讲起来才精神饱满、充满信心,同时要注意学生反馈,调控教学活动的进行。

(2)教学语言要准确有严密的科学性、逻辑性;精炼:没有非教学语言,用词简要,用地理的科学语言教学;清晰,吐字清楚,音调适中,速度及轻重音适宜;生动,形象,有感染力,注意感情投入。如地理教师的语言表达能力直接影响讲授法的效果,应在平时加强基本功训练,使之规范化。

(3)充分贯彻启发式教学原则讲授的内容须是教材中的重点、难点和关键,使学生随着教师的讲解或讲述开动脑筋思考问题,讲中有导,讲中有练。学生主体作用表现突出,表现为愿学、愿想,才能使讲授法进行得生动活泼,而不是注入式。

(4)讲授的内容宜具体形象,对抽象的概念原理要尽量结合其他方法,使之形象化,易于理解。对内容要进行精心组织,使之条理清楚,主次分明,重点突出。

(5)讲授过程中要结合板书与直观教具板书可提示教学要点,显示教学进程,使讲授内容形象化具体化。直观教具如地图、图片、图表、模型等,可边讲边演示,以加深对讲授内容的理解。

3.教学步骤 讲授法的教学步骤在不同的时期表现形式有所不同,例如"九段式""六段式""四段式"等。目前最常用的是"三段式",即三个阶段,分为准备阶段、讲授阶段和反思阶段。

(1)准备阶段

1)制订具体的课堂目标:制订课堂目标能帮助教师从整体上把握一节课的教学。教师应该仔细钻研教学大纲和教科书,有目的地参阅一些最新参考资料,然后明确课堂目标。从而为课堂教学提供依据,同时也为教学评价明确了标准。课堂目标必须与学生的学习能力、学习兴趣、学习资源等相适应。

2)了解学生:教师在授课前,要了解学生的人数,听课学生的基础知识、学习态度、理解能力、个性特点和学习方法等。了解学生情况可以帮助教师因材施教,避免教学上的盲目性,也有助于建立良好的师生关系,创造和谐的课堂氛围。

3)准备教学内容:首先列出学生可能需要学习的所有内容中精选教学内容。其次是区分对待基本教学内容、推荐教学内容和可选教学内容,课堂教学和考试主要是围绕基本教学内容进行的。再次是抓住重点教学内容精心准备,然后要明确此次授课的教学难点,分析产生教学困难的原因并确定解决难点的办法。

4)制订授课计划:也就是平常所说的教案。拟订出较详细的教学实施方案,对授课过程中的各个环节、步骤、方法进行认真的研究。教案的格式因学校的不同而各有不同。通常一份规范的教案包括授课课程、授课对象、授课时数、课堂教学目的、教学内容和时间分配、教学组织形式和方法、重点和难点、授课日期、使用的教学媒体、复习要点、思考讨论题、教材及参考书、授课后的评估方式等。教案必须要注意全面掌握教材,条理清晰,重点难点突出,语言通顺准确。

(2)讲授阶段

1)导入:导入的主要目的是为了导出上课的主要教学内容,起到承上启下和引导学生到待定的学习任务上来的作用,同时也是为了能引起学生的注意和激发学生的兴趣。导入的具体形式和方法可以多种多样,但所占时间一般比较短,通常不会超过一节课用时的5%。

2)授课:授课部分是中心环节。授课应按照教案进行,但又要根据课堂的具体情况,灵活掌握。要注意目标明确、重点突出、内容正确、方法恰当、组织合理,同时应该注意师生之间的互动。

3)结课:结课,就是本次课的结束部分,通常为讲授结束后的总结。结尾好坏也会影响教学效果,所以同样需要引起重视。

(3)反思阶段 教学后的反思内容主要包括:讲授是否达成了课堂目标,是全部达成还是部分达成;内容的讲述是否层次分明、系统完整;是否真正激发了学生的学习动机,激发的程度如何;教学手段的运用是否恰当;学生的反应等。

4.讲授法的应用技巧 讲授法既有其突出的优越性,也存在某些内在的缺陷,因此教师需要有意识地运用技巧对这些缺陷加以弥补,从而提升教学效果。

(1)讲授内容的选择和组织 教师的知识越丰富,讲授的内容越深刻,必须具备扎实的理论基础。讲授的投入越多,其感染力往往也越强。对于护理专业教师来说,更要注意及时补充学科的前沿知识,这样才能使学生获得正确的概念和知识。另外,要取得良好的教学效果,教师不能在课堂上平铺直叙地讲解教材上的内容,而是要将授课内容有机地组织起来,让学生更好地掌握教学重点。例如可以在上课前让学生知道本次授课内容的要点,授课时围绕重点来组织教学,当教师完成一次教学后,学生也许会忘记其他的内容,但一般不会忘记重点知识。

(2)导入的应用技巧 课堂导入的形式多样,常见的有:①直入主题式,教师直接介绍本次授课的主要内容和目的要求,让学生明确本次授课内容和重点。②温故式,简要复习上次授课内容或之前接触过的与本次授课内容相关的知识,继而过渡到本次课程,例如,讲肾功能衰竭会先从肾脏的解剖与功能开始。③故事式,教师可挑选一些与授课有关的小故事、奇闻轶事等作为课程的开始。④提问式,用精心设计的提问作为开始,引入课题。⑤演练式,使学生对新课先有个直观的印象,通过有选择性地使用道具、模型、录像等教学媒体或者实验、练习等作为上课的开始。⑥即兴式,即兴发挥,通过联系周围的环境、人物等,调动学生的积极性,从而导出新课。

(3)教学语言的应用技巧

1)语言表达的技巧:①教学语言的表述要符合专业要求;②授课语言注意口语化,要避免照本宣科,又要注意讲解性,对难点和重点部分可以适当重复并通过例子进行解释;③避免平铺直叙,通过生动、形象、准确的语言来吸引学生的注意力;④语言表达一定要清晰;⑤注意表达的逻辑性和系统性,避免用专业词汇去解释专业词汇;⑥合理使用停顿以集中学生注意力。

2)非语言表达的技巧:主要包括面部表情、眼神、体态等。特别应注意:①语速、音量适中;②手势合理运用,教学手势一般不可幅度过大,频率过快;③学会运用表情来教育和鼓励学生;④多用眼神与每位学生沟通;⑤讲课时体态端正,可以适当移动身体来吸引学生的注意力,但不要太频繁移动,更不能做作扭捏。

(4)建立师生间的双向沟通 在教学过程中,教师应适时地穿插问答或讨论,以便了解学生是否听懂,进而调整教学进程,增进师生之间的互动。①通过穿插其他教学方法来调整讲授时间比例。常见的方式包括:①在一节课中,留 5～10 分钟让学生讨论或提问;②授课中间穿插讨论、问答。②使用教学媒体与教具。配合教材内容适时适量地增加学生感官的刺激,如图片、幻灯片、实物、模型或视频等。

(5)提问的应用技巧 ①在授课内容关键处设置问题;②问题的难度适中,大多数学生能够通过努力回答出来;③问题有启发性;④教师在提出问题后要给予充分的时间让学生进行思考,等学生回答之后教师也要给予一定的时间让学生有时间去思考如何完整地回答问题,充分体现提问后的"第一等待"和"第二等待";⑤当学生回答问题不够完整、准确时,教师应设法点拨学生,通过变换角度、适当提示等来化解。

(6)结课的技巧 结课的形式与方法很多,常用的包括:①自然式结课,是指讲到哪里就在哪里结束。但必须精心设计教学内容,准确把握教学进程。②设置悬念式结课,通过给学生留下一个有待探索的未知数,激起学生学习新知识的欲望。③提问式结课,通过提问或小测验来了解教学效果。④总结式结课,对本次所学内容进行总结,使学生获得一个完整的知识体系。⑤发散式结课,提出新的问题促使学生更深入地思考,以发散思维。

(二)谈话法

谈话法,又称问答法、提问法,是教师根据学生已有的知识和经验提出新的问题,引导学生积极思考,通过师生之间的问答,得出结论,获得知识和发展智力的教学方法。我国古代的《论语》实际上是孔子运用谈话法对其弟子进行传道、授业、解惑的记录。

1.作用特点 谈话法能激发学生的思维活动,调动学生学习的积极性,使学生通过独立思考获取知识,有利于培养学生的语言表达能力和独立思考能力。从心理机制方面看,谈话法属于是探究性的,使学生变被动学习为主动学习的方法。通过谈话,教师也能了解学生对知识的接受能力和理解程度,及时获得有关学生学习的反馈,利于教师及时调整教学计划,有针对性地教学。另外,教师通过提问,学生可以了解知识的来龙去脉,学习到探究问题的一般思路和方法。谈话法可以用于护理学科的更门课程教学,同时也适用于临床见习、实习等现场教学形式,易于使学生保持注意力和兴趣,了解和模仿教师临床思维的逻辑,培养和解决分析问题的能力。但谈话法耗时多,教师提问如果不科学,不得要领,易导致讨论流于形式,不能起到促进或刺激学生思考的作用。

2.谈话法的要求 教师应精心设计问题:谈话法是一种以问题引导学生获取知识的教学方法,问题的设计是运用的关键。教师应以教学目标为指引,以教学内容为依

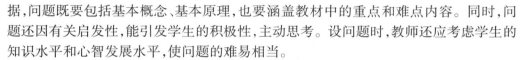

据,问题既要包括基本概念、基本原理,也要涵盖教材中的重点和难点内容。同时,问题还因有关启发性,能引发学生的积极性,主动思考。设问题时,教师还应考虑学生的知识水平和心智发展水平,使问题的难易相当。

(1)谈话中教师要善于组织谈话过程 谈话时,要围绕谈话题目、线索和关键问题进行;提问要面向全体学生;选择不同性质、不同难度的问题,使不同学习层次的学生都能参加到谈话中。谈话的节奏应适当,应根据问题的多少、难易程度和提问对象来掌握时间。教师的态度应和蔼真诚,鼓励学生大胆谈论自己的观点和认识,对回答好的学生给予鼓励,对回答问题不好的学生也不能随意指责批评,以免挫伤其积极性。

(2)谈话结束后,教师应进行小结 小结包括概括问题的正确答案,澄清谈话中的模糊观点,对学术界有不同答案的问题,应当给予介绍,指出谈话过程中的优缺点。

(三)讨论法

讨论法是在教师的指导下,通过集体的组织形式,围绕某个题目,发表自己的看法,从而相互启发,搞清问题的一种教学方法。讨论法既可以用于阶段复习,巩固原有的知识,也可用于学习新的知识,尤其是有探讨性、争议性的问题。

1. 作用特点 由于学生在准备讨论时无现成的答案可依,必须独立思考,自学教材并阅读参考资料,用自己的语言分析、归纳和表达,因此讨论法有助于师生交流思想,互相启发,利于群体的智慧共同探讨问题。讨论法对于增进师生之间和同学之间的了解,发展人际关系,培养学生的思维能力和语言表达能力,以及运用理论知识解决实际问题的能力均有良好的作用。但讨论法耗时较多,组织不当,可能偏离教学目标;能力较低的学生相对处于被动地位。

2. 运用的基本要求

(1)讨论前做好准备 教师应确定讨论题目和讨论的具体要求,讨论题应具有讨论的价值,同时兼顾教学内容、教学要求和学生实际水平,使学生有兴趣发言。为保证讨论的顺利进行,应预先拟订讨论的提纲,提供相应的材料,让学生做好讨论的准备,讨论前还应该考虑讨论小组的规模,一般5~6人为宜。

(2)讨论中做好引导 每个讨论组应先选定一个组长组织讨论。教师在讨论中应努力扮演好组织协调者的角色,可采取蹲点和巡视相结合,既要深入参与讨论,认真听取和及时分析学生的发言,引导学生围绕中心,联系实际进行讨论;又要全面了解,掌握各小组的讨论情况,鼓励学生积极发言,开展有理有据的争论,把讨论不断引向深入。讨论中应注意给每个学生平等发言的机会,事先制订好相应的讨论规则进行管理。

(3)讨论结束时做好小结 讨论完毕,每组应推选代表向全班汇报本组讨论的情况和讨论的意见,教师最后进行总结评价,可归纳讨论得出的观点,阐明正确的概念、观点;应避免直接对学生的观点做出正确或错误的判断,而应该帮助学生运用事实材料澄清讨论中出现的错误与片面认识,使学生获得正确的观点和系统的知识,也可提出进一步讨论的问题,让学生自己去学习和研究。

(四)读书指导法

读书指导法是教师指导学生通过阅读教科书和参考书,以获取知识,培养学生自学能力的教学方法。

1.作用特点　读书指导法可以培养学生的自学能力,学会读书和独立思考学习的习惯。在知识飞速发展的迅猛时代,终身学习已成为必须,具有重要的意义。同时读书指导法还可以弥补教师讲解的不足。但是读书指导法常常受到学生以往经验、知识水平和认知方法的影响,因此,不同个体间学习效果差异较大。效果差异较大。教师指导学生读书,包括指导学生阅读教科书、使用工具书和阅读课外书籍两个方面。

2.运用基本要求

(1)向学生说明阅读的目的,给出相应的思考题目　学生带着问题去阅读有目的性,以明显阅读效果。同时学生在阅读中也能认真思考,能提高阅读效率。思考题目应围绕教学的重点、难点和关键问题。

(2)指导学生使用工具书和参考资料　教师可以指定参考资料,提示查找的方法,让学生自学。也可以提供参考书目。参考书目的提供,应注意学生的理解能力和与学习内容的相关性,又能拓宽学生的知识范围,选择的范围应适当宽一些,题材应多样化。

(3)教会学生科学的读书方法　阅读通常有两种方法,一是泛读法,也就是快速浏览的方法。目的是能迅速了解阅读内容的中心思想,或是为了寻找某种资料。另一种是精读法。围绕一个中心内容进行阅读的方法,要求对学习内容反复领会,以达到举一反三。根据各课、节、框标题,列出基本知识点,制成图表或构建"知识树",掌握其内在联系,加深对知识的理解和记忆。教师要指导学生根据阅读的内容与阅读目的,选择合适的阅读方法。教师也可以指导学生根据学习的需要,将阅读方法进行随机的组合。

(4)指导学生记录读书笔记　①摘抄式:摘抄书中自己认为较好的段落和语句,主要事实的论述以及结论等,并在后面附写心得,或直接写在书上。②提纲式:提纲是用纲要的形式 把一节课主要内容的论点、论据提纲挈领地叙述出来。提纲可按原文的章节、段落层次,把主要的内容扼要地写出来。提纲读书笔记可以使用原文的语句和自己的语言相结合的方式来写。③提要:用自己的话对阅读内容进行总结,并反映阅读内容思想。教师应指导学生学会做批注、写札记等,或一边阅读一边做提要等。使知识在头脑中系统化,同时培养学生的语言表达能力。读书笔记的表现形式有笔记本、卡片、书签和剪报等。学生可以根据自己的喜好,选择使用。

(5)帮助学生制订和完成阅读计划　教师应组织学生定期举行读书报告会,召开座谈会,交流阅读的心得体会,指导并帮助学生解决疑难问题,进一步巩固和提高读书的成效。

(五)演示法

演示法是教师通过向学生展示实物、直观教具、示范性操作或现代教学手段等,使学生获取知识和技能的一种方法。它对提高学生的学习兴趣发展观察能力和抽象思维能力,减少学习中的困难有重要作用。演示法可在护理专业的各门课程中教学中使用。

1.作用特点　演示法具有较强的直观性,形象具体,容易引起学生的兴趣,使学生获得较丰富的感性材料,激发思考问题,加深对学习印象。演示法有利于把书本理论知识和实物联系起来,形成正确深刻的概念,能将知识与实物想象联系在一起,激发学生的学习兴趣,集中学生的注意力,也有利于学生观察能力的培养。根据使用演示教具类型的不同,可将演示法分为四类:①实物、模型演示;②图片、图画和图表的演示;③实际操作的演示;④幻灯、影像资料等的演示。根据教学要求,可分为两类:物体或现象的单个或部分演示和事物发展过程的演示。

2.运用的基本要求

(1)演示教具的准备。演示前应根据教学内容选择合适、直观的教具,并确保各种教具处于功能状态,每次选择的演示教具不宜太多,以免学生走马观花和围观看热闹。如果是示范性操作,则要提前进行操作练习。

(2)演示前,要让学生明确演示的目的和要求,让学生带着任务去观看和学习,在演示过程中注意引导学生将注意力集中到演示对象的主要特征和重要方面,不要分散到一些无足轻重的内容上去。

(3)演示时要让全体学生都能看到演示的对象,若因教具的形状,大小等因素的限制演示效果,无法同时让全体学生观察到时,宜分组或教师移动位置,使在场的全部学生均能看到。同时,针对不同的教学内容教学要求,要尽可能地让学生运用人体的各种器官去充分感知学习对象,比如听模拟心音、呼吸音和肠鸣音等,触摸胸部的骨性标志,肿大的淋巴结等,可取得良好的教学效果。

(4)演示应与讲解提问密切结合,演示过程进行必要的讲解和说明,使学生明确先看什么,再看什么,引导学生边看边思考。演示要和言语密切结合,使学生获得感性知识的同时,加深对相关理论知识概念的理解。

(5)演示要实时:应根据授课的内容把握演示的时机,过早的展示演示教具,会分散学生的注意力,削弱新鲜感,削减兴趣。演示教具使用后应及时收起,以免分散学生的注意力,影响其他教学内容的讲授效果。

(六)参观法

参观法是教师根据教学内容和教学要求,组织学生到现场实地观察,通过与客观事物或现象的接触,巩固验证已经学习的知识或获得新知识的一种教学方法。参观法是护理学教学中常用的教学方法。

1.作用特点 参观法能有效地将理论与临床、医疗护理实践紧密结合起来,帮助学生更好地掌握所学的教材知识,帮助学生开阔眼界,拓宽知识面,激发索取知识的欲望。通过与临床护理实践的接触,能帮助学生接受专业思想和职业道德情操的教育。

2.分类依据 依据在教学活动中参观的时间不同,可将参观法分为三类。

(1)预备性参观 在讲授某一课程前,先组织学生去参观,目的是为学生提供感性经验和激发学生学习新科目,新内容的兴趣,为学习新科目打下基础,如在讲授《护理学基础》中舒适护理章节的内容时,先组织学生参观教学医院病房,了解卧床患者舒适性功能体位的摆放方法,相应护理用具及其使用等,让学生了解舒适护理的重要意义,给学生灌输学习新科目的意义和学习的必要性。

(2)并行性参观 是在讲授某一知识点的过程中,为了使理论与实际更好地结合起来而进行的参观,如讲解气管切开患者的护理时,组织学生到病房实地参观,一边参观临床护理教师的规范化操作,一边为其讲解气管切开护理的操作方法,使学生对气管切开患者的吸痰方法、无菌操作原则、换药等内容留下深刻的印象。

(3)总结性参观 是某一课目讲完后,针对讲过的内容组织学生参观学习,从而帮助学生巩固已经学习过的知识,使知识掌握更加牢固。

3.运用的基本要求

（1）参观应依照教学大纲，根据课目的教学目的和要求进行组织。

（2）参观前应做好准备工作。对于教师，需要根据实际情况制订参观计划，确定参观的地点和参观内容。对于学生，应明确参观的目的、了解参观的具体要求、参观内容及注意事项，配合参观活动顺利完成。

（3）参观时，教师要注意引导学生，有目的、有重点地进行观察，提出需要解决的问题，并给予解答，要使全班学生的注意力都集中到参观活动中，指导学生对要参观的内容收集资料，并做简要的参观笔记。

（4）参观结束后，教师应根据参观计划的完成情况进行小结。要求学生整理参观笔记，把参观时获得的知识进行概括归纳，引导他们把参观获得的感性认识与所学的教材内容相结合，上升为理性知识，并指导学生写出参观报告。

（七）实验法

实验法是学生在教师指导下运用一定仪器设备和材料，通过独立作业，控制条件的操作过程，从观察这些现象的变化中获取新知识或验证知识的教学方法。以培养学生动手能力为目的一种教学方法。护理教学中，实验法主要集中在公共基础课的教学，如生理学、生物化学等课程。

1.作用特点　医学实验一般是在实验室进行的。有的实验也可以在教室里进行。现代科学技术和实验手段的飞跃发展，使实验法发挥越来越大的作用。通过实验法，学生可以把一定的直接知识同教材知识联系起来，从而获得比较完整的知识。同时又能够培养学生们的独立操作能力、动手操作能力和研究兴趣，养成严谨求实的科学态度和科学精神，发展学生的观察问题、分析问题和解决问题的能力。

2.分类　因实验目的和时间的不同将实验法分为：①演示性实验，学习理论知识前打好学习基础的实验，一般在新课前进行，让学生对新课内容有一定的感性认识。②验证性实验，学习理论知识后验证性的实验和巩固知识的实验，常在课后进行，目的在于验证教材所学内容。③实验设计性实验，又称开发性实验。实验设计性实验一般在学生掌握了一定的理论基础和实验操作技能的基础上进行，难度较大，研究性突出。因进行实验组织方式的不同，可分为小组实验和个别独立实验。在现代教学中，为了加强学生能力的培养，更加重视让学生个别独立地进行实验。

3.运用的基本要求

（1）教师编制实验计划　依据课程标准与教材编写实验计划，实验计划内容包括：实验项目、先后顺序，所需的仪器、材料、工具和时间等；编写实验指导书，明确实验目的、方法、要求及分组等。

（2）教师事前做充分准备　实验前，教师应进行必要的预实验，以便对实验中可能出现的问题做到心中有数，以保证实验的效果和安全。实验开始前，仔细检查实验所需的仪器设备和实验材料，保证实验安全顺利地进行。要让学生明确实验的目的、方法、原理和过程；对学生进行合理分组，一般以2～4人为宜，并分配好每组学生所需要使用的仪器设备和实验材料。

（3）教师实验进行中的指导　开始前，教师应简要说明实验的目的、原理、要求、操作步骤及所需各种仪器设备的使用方法，并在必要时进行现场演示。实验进行当中，教师要及时巡视，发现学生实验中存在的问题，并及时予以纠正。如发现共性问题时,应暂停实验,对所有学生进行规范性说明后,再继续试验。对个别需要遇到较大困难的小组和个人,针对性帮助。在实验进行中,小组实验尽可能使每个学生都亲自动手。

(4)做好实验小结 实验结束后,由教师指定学生报告实验进程和结果,然后由教师做出概括和总结,对实验中存在的问题进行说明、提出整改措施,指导学生按规范书写实验报告并审阅。

(八)实习法

实习法,又称实习作业法,是学生在教师的指导下,根据教学大纲的要求,在校内外一定场所运用已有的知识进行实际操作或其他实践活动,以获得一定知识和技能的一种教学方法。护理学是一门实践性强的学科,这种方法在护理教学中具有重要的意义,护理学专业中的多门课程均需经过实习法,才能使学生真正掌握和运用。比如学习出入院患者的护理评估,课后要安排学生到病房实地参观和收集资料,书写护理病历,方能对该章节内容理解掌握。再比如学完鼻饲法后要到病房进行操作实习。

1. 作用特点 体现了理论联系实际的原则,便于教学与实际操作相结合,利于学生深入掌握知识和培养实际工作的能力,对培养护理专业学生良好的职业道德有着重要的意义。实习法,按照实习场地可以分为课内实习法和课外实习法,校内实习法和校外实习法,分散实习法和集中实习法。按照实习项目可以分为单项实习法和综合实习法。

2. 运用的基本要求

(1)应按照课程标准的规定,在相应理论指导下进行;实习作业前,教师应先使学生了解实习目的,明确在实习中应掌握的理论知识和操作注意事项,让学生做好理论准备,然后进行实际操作。

(2)实习进行前要制订实习计划,包括实习目的、实习内容、实习注意事项等,并向学生明确说明。教师还应事先与实习场所联系协调好,做好安排组织工作。

(3)实习过程中要加强指导,护理实践的对象是人,教师在学生学习过程中,要做好示范,按部就班地让学生动手操作。教师要尽可能增加学生直接操作的机会,结合学生的实际情况,给予个体化帮助。对特殊病例,以及新技术、新知识,教师应做好统一指导。

(4)实习结束时,教师应进行检查,评定学生的实习作业,评价实习的效果,并写好实习意见等。

(九)练习法

练习法是教师指导学生依靠自觉的控制和校正,反复地完成一定动作或活动方式,借以形成技能、技巧或行为习惯的教学方法,在护理学专业教学中应用广泛。从生理机制上说,通过练习使得学生在神经系统中形成一定的动力定型,以便顺利地、成功地完成某种活动。练习法对于巩固知识,引导学生把知识应用于实际,发展学生的能力以及形成学生的道德品质等方面具有重要的作用。

1. 作用特点 练习法可以帮助学生更加牢固地掌握所学知识,并把知识转化为技能技巧;有利于培养学生克服困难的毅力和认真工作的态度。

按性质和特点来说,练习法一般可分为三类:①心智技能的练习,如护理学专业外语教学中的会话、听写练习。②动作技能的练习,如护理基础学中生命体征测量的练习。③文明行为习惯的练习,如护理礼仪课的护士仪表美的练习。

2. 运用的基本要求

(1)明确练习的目的要求　练习虽是多次地完成某种活动,但并不是简单的机械地重复,而是有目的、有步骤、有指导地形成和改进学生技能、技巧,发展学生能力的过程。因此,在练习时,不仅教师要有明确的目的,而且也要使学生了解每次练习的目的和具体要求,并依靠对教材的理解自觉地进行练习。提高练习的自觉性、积极性;要指导学生掌握和运用练习有关的基础知识和理论知识。

(2)正确的练习方法,提高练习的效果　练习方法要按照确定的步骤进行,不管何种练习,都要求学生思维的积极性。有的练习材料可采用全部练习法;有的练习材料可采用分段练习法(又称单项或分步练习体系),即把某种复杂的操作活动,分解为几个部分,先专门练习其中的某一部分,然后再过渡到综合练习。练习开始时,教师通过讲解和示范,使学生获得有关练习的方法和实际动作的清晰表象,然后学生进行练习,先正确,后熟练。练习的方式要适当多样化,以提高学生的练习兴趣和效果。教师要首先通过讲解,使学生理解正确的练习方法。同时通过示范,使学生获得关于练习方法和实际动作的清晰表象,然后再让学生自己练习。必要时,在教师示范后,让个别同学示范,加深印象,另外还要注意科学分配练习的频次和时间。练习的方式要多样化,以减少学生的疲劳,提高练习的兴趣。

(3)检查学生练习的质量　练习过程中,及时巡视学生的练习质量,根据学生练习中出现的问题,给予集体或个别的指导,使学生及时知道练习的效果,养成能自我检查并及时主动纠正错误的习惯。

(4)了解练习结果　每一次练习之后,教师要讲评学生练习的情况,使学生及时得到反馈,检查哪些方面有成效,哪些方面存在着缺点或错误,保留必要的、符合目的的动作,舍弃多余的动作,或组织一些校正性练习。当学生出现高原状态时,不能轻易认为是生理限度,教师要帮助学生分析原因,指导他们改变旧的活动结构,采用新的方式,并提高他们的信心,鼓励他们突破高原状态,争取更大的进步。根据练习中的不足及时查漏补缺。

（十）角色扮演法

角色扮演法,是要求被试者扮演一个特定的管理角色来观察被试者的多种表现,了解其心理素质和潜在能力的一种测评方法,又是通过情景模拟,要求其扮演指定行为角色,并对行为表现进行评定和反馈,以此来帮助其发展和提高行为技能最有效的一种培训方法。教师根据教学活动,有计划的组织学生运用表演和情景模拟,启发及引导学生共同探讨及解决问题策略的一种教学方法。

1. 作用特点　①充分调动学生参与的积极性,为了获得较高的评价,参与者一定会充分在活动中表现自我,展示自己的才华。②具有高度的灵活性,主试者可以根据需要设计测试主题,场景。在主试者的要求下,受试者的表现也是灵活的。③通过角色扮演,受训者可以相互学习对方的优点,可以模拟现实的工作生活,从而获得实际工作经验,明白本身能力的不足之处,通过培训,使各方面能力得到提高。④在角色扮演过程中,把丰富的教学内容与有意义的活动相联系,受训者会有浓厚的兴趣,使学生在不知不觉潜移默化中受到教育,形成正确的认识,发展积极的情感。⑤但有些教学内容不能通过角色扮演法来掌握。

2.基本应用过程　①设计情境,情境应该具有一定的戏剧性,能激发学生的表演激情。情境还应带有一定的冲突色彩,可以让学生在矛盾中提高处理问题的能力。②确定参与者,让学生自愿报名或指派扮演的角色,并让参与者明确只是扮演角色。③观察者的培训,教师向观察者说明观察的任务。④教师和观察者要对表演者的行为进行记录。⑤评价,表演结束后,教师鼓励学生针对表演内容发表看法及自己的感悟,表演者可以谈角色扮演的感受,观看者可以谈观看感。⑥总结,教师和学生根据讨论结果,总结经验和教训,吸取在角色扮演方式用来解决问题的能力。

3.运用的基本要求　①事先要做好周密的计划,每个细节都要设计好,不要忙中出错,或乱中出错。②参与表演的角色人数一般3～5人,教师应事先指导学生确定并描述角色。如医生、护士、患者等不同角色来学习相应的教学内容。③助手事先训练好,讲什么话,做什么反映,都要规范化,在每个被试者面前要做到基本统一。④编制好评分标准,主要看其心理素质和实际能力,而不要看其扮演的角色像不像,是不是有演戏的能力。⑤表演开始前应指导学生学习有关角色的知识;表演过程中要适时的指导学生投入情感,并记录表演者的行为;表演结束后,要引导学生总结,启发学生将表演与实际结合起来,鼓励学生将所学的理论知识应用到实践中去。

四、现代护理教学法

随着科学技术的飞速发展和知识日新月异的更新,学生的创造力和自我发展能力的培养教育越来越受到重视,由此产生了各种新颖的教学方法,并被护理教师广泛使用。

(一)以问题为基础的教学法

以问题为基础的教学法(problem-based Learning,PBL),是一种用临床问题激发学生学习,并引导学生把握学习内容的教学方法。是20世纪60年代末由美国神经病学教授Barrows在加拿大麦克马斯特大学首创,最初主要用于医学教育,目前已成为国际上较流行的教学方法,在国内外护理教育领域得到广泛使用。

根据所讨论问题及学习内容的深度不同,PBL教学可分为三种水平,即低年级学生的初级或基础水平,逐步过渡到高年级学生的中级或加重水平,最后为高级水平。所选择的病例,在初级水平为模拟标准患者(standard patient,SP),在以后的学习中为真实患者(real patient,RP)。标准患者的病案是事先由多学科教师在一起讨论而制订的,同时,制订出通过对这一病案的讨论,学生必须掌握的知识内容,这些知识可通过学生的会后自学及查找资料而获得。

1.作用的特点　以问题为基础的教学法的实质是以临床患者实际问题为基础,以学生为中心,教师成为帮助者和导向,进行的小组讨论式教学方法。该教学方法可发展学生多方面的技能:①解决新问题的技能;②集体协作能力;③高层次的思维能力;④利于学生发挥主观能动性;⑤获取、评价、传播信息,利用信息变通构建,知识的能力;⑥使学生成为自行学习者,实现"学会"向"会学"的转变。不足之处是学生获取的知识不够完整和系统,教学资源等条件受限制,不利于推广。

2.基本应用过程　①依据教材的全部或部分内容,教师先讲解总论及重点内容,提出问题;②有关任课教师或专家自行设计一定难度的、包含学习目标、实用性强的 PBL 参考资料;③自学解疑,学生根据材料中的问题等进行分析,归纳出回答这些问题的相关知识,自己制订学习计划;④小组成员分工协作,各自利用工具自学及解决问题;⑤小组内部讨论,学生沟通交流信息,并分小组讨论,将讨论结果带入课堂;⑥小组间的讨论交流;⑦教师重点讲授和总结归纳。

3. 教师的作用　在 PBL 教学中,教师是学生学习的引导者、督促者和鼓励者。要求教师不但对本专业、本课程内容熟练掌握,还应当扎实掌握相关学科知识,并要具备提出问题解决问题的能力、灵活运用知识的能力、严密的逻辑思维能力和良好的组织管理能力,要善于调动学生积极性、寓教于乐、控制课堂节奏等技巧。教师应该熟悉教学大纲和学生的能力情况,这样才能规划好学习的重点、难点,制订有针对性的讨论提纲,选择出适当的临床病例,此为做好 PBL 教学的基本前提。另外,教师要学习和具备良好的组织管理能力,控制课堂节奏的技巧,才能寓教于乐。其作用包括:①提出具有启发性的问题;②激发学生思考;③协助学生讨论理清及认识其学习议题;④引导学生查找和应用学习资源等。

(二)发现教学法

发现教学法亦称假设法和探究法,是指教师在学生学习概念和原理时,不是将学习的内容直接提供给学生,而是向学生提供一种问题情境,只是给学生一些事实(例)和问题,让学生通过积极思考,独立探究,自行发现并掌握相应的原理和结论的一种方法。发现教学法的思想渊源可追溯到古希腊哲学家苏格拉底的"产婆术"的教学方法。美国心理学家和教育学家布鲁纳提出发现不限于寻求人类未知晓之事物的行为,正确的说发现包括用自己头脑亲自获得知识的一切形式。

1. 作用特点　发现教学法有利于激发学生的智力潜力;有利于培养学生的自我激励的内在动机;有利于学生获得解决问题的能力和探索的技巧;利于增强学生的责任心;发现学习的结果有利于学生记忆的保持。不足之处:时间花费较多,产生教学时数不足的矛盾。

2. 应用形式　在护理教学中主要有两种应用形式:①开设实验设计课,让学生参加实验的设计,操作,资料分析的全过程,综合分析运用所学基础知识;②增设第二课堂,进行课外、活动,如各种形式的创意设计大赛等,培养学生的创新能力。

3. 基本应用过程　①创设问题的情境,使学生在这种情境中产生矛盾,提出要求解决或必须解决的问题;②促使学生利用教师所提供的某些材料,所提出的问题,提出解答的假设;③从理论上或实践上检验自己的假设;④根据实验获得的一定材料或结果,在仔细评价的基础上得出结论。

(三)行动学习法

行动学习法(behavior learning method)又称"干中学",就是透过行动实践学习。即在一个专门以学习为目标的背景环境中,以组织面临的重要问题做载体,让具有不同知识、技能和经验的学习者通过对实际工作中的问题、任务、项目等进行处理,从而达到开发人力资源和发展组织的目的。行动学习法是由英国管理学思想家雷格·瑞文斯在 1940 年发明的,并将其应用于英格兰和威尔士煤矿业的组织培训。他认为行动学习法是参与者获取知识,分享经验,共同学习和解决问题的四位一体的综合学习方法,该法日益受到国内外护理学者的广泛关注。雷格·瑞文斯因此被尊称为"行动学习之父"。

1. 作用特点

(1)反思性　行动学习建立在反思与行动相互联系的基础上,关注对以往经验的学习,具有反思性,反思的质量是学习成败的关键。

(2)行动性　行动学习是学习与行动不断循环的过程,注重在行动中学习,行动小组成员制订计划并实施后,还需不断反思总结,寻求新的解决办法并继续付诸行动.

(3)合作性　行动学习强调团体活动的过程,以学习团队为单位,学习小组是学习媒介。小组内成员陈述问题并反馈,其他成员作为支持者,帮助陈述者探索问题和形成新的行动要点。

(4)主体性　行动学习小组的成员是实践主体,它强调个人的主动学习,而并非依赖教师灌输知识。团队各成员间的经验沟通,是行动研究的宝贵资源。

(5)参与性　每个学员都积极地参与到每个环节中并充分发挥个人的潜能,增强学生学习的主动性,提高学生与小组成员间的沟通能力,帮助学生创新性、灵活性思维的培养,思考和解决问题能力的培养,促进团队文化的形成等。

2. 应用形式　主要有两种应用形式。①专题研讨会,学生在研讨会上提出所面临的问题或挑战,小组成员从不同角度,分析问题,提出解决问题的方法,并采取行动和实施计划。②分散的实地活动,根据学习过程中存在的实际问题,行动学习小组实地搜集资料研究问题,提出有效解决方案。

3. 基本应用过程　①课题选择,依据学习中存在的实际问题和挑战产生课题。②行动小组成员根据已有的知识和经验分析问题,提出见解,分享经验。③确定人员配制。④行动小组成员讨论,共同提出解决实际问题的新的观点。⑤反思与评价,确定下一步的行动计划。

(四)微型教学法

微型教学(microteaching)又称小型教学,微格教学,是由美国斯坦福大学在1963年推出的一种新型的师资训练方法。简单地说,就是在一定的时间和空间内,将复杂的教学过程分解成许多容易掌握的具体单一的技能,并在较短的时间内对师范生或在职教师进行反复训练,帮助受训者提高教学技能的师资培训模式。多用于护理学基础技能,临床专科护理技能的训练。

1. 作用特点　①优点是学习目标具体明确,具有可操作性,能及时反馈。②学习规模小,参与性强,小组人数一般3~5人,最多不超过10人,在实施过程中,每一位参与者都登台讲课的权利,感受做教师的真实体验,同时又可作为参观者学习他人的授课技巧,并对教学效果的进行评价,汲取经验教训。③教学实践过程声像化,利用声像设备把受培训者的授课过程如实记录下来,为小组讨论提供直观的资料。④反馈及时、客观。⑤教学组织困难,需准备大量工作。

2. 基本应用过程　①对教学内容相关理论进行学习;②受训者根据需要选择相应的技能,如晚间护理,口腔护理等作为培训目标,并编写教案;③进行技能示范,如示教、视频播放,让受训者获得对受训内容获得理解,并进行分析;④角色扮演:受训者根据实践操作进行模拟,并录像;⑤观摩评价:教师和学生共同观看录像资料并进行评价;⑥实践方案修改并再实践:受训者根据评价结果,修改自己的实践方案,再次进行实践,录像,评议,如此循环,直到掌握技能。

(五)慕课

慕课(Massive Open Online Course,MOOC),英文直译"大规模开放的在线课程",是新近涌现出来的一种在线课程开发模式。顾名思义,"M"代表 Massive(大规模),与传统课程只有几十个或几百个学生不同,一门 MOOCs 课程动辄上万人,最多达 16 万人。第二个字母"O"代表 Open(开放),以兴趣导向,凡是想学习的,都可以进来学,不分国籍,只需一个邮箱,就可注册参与。第三个字母"O"代表 Online(在线),学习在网上完成,无须旅行,不受时空限制。第四个字母"C"代表 Course,就是课程的意思。

1. 作用特点　①大规模的:不是个人发布的一两门课程:"大规模网络开放课程"(MOOC)是指那些由参与者发布的课程,只有这些课程是大型的或者叫大规模的,它才是典型的 MOOC。②开放课程:尊崇创用共享协议;只有当课程是开放的,它才可以成之为 MOOC。学生可以根据自己的不同兴趣、学习准备情况、时间安排,注册需要的课。③网络课程:不是面对面的课程;这些课程材料散布于互联网上,人们上课地点不受局限。

2. 基本应用过程　①浏览专业课程内容与教学安排,选择并注册课程;②获取教师在学习网站提供的各类学习材料,包括课程及操作的文本、视频等,熟悉课程将用到的学习工具,考虑个人时间安排;③在课中参与护理课程学习讨论与交流,学会提出问题、从大量护理信息中过滤有用知识等,学习操作的经验及技巧;④课后制作个人学习资源,如音频,视频等,并进行分享;⑤充分利用社会化网络工具,积极练习操作并在线分享心得,定期参与教学医院的实习计划。

(六)翻转课堂

翻转课堂(flipped classroom)也称作反转课堂或反转式教学,翻转课堂教学的基本思路是利用网络信息技术,将传统的"课堂传授知识,课后完成作业"的这一教学过程进行颠倒,学生在课堂教学前通过观看教学视频、查找资料、完成课前练习、与授课教师在线交流等方式进行知识点的学习;在课堂中,教师则与学生进行交流互动、参与课堂活动、提出问题、分析问题、指导学生完成课堂任务等。美国是最早将翻转课堂应用于课堂教学的国家,到 2011 年,由于萨尔曼·汗对翻转课堂的宣传和介绍和他创立的汗学院对规范化网络教学的实践,使得"翻转课堂"迅速为大众所熟知并受到大家的肯定。该教学模式是以学生为主体的教学方式。

1. 作用特点　最显著的优势是既利用了网络完成在线学习,又利用了课堂完成交流讨论。能够提高学生的学习兴趣、学习主动性和学习效率。学生可以根据自己的不同需求选择完成课前学习的时间和地点。因此,学习时间和学习地点具有开放性,学生的求知变成了主动学习过程。

2. 应用要求　①教师具备编制与教学视频相关的技能。②要抓住"翻转课堂"的关键点,需要教师做出精心的准备和细致的观察,真正做到因材施教。③教师的角色转变成导师,学生的学习的主体性角色更加突出。

(七)微课

微课,不是指为微型教学而开发的微内容,而是运用建构主义方法生成,以在线学习或移动学习为目的的实际教学内容。微课的核心组成内容是教学视频,同时还包含相关的素材课件、教学反思、练习题及学生反馈、教师点评等教学资源。微课是在传统单一的教学资源类型,如教学课例、教学设计等基础上继承和发展起来的一种新型教学资源。

1. 作用特点 ①教学时间较短:微课的时长一般为 5 ~ 8 分钟,不宜超过 10 分钟。②主题突出、内容具体:教学内容主要是为了突出课堂教学中重点、难点、疑点内容的教学,或是反映课堂中某个教学环节、教学主题的教与学活动,一个课程就一个主题。③成果易于传播:教学内容主题突出、具体,使得研究内容表达、研究成果转化比较容易。④成果多样性:网上视频、手机传播、微博讨论等多种形式均可。⑤具有即时性:反馈及时,参加者能及时听到他人对自己教学行为的评价,获得反馈信息。⑥针对性强:人人参与,互相学习,在一定程度上减轻了教师的心理压力,不会担心教学的"失败",不会顾虑评价的"得罪人",较之常态的评课就会更加客观。

2. 微课的分类 依据课堂教学进程来分类,微课类型可分为课前复习、新课导入、练习巩固类、小结。依据课堂教学方法来分类,可分为讲授、问答、讨论、演示、练习、实验、表演、自学、合作学习。其他微课类型有说课、实践课、活动类等。

3. 微课与微型课 是指老师使用多媒体在 5 分钟左右时间就一个知识点进行针对性讲解的一段音频或视频。微型课就是比正常课时间长度短、教学容量小的课。上课时间一般只有 20 分钟,其中 15 分钟用于上课,5 分钟用于答辩评委的现场提问;教学内容集中,一般为某一个知识点或一节课内容的某一个方面;教学形式简单,一般没有学生,只是面对评委授课;教学性质上,具有甄别评估功能。微型课属于"经济实用"型课,它对教学场地等要求不多,能够在有限的简短时间内,对众多人员的教学能力分别做出甄别与评估,为教师招聘、资格认定、能力评估等工作提供较为快捷实用的可靠依据。

五、护理教学方法的选择与运用

在护理教学中,为了达到预期的教学目标,教师只有在充分了解各教学方法的优点和局限性基础上,选用合适的教学方法并组合,才能充分发挥其功能,保证教学任务保质保量地完成。护理教师要根据教学需要和条件,综合运用有效的教学方法,以取得最佳的教学效果。

(一)护理教学方法的选择

护理教学中选择教学方法的主要依据有如下几点:

1. 根据教学目标和任务 每门课程、每一节的都有一定的教学目标和教学任务。比如,要使学生掌握休克的定义、掌握鼻饲置管的方法等,不尽相同,需要选择不同的教学方法。如教学任务是使学生获得新的理论知识,则选用讲授法,以便于学生短时间内能够接受大量的、系统的新信息;如果教学任务是培养学生的操作能力和技能的实现,应使用实习法、练习法;如果某一节课的任务是让学生回顾和复习旧的知识,则可以选择读书指导法、谈话法等;如果教学任务带有综合性,就应该选用多种教学方法,以一种教学方法为主,配合运用其他教学方法。

2. 依据教学内容 不同科目的教学内容特性不同,对教学方法的要求也就不同。教学方法与教学内容存在着密切联系,是教学内容的运用形式。各门课程特点不同,所选择的教学方法各异。如《生物化学》《生理学》等课程常选用实验法、演示法;《护理学基础》《急救护理学》等课程常选用练习法、演示法、实习作业法;《护理心理学》《社区护理学》等常采用讨论法、参观法。另外,同一门课程,由于各章节内容的差异,具体教学方法也不同。如《护理学基础》中绪论部分常用讲授法,灌肠法、生命体征的测量等需组合运用教学方法。除了采用讲授法外,更加注重实习作业法、练习法的运用。

3. 依据学生的年龄特征与知识水平　不同年龄阶段和不同学历水平的学习者对事物的接受能力不一样。教学方法的选择受到学生身心发展水平的制约,如知识水平、思维能力、心理特点、学习能力等。护理教育涉及中专、大专、本科、研究生多个层次,教学方法的选择应有所不同。对于年龄小、学历层次较低如中专生、自学能力差、没有接触过临床的学生宜采用讲授、演示、参观为主的教学方法。而本科及其以上层次的学生,知识经验相对丰富,自学能力较强,宜更多地采用读书指导法、讨论法、以问题为基础的教学法、自学指导法等,使学生自学的比例增加,教师教的成分相应减少。

4. 依据教学条件　学校的资源状况、师生对媒体的熟悉程度、教育经费、教学软件的质量及数量、对环境有无特殊要求及管理水平等,对教师教学方法的选择都有一定的影响。另外,为了按期完成教学任务,教师必须考虑教学方法的限制。某些方法耗时较多,如谈话法、讨论法;某些方法对教师要求高,需要较高的师资水平;某些方法对教学资源要求高,要求较丰富的辅助教学资料,如以问题为基础的教学。而另外一些方法则对教学资源要求相对较低、用时较少,如讲授法等。老师在教学时也必须综合考虑现有教学条件,包括教学的物质设备、伦理道德、卫生保健条件等的限制,选择性运用可行性高的教学方法。

(二)护理教学方法的运用

实践证明,由于老师运用的不同,任何一种很好的教学方法,其应用效果也会有较大差异。护理教师在运用各种教学方法时应注意以下几个方面:

1. 注意教与学的统一　教师既是教的实施者,又是学的指导者。只有当教学方法促进促进学生的学习方法法的不断完善时,教师才谈得上是真正有效地运用了教学方法,并积极影响了学生的学法。

2. 灵活地使用教学方法　由于护理教学环境的复杂性与多边性,教师应根据具体情况创造性地灵活使用教学方法。同时由于护理学科的不断发展和知识环境的日新月异的变化,也需要护理教师在教学实践中不断地完善自我,并探索新的、合适的教学方法。灵活、创造性地使用教学方法是保证护理教学质量长期有效的重要条件。

3. 情感与教学方法的结合　教学过程是认知过程与情感过程的统一。在教学活动中,教师不仅需要有效地传播知识、指导学习,还应重视情感因素在教学过程中的作用,注重与学生的情感交流,做到知识与情感的结合。结合教师自己的教学风格与教学特色进行教学技能训练,从而使教学方法发挥认知与情感激励的双重效应。

4. "理论+实践"教学模式　由于新知识的不断增加、教学时间的相对减少,传统的教学方法已难以适应新形势的需要。所以需要对课程体系和教学方法进行改革,实行新的教学模式,让理论和实践有机结合。利用"理论+实践"的课程教学模式,能够保证课程教学的合理性,能解决传统教学过程中存在的缺陷。这样不仅解决了连贯性问题、理论过于抽象枯燥问题、理论的盲目性问题,而且能将实践与理论有机结合。实

笔记栏

施"理论+实践"教学模式,符合自然辩证法的规律,也符合学生的认识规律,既突出操作技能的训练,又能使学生学到与职业技能有关的知识,不仅培养了一专多能,还培养学生的分析问题和解决问题的综合能力和创新能力。这样的教学模式是以培养能力为中心,理论课与实践同时进行的一种教学模式,让实践始终贯穿在整个教学过程中,达到最优化的教学目的。

第二节　护理教学媒体

一、教学媒体概述

1. 教学媒体的概念　媒体(media)意为"两者之间",又称媒介或传播媒体。是指在信息传播过程中,在信息源及其接受者之间存储并传递信息的载体和工具,一是指储存和传递信息的载体,如符号、图像、声音、文字等;二是指储存信息和传递信息的工具,如报纸、书籍、广播、电影等。

教学媒体(instructional media)是指用于存储并传递教学信息为最终目的的媒体。教学媒体直接参与到教学活动中,是连接教育者和学习者之间的中介物,它是教学系统的重要组成部分,主要用于构建教与学的资源环境。一般的媒体并不都是教学媒体,但有可能经过演变发展成为教学媒体。

2. 教学媒体的分类　教学媒体的种类繁多:①依据媒体发展的先后顺序,可将其分为传统教学媒体和现代教学媒体两类。传统教学媒体是指诸如教科书、教学板、画册、模型、实物、小型展览等;现代教学媒体是相对于传统教学媒体而言的,是指幻灯、投影、电影、电视、广播、计算机、网络等基于电子技术,与教师教学和学生学习有关的视听媒体和交互媒体。②依据表现教学内容,可以分为视觉媒体,如印刷品、黑板、图片等;听觉媒体,如录音机、广播、口头录音等;视听觉媒体,如电影、电视、计算机等。③依据适应教学组织形式的需要,可分为课堂展示媒体,如投影、录像、黑板等;个体化学习媒体,如印刷品、录音带等;小组教学媒体,如图片、投影、白板等;远程教育媒体,如电视广播、计算机网络等。

3. 教学媒体的功能　教学媒体的功能主要有:①使教学标准化,有利于学生接受的教学信息更为一致;②有效激发学习者的兴趣,使教学活动更为有趣;③提供感性材料加深学习者的感知度;④促进学习者的发现和探究学习活动;⑤提高教学质量和学习效率;⑥有利于个别化教学,利于学生的自主学习;⑦促进特殊教育发展,教师与教科书不再是唯一的知识源泉;⑧促使教师作用的变化;⑨有利于探索和探究不同的教学模式。

二、传统教学媒体

1. 教科书　教科书是教学的重要媒体,其优点在于:①信息的稳定性,呈现的信息比较稳定,能较可靠地传递给学生,并且易于检验、评定和修改。②信息的持久性,教科书等印刷材料呈现的信息比音响、声像类媒体长久,利于学生自主地自己控制信息量及信息的呈现速度。③使用便利,教科书可以随时携带,不需要考虑特殊的使用环境。④经济实用,价格相对廉价,且易于得到,是教学中最常用的媒体。其缺点在于:①对学生的理解力有较高要求,需要学生运用想象力和抽象思维能力才能获取所需要的信息。②不能与学生互动,学生阅读教科书时不能随时发问,得到反馈,在一定程度上限制了学生对教科书的钻研学习。

2.教学板与板书

(1)教学板 即从事教育行业书写演示所使用的器具,如黑板、白板、多功能板等。黑板是课堂上最常用的工具,是课堂上传递信息的重要器具,是允许教师灵活用来表现教学内容的形式,能增强学生对教学内容的感知。教学板具有能写、能画、能贴、能擦的功能,能让教师直观、方便地表达教学内容,使用简单,方便实用,而且非常经济,可以无数次反复使用。教学板有利于帮助学生掌握教材的系统和重点,让学生对基本内容形成清晰的印象,方便学生记笔记和复习。目前,最先进的教学板为电子复印白板,它附带有微型复印装置,在讲课的过程中只需轻按按钮,就可以复印出书定在白板上的全部教学内容,以此代替抄板书,能大大节省板书是通过教学板传递的教学信息。

(2)板书 是通过教学板呈现的教学信息。通过学生的视觉器官传递信息。因此,在表达教学内容的时候,教语言信息简练清晰,能弥补语言符号稍纵即逝的缺陷。对教学内容具有高度的,概括性,能条理清楚,层次分明的,展示教学内容,突出教学重点,另外板书应注意书写端正,形式优美,设计独特,还能激发学生的学习兴趣。

教师在运用教学板和板书的时候应注意简洁、扼要。板书应包括以下内容。①授课题目,授课内容的提纲和重要结论,讲授中出现的名词术语,重要概念等。②布局合理,在板书的安排上,可将题目简要提纲和重要结论写在教学板的左侧,而名词术语概念及简图等说明解释性内容可排列在教学板的右侧,并根据教学内容不断更换,而左侧的板书内容应保留至,授课小结完毕后擦去。③教师应从各个角度检查教学板的可视性,确保每个角落的学生都能看得清楚板书。④板书时应字迹清楚,书写规范工整。例以10米长的黑板为例,板书每字的跨度应不小于5厘米,行间距不小于2厘米为宜。

3.图表 图表,是将某些事实概念整理概括后,用一定形式表达的图形和表格,可使学生对学习的内容一目了然,可将知识变繁为简,变抽象为具体,在护理各门学科的教学中都具有重要的价值。教师在制作和运用图表媒体时应注意制作要规范,绘制文字应工整清晰,明确突出重点,尽可能体现知识的内在联系,做到条理清楚、内容严谨,具有科学性。

4.实物与模型 模型是根据教学目的的需要,以实物为原型,对实物进行简化,具有可拆卸,继续反复使用的特点。模型,一般较容易获取,能够帮助学生认识事物的外部形态和内部结构,学生通过观察使用模型和获得与实际经验相一致的知识,在护理学专业教学中,模型使用较广泛,如利用人体模型演示鼻饲、导尿、心肺复苏等护理操作。通过模型进行反复练习可以让学生熟练操作,还可以避免操作练习给人体带来的痛苦和不适。

实物最能直观地呈现实物本身的特性,通过实物学生可真切地获得对学习对象形态和结构特征的感性认识。如学生在解剖课上,观看的人体标本;护理学基础实验室

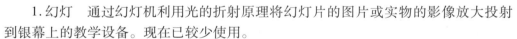

中的各种器械、仪器等可以帮助学生获得参与临床实践的体验。

三、现代教学媒体

1.幻灯 通过幻灯机利用光的折射原理将幻灯片的图片或实物的影像放大投射到银幕上的教学设备。现在已较少使用。

2.投影仪 投影仪是一种通过直接在胶片上书写文字或者将实物反射、投影来展示教学内容的光学教学媒体,它的基本原理与幻灯相似,不同之处在于幻灯只能通过照相或其他方法预先做好幻灯片后才能放映,而投影仪,用直接书写胶片薄膜的方式即可。

作用特点:①可代替教室,直接面对学生边写边讲,用彩笔标示重点或添加细节,方便教学。②直观性强,教师可以将实物放在投影器上,展示其轮廓或做演示实验,也可制作多重复合投影胶片,通过叠加和平面旋转的方式展现实物、运动的发展过程,观察效果好。③亮度高,可在教室中放映,有利于和其他教学媒体配合使用,其缺点在于难以展示连续性的画面,长时间的高亮度照射使学生产生视觉疲劳。

3.影像教学媒体 影像教学媒体是以电声技术和设备为硬件基础,以录音教材为基础而构成的媒体系统,能将声音信号记录储存,经过处理加工后放大播出并进行空间传播,如利用录音进行健康评估,课程的学习,帮助学生感知和辨别各种心脏杂音和呼吸,目前使用较广泛的是录音磁带。

作用特点:①可长期保存,随时调用和重复播放,还可以根据需要自行录制或复制当时的录音。②具有一定的编辑能力,可根据教学的需要对磁带录音进行剪辑,自行删除或增添信息。缺点是录放音检索费时,不易准确定位。

4.声像教学媒体 是指能将静止或活动的图像转化为视频,核磁信号并予以记录传输放大和播放的教学媒体,声、像教学媒体,即能呈现视觉信息,是一类形象化的综合性教学媒体。目前应用较多的主要有电视和录像,电视受众度覆盖面广,活动画面逼真,形象直观。有极强的现场感和感染力,可用于表现宏观与微观视角转向正常情况下难以观察的事物变化过程,录像的作用特点是可以保存重复,有利于学生重复学习,巩固学习成果,可以反复重录教学内容,适应教学需要,电视和录像的缺点是制作较复杂,成本较高。在护理教育领域,电视和录像常用于展示疾病机制的在线沟通,护理操作技术的方法、过程和步骤。

四、电子计算机

随着电子技术特别是通信和计算机技术的发展,人们把文本、音频、视频、动画、图形和图像等各种媒体综合起来,构成一种全新的概念——多媒体,在教育领域中广泛应用。多媒体技术,即是计算机交互式综合处理多媒体信息——文本、图形、图像和声音,使多种信息建立逻辑连接,集成为一个系统的技术,多媒体计算机辅助教学作为一种有效的现代教学手段,已广泛应用于护理学的各个领域。一个多媒体计算机系统由多媒体硬件即计算机硬件、声像等多媒体输入输出装置、多媒体操作系统、图形用户接口及支持多媒体数据开发的软件四个部分构成。

在护理教学中主要应用多媒体进行课件制作。近年来,多媒体课件已广泛应用于护理教学,由单机课件和网络课件两种类型构成。通过软件进行文本编辑,可以利用Flash动画,也可以调入相关的音频和视频资料进行实时播放,将教学内容形象生动直观地展现给学生,显著提高教学成果,提高教学效率。此外,国内护理教育结合计算机虚拟现实技术,设计出一种能用来存储传递和处理教学信息的虚拟现实渐新系统,学生能通过该系统进行交换和模拟操作,如该系统可通过语言或动画指导学生注射,并能够正确判断注射深度,反馈操作结果。

多媒体计算机技术的作用特点:①可综合调用各种媒体手段,提供更形象、更直观的表现形式,提高学生对抽象事物的理解和感受,激发学习兴趣。②能够创造出交互作用的教学环境,让学习者有强烈的真实感和参与感,缩短了课堂与临床的距离。③提高授课效率,可通过计算机网络,高速路大容量的传播信息,并且减少了教师的板书、幻灯等操作,为教师节省了时间,对教育具有重要的影响。④多媒体教学课件缺乏统一标准,对教师和教学环境有较高的要求。

多媒体教学使用的注意事项:①要充分利用现代教育媒体的特点组合教学;②争取把握使用现代教育媒体的实际和"度";③教师应做好充分准备,不断提高使用多媒体教学的能力。

五、教学媒体的选择与运用

1.树立正确的媒体观　没有一种人人适用处处使用的全能媒体,每一种媒体都有各自的优点和缺点。

2.新媒体的出现不会完全取代旧的媒体　有的传统媒体在今天的教育中仍发挥着重要的作用,如教学板和板书,各种媒体有各自的特点和功能,在教学中它们是相互补充,取长补短的关系,而不是互相完全取代的关系。

3.每一种媒体都有其发挥功能的一套固定法则　在教学中,媒体只有被正确应用才能发挥其应有的作用,如电教媒体能否在教学中发挥作用,关键取决于使用的方式是否正确,并不是说在教学中使用了电教媒体就一定能提高教学质量。

六、选择教学媒体的原则

1.依据教学目标　教学媒体的选择如不能帮助达到教学目标,就失去了它的教学价值。因此,教学媒体的选择要有利于教学目标的实现,同一教学目标媒体选择不同,实现目标的程度也有差异,教师应选择最能促进目标实现的教学媒体。

2.依据媒体的教学功能　不同教学媒体的教学功能和特性各不相同,选择媒体时应根据其对教学的作用,扬长避短,综合运用。教师必须考虑国内媒体的教育功能做出合理选择。

3.依据媒体的使用成本　教学媒体的选择中除了考虑教学媒体的功能、效果外,也应该考虑其使用成本。成本包括媒体的购置安装、制作成本和媒体的利用成本。教师必须从本单位的实际条件出发,选择投入少,使用成本适宜,经济有效的媒体。

4.依据媒体的实用性原则　必须适应学习者的学习特点和教学情景要求,如果是成人教育可考虑应用表现手法较复杂,教学信息连续性较强的媒体;如果是集体教育,可自行选择展示教学信息范围较广的媒体。

5.依据媒体的可操作性原则　选择教学媒体还应考虑教师使用媒体时操作控制的难易程度,学习者对媒体使用时的参与程度以及学习者本人的操作难易程度,学习场所办学单位提供使用跟媒体的方便程度。

6.依据适量原则　多媒体教学的运用要注意"量"的问题。多媒体运用太多了会导致教师为完成预设好的教学环节疲于奔命,整堂课教师只能被课件牵着鼻子走,匆匆跑过场,根本无暇顾及学生尚未解决的问题,学生也犹如走马观花、蜻蜓点水,对该掌握的知识没时间细细咀嚼、品味,最终落得"食而不化"。

7.反馈互动原则　反馈在课堂教学的结构中扮演着重要的角色,是课堂教学不可缺少的部分,是检测学习效果、了解学习动态的重要途径,也是发挥学生主体作用的重要方法。选用教学媒体技术,必须通过多种途径和多种形式建立最佳反馈渠道,既要让学生及时准确地获取反馈信息,以便将更多的知识内化为自身素质,又能使教师及时了解学生的学习态度、智力因素及非智力因素发展程度,以便调整自己的教学方式和策略。

（河南科技大学　焦丹丹）

思与练

1.请列举出常用的教学方法。

2.简述翻转课堂教学方法的起源。

3.简述教学媒体选择的原则。

第九章

护理教学评价与管理

教与学导引

　　教育对发展意识、培养情感和理性的功能是永恒的,但在很多时候,改变一个人的命运最直接最关键的影响并不是教育本身,而是教育评价制度。就恰似人们在处理同一个问题和同一件事情的时候,不同的价值观可能会有迥然不同的看法;对同一教育对象,不同的教育评价体系也可能会产生截然不同的结论。教育评价就像一把尺子,虽然不是唯一的尺子,但却是处在多维世界中的尺子,不仅有长度,而且有方向性,有标准性,产生积极的标杆效应。因此,本章将主要介绍教育评价的相关概念、分类和功能,继而重点介绍与护理教育实践关系密切的学生学业成绩评价、学生临床护理能力评价和教师临床教学质量以及教师课堂授课质量评价四个方面的内容。在上述基础上,针对护理教学管理方面的内容进行较为系统的讲解。通过学习本章内容,有助于学生理解价值观在教育评价中的作用,为深入进行护理教育评价改革建立思想基础。另外通过对基本学业成绩评价方法的学习,有助于学生在护理教育实践中提高评价的科学性、客观性、实用性、公平性和公开性。

第一节　护理教学评价的功能

　　护理教学评价是从设置护理教学目标入手,并以护理教学目标为依据对教学过程和教学效果进行价值的判断,其目的是保证最大限度地实现护理教学目标,提高护理教学质量,以及对培养对象做出某种资格证明。教学测量为教学评价提供数量化的资料,因此护理教学评价往往是与教学测量结合在一起进行的。如在一门课程结束时要对学生学习效果进行评价,我们往往须进行考试,得出学生成绩,这是教学测量。然后根据测试的结果进行分析,判断其是否达到了护理教学目标,这是护理教学评价。护理教学评价一般包括对护理教师授课能力及效果的评价、学生学习能力及效果的评价,对教学安排、教学方法改进以及组织机构运行的检查等。现代护理教学评价即指教学评价理论、评价标准、评价手段的现代化。

一、护理教学评价的功能

1. 导向功能 是指护理评价本身所具有的引导评价对象朝着理想目标前进的功效和能力。护理教学评价可通过评价目标、指标和内容体系为核心的导向机制的引导,为教师和学生指明教与学的努力方向,使教学工作不断完善。例如,长期以来在护理教学中发现学生比较重视理论学习,而轻视护理基本操作,可采用在毕业评价时,增加基本操作考试成绩比例的方法。这样就使得学生在实习中重视基本操作技能的培养,使其达到培养目标。

2. 调控功能 指护理教学评价对护理教学活动进行调节和控制的功效和能力。如依据护理教学目标编制评价指标体系,在评价中对护理教学活动进行全面检测,获得信息,并做出目标达成度的判断,不断反馈给教育者和教学管理部门,使其采取有针对性的措施进行干预。对积极的行为倾向给予表扬和肯定,对消极行为倾向给予否定和批评,甚至惩罚,从而调节教学活动,使其不断修正,以达到护理教学目标所设定的要求。

3. 鉴定功能 指的是具有认定、判断评价对象是否合格、优劣程度、水平高低等实际价值的功能,主要是通过总结性评价来实现。通过一定的评价标准,判断评价对象是否达到,在多大程度上达到所规定的标准。教学评价结果常常是学生学业考核和教师工作考核的重要依据,可作为认可性的评定和资格鉴定,也可作为评优和评选先进的参考。

4. 激励功能 指的是具有激发评价对象(教师、学生)的情感,鼓励上进的功能。通过护理教学评价,可维持教学过程中教师和学生的适度紧张状态,调动教师教学工作积极性,激发学生进行学习的内部动因。

二、护理教学评价的分类

(一)依据护理教学评价的方法分类

1. 量化评价 是指依据一定的量化标准,对评价对象进行定量分析,然后做出价值判断的一种评价方法。例如,通过理论考试和技能考核,确定每位护生的分数,然后由所有学生的分数计算年级平均分、标准差等统计指标,最后对各个学生或学生群体做出学业成绩判断。量化评价的最大优点是客观性、精确性。但教育活动中的许多因素是不可能精确量化的,如情感、态度、思想等,若一味追求客观定量,往往难以获得真实可靠的资料。

2. 质性评价 是指采用参与性观察、开放性访谈、调查等方式获取评价对象各方面的信息,对评价对象的状况做出描述和分析,从而进行判断。例如,可以通过观察学生的行为表现,访谈学生、教师与家长,对学生的学习状况及影响因素做出分析与评价。质性评价有利于了解评价对象的整体状况。但由于其主观性强、评价效度与信度难以检验、评价结果不具有可比性,科学性同样受到了质疑。

(二)依据护理教学评价的目的、作用和时间分类

1. 诊断性评价 是指在教育活动开始前,为了使教育活动的形式、内容、过程更适合教育对象的自身条件而进行的评价。其主要目的是了解教育对象的基础情况,为教

学设计提供依据。诊断性评价的作用主要有二:一是确定学生的学习准备程度;二是适当安置学生。

2.形成性评价　是指在教学活动过程中,为了了解活动进行状况而进行的评价。形成性评价的目的是为正在进行的教育活动提供即时的反馈信息,以便及时对教育教学活动进行调整,提高教育活动质量,保证预期目标的实现。如在教学过程中召开由学生、教师、学生管理人员和教学管理人员参加的教学联系会,对前一个阶段教学情况做出评价,并结合学生测验的情况,找出前一段教学中存在的问题,及时反馈,改进教学。

3.总结性评价　也称终结性评价,是指在某项教育教学活动结束后对活动结果进行的测评。总结性评价的目的是检验评价对象达到目标的程度。一般在一个学期、学年或在某门课程结束时进行。学校中的期末考试、毕业考试、年终考核一般都属于总结性评价之列。总结性评价是一种事后评价,对评价对象或本次教育活动本身的改进和完善没有帮助。对学生进行的总结性评价,除了学习成绩的评定外,还包括综合素质和学习能力的评价。

(三)护理教学评价的基准分类

1.绝对评价(absolute evaluation)　也称目标参照评价,是指以既定的目标为标准,对评价对象达成目标的程度进行评价。一般情况下,这种评价主要用于合格性评价或达标性评价,如学生体育达标测试、基础护理操作技能达标性考核、各类资格考试。在绝对评价中,既定的标准是否合理直接影响绝对评价的正确与否。因此,要正确发挥绝对评价的作用,制订一个科学、客观、信度和效度高的标准是关键。

2.相对评价(relative evaluation)　又称常模参照评价,是指为确定个体在团体中所处的位置而进行的评价。相对评价可以看出个体在团体中所处的位置,适用于教学过程中的选拔赛和竞赛性活动,在选拔人才和评选先进集体或个人时,一般都应用相对评价。相对评价还能激发评价对象的竞争意识。但是相对性评价也存在一定的缺陷,不能反映学生学习达到教学目标的程度,不利于师生利用考核的反馈情况调整教学,需要与其他评价结合使用。

3.个体内差异评价　是以被评价对象群体的每个个体的过去和现在相比较,或者将一个个体的若干侧面相互比较。如可把学生的期中和期末考试成绩进行比较;也可从理论知识、技术操作、职业情感态度等多个方面来综合考查某位护理学生的专业学习表现,以此了解学生的优势和不足。其优点是充分体现尊重个体差异的因材施教原则,并适当减轻了被评价对象的压力。通过个体内差异比较,可使被评价者对自我的学习发展情况有一个全面的了解并能进行适当的自我调节。

三、护理教学评价应遵守的原则

1.客观性原则　是指在进行护理教学评价时必须采取实事求是的态度,客观地反映护理教学状态、质量和水平。护理教学评价不能主观臆断,应根据围绕教学目标实施的教学活动的效果、学生的学习情况及发展水平进行科学的确定。

2.方向性原则　是指任何形式和水平的护理教学评价活动,应符合党的教育方针,符合我国卫生事业人才要求,必须为培养社会主义现代化建设人才服务。在护理教学评价活动中,如果忽视了方向性原则,教学评价就会发生偏差,影响教学质量。因此,在护理教学评价过程中,评价教师的教时,既要评价教师教书的情况,又要评价教师育人的情况;评价学生的学时,既要重视评价学生的学业成绩水平,又要注意评价学生学习的态度、习惯,引导学生树立远大的学习理想和抱负,做德、智、体、美全面发展的人。

3. 发展性原则　是指护理教学评价应着眼于护理专业学生学习进步的动态发展,着眼于教师的教学改进和能力提高,以便调动师生的积极性,提高教学质量。因此,在评价教师教的工作时,既要看教师现在的水平,又要看过去的水平及发展趋势,如有进步,应予以鼓励,若水平下降,应助其查找原因;在评价学生的学业成绩时,既要考察其历史情况,又要注意其发展的潜力,若某次考试成绩虽然不高,但较前有进步,就应予以肯定和表扬,反之,一味地指责批评学生只能使其消极气馁,放弃努力。

4. 可行性原则　是指要从护理教学的实际出发,确定评价的指标和方案。这一原则对评价指标和评价方案均提出了明确的要求。一方面,评价指标体系必须符合学生和教师的实际,使师生都做到并简便可测,即评价指标的可观测性;另一方面,评价方案的设计应既能保证评价者能够收集到相关信息以完成评价任务,又能保证被评价者经过努力可达到评价标准,即评价方案的可操作性。

5. 指导性原则　是指护理教学评价应在指出教师和学生长处与不足的基础上提出建设性意见,使被评价者能扬长避短、不断进步。

四、当前我国护理教学评价存在的问题与弊端

1. 缺乏规范化、标准化的评价方法　目前国内护理教学评价方法很多,但缺少一整套科学的、可行的评价方法体系。并且多以教师评价为主导,学生的主体地位没能得到很好体现。主要表现在:①评价目的模糊;②评价主体单一;③评价内容片面;④评价方式单调;⑤评价环节松散。

上述问题势必会导致主观性强,随意性大,公平性差。再者护理教学评价方法中常常涉及多种评价表,运用评价表虽能提高护理教学效果评价的覆盖面,有利于管理者检查和指导工作,但值得注意的是定量评价过程中须对收集的数据进行处理,故数据处理是否科学合理对评价结果具有重要影响。

2. 教学评价的动态性不够　我国现代高等学校教育教学评估源于20世纪80年代,起步较西方晚。经过近35年来的探索与发展,我国高等学校教育评估正逐步走向成熟。但仍处于初级阶段,在教学评价方面,还是以总结性评价为主,对形成性评价不够重视。只注重教师教学成果的评价,不重视教师施教过程中的教学行为评价。

3. 教学评价指标不够明确　随着人们保健意识的提高,医学模式的转变,护理教育的内容已经不仅仅局限于理论的传授和技能的掌握,逐渐注重培养学生的批判思维能力、沟通与合作能力、评估与观察能力、操作技术或动手能力、学习能力、解决问题能力或临床推理方法等核心能力。但传统的教学评价指标与现阶段护理教学内容的要求步伐已出现了不一致,教学评价指标急待明确,当前的护理教学评价大多以教师为中心,以书本为中心,重"成绩",轻"能力",重"结果",轻"过程",这种内容片面、目的单一、评价主体被动、评价结果武断的评价体系,不仅未能达到正确评价的目的,而且严重挫伤了学生学习的积极性和主动性。

五、未来我国护理教学评价体系的发展趋势

现代护理教育评价也像一般的教育评价一样,正朝着科学化、人性化、民主化的方向发展,在未来一段时间内,护理教育评价也将呈现出以下几个方面的发展趋势。

(一)完善系统多样的评价方法

1.综合运用量化评价与质性评价　注重教学评价的教育性功能,且他人评价与自我评价相结合。

(1)量化评价与质性评价相结合　量化评价主要运用数学工具,用数量来说明教育现象,质性评价主要运用自然工具,对教育事实和现象的性质进行判断。质性评价与量化评价的有机结合,既体现了教育评价的科学化,又体现了教育评价中的人文关怀,符合现代教育评价全面而客观的要求。

(2)注重教学评价的教育性功能　注重教育评价的教育性功能,可以更好地促进学生身心全面发展,更好地促进教师、学校教学水平的全面提高和可持续发展,它必将成为今后一段时期教育评价的主要发展方向。

(3)他人评价与自我评价相结合　在实际评价活动中,将他人评价与自我评价相结合,既可保证评价具有一定的客观性,又兼顾了评价者与被评价者自身的感受,使他人评价与自我评价珠联璧合,优势互补。

2.引进国外先进的教学评价方法　如多元评价法、全面质量管理评价法、课业报告评价法等。

(1)多元评价法　多元评价法是以创新教育的价值观作为价值基础,以开发学生和教师的潜能,促进学生和教师的创新素质发展为根本任务,以激励学生和教师不断超越自我为本质,目标多元、标准多元和方法多样为标志的教育评价。它是以美国心理学家霍华德·加德纳教授提出的"多元智能理论"为基础,关注人的多元智能发展的教育评价。

(2)全面质量管理评价法　该评价法采用调查表、问卷的形式,主要评价护理理论授课质量、临床带教效果、学生、患者和患者家属的满意度等。然后由护理教学管理部门根据评价效果,向被评价者提供反馈意见,以提高被评者个人和全体护理教师的教学水平和能力。全面质量管理的概念首先由费根堡姆提出,在护理临床教学中,使用该体系对临床护理教学质量进行多角度、多层次、全方位评价,可以促进护理教学管理者及时对评价结果进行反馈、整改,从而改进教学方式,不断提高护理教学质量。

(3)课业报告评价法　新加坡南洋理工学院护理教学评价护生学习效果的方法有理论考试、小组讨论、学习汇报、听课率、课业报告等,其中课业报告尤其值得借鉴。课业报告的方式是护生根据社会的需求及存在的问题自行选择课业,从项目策划、资金筹集到组织实施全由护生团队成员分工完成,不但强化了知识的综合运用,也锻炼了护生的团队合作、组织、创造、沟通协调及解决实际问题的能力。

(二)制订、标准综合的评价指标体系

制订并运用标准、综合的护理教学评价指标,能在耗费人力、物力、财力较少的情况下开展评价工作。可更权威、更全面地反映护理教学效果,以提高护理教学质量。根据国内外关于护理毕业生评价的研究,参考我国护理各层次毕业生的培养目标,制

订一套标准的、综合的、行之有效的护理教学评价指标是十分有必要的,以临床护理教师教学评价指标为例,教学选择能力、教学整合能力、教学沟通能力、教学评价能力、教学创新能力 5 个维度构成一级指标,然后再扩展二级和三级具体指标,力求形成一套综合性、标准性、及时、有效的评价体系。

（三）进一步明确护理教学评价的原则

护理教学评价,除了要遵从一般的方向性、完整性、科学性、可测性等原则之外,还要注意遵从以评促建,重在建设的原则。就是要坚持"以评促建、以评促改、以评促管、评建结合、重在建设"的工作方针,把"促改、促建、促管"作为常态化教学评价的出发点和落脚点。坚持以上原则,才能挖掘护理教学评价的深层次意义,从而促进教学效果,推进专业发展。

（四）架构并形成多维动态评价模式

1. 二维动态评价模式　我国传统的护理教学评价主要由护理教师完成,但由于单方评价很难保证评价结果的客观性和公正性。鉴于此,在评价教师的作用方面,要把教师的"教"是否促进了学生的"学"作为主要评价目的,注重学生作为直接影响人,在评价教师"教"时积极参与。

2. 三维动态评价模式　护理教学评价体系是不断发展变化的,要注重对学生的"学"和教师的"教"进行纵向的比较,评价教学双方在不同时期的发展变化,形成护理教师+护理教学+护生三维动态评价模式,以真正达到教学评价的导向、调控与鉴别、激励、反馈作用。

3. 四维动态评价模式　构建"学生+教师+临床护师+患者"一体的评价体系和综合运用知识能力的学业评价标准。将教师评价和学生评价、过程考核和结果考核、定量评价和定性评价、笔试考核和面试考核、知识考核和技能考核等多种评价方式结合到一起,全方位对学生的学业进行评价,并以此为依托全面规范和标准化相关教学过程。

总之,护理教学评价是提升护理教学质量不可忽视的重要环节,作为护理教育管理者必须重视教学评价的反馈作用,根据评价结果,有针对性地改进才能真正提升教学质量。

第二节　学生学业的评价

学业成绩评定是评价者依据一定的标准,对学生学习效果进行系统分析和价值判断的过程。学业成绩评定是学生及时发现自己学习中的优势和弱点,促进学生自我成长与发展的重要手段;是教师了解教学得失,总结教学经验,并据此改进教学方法,提高教学质量的重要途径;是教育管理部门了解课程实施情况、学校管理水平、教育目标实现程度,并有针对性地制订教育决策,提高教育管理水平的重要依据。

一、学生学业成绩评价的作用和依据

1. 学生学业成绩评价的作用

（1）在高校，学生学业成绩的评价主要用于检查学生知识和技能发展水平是否达到教学目标要求，并作为决定其升级、留级、毕业、结业，授予学分、学位的手段。

（2）学生学业成绩评价可促使学生及时复习功课、深入巩固理解所学知识，培养精确、细致、刻苦、认真的学习态度，还有利于其发现自身学习上的长处和不足。因此，定期组织正确合理的评价，不但能不断提高学生的学习质量，而且对学生思想品质的培养也有重要的意义。

（3）学生的学习效果在一定程度上反映了教师的教学效果和教学水平。学生学业成绩的评价结果，为教师自我检查教学效果、总结教学经验提供反馈信息，教师据此进行认真深入分析，有助于其有效地调整教学内容，不断改进教学方法，以提高教学质量。

（4）学生学业成绩的评价是学校校长、教务部门了解教学情况的一条重要途径。评价的结果可以提供分析教与学的质量、发现教与学存在的问题的原始资料，作为指导教学和教育工作的依据之一。

（5）学生学业成绩的评价还是教育评价中使用的一种重要的测量方法和手段，是高等教育评估，包括学校评估、专业评估和课程评估的重要内容和基础工作。

2.学生学业成绩评价的依据　一般而言，学业成绩评价均以教学目标与评价目的为依据。

（1）教学目标　护理教学目标是学生学业评价的主要依据，是在护理教育活动开展之前预先设立的关于护理教学活动最终期望达成的结果。护理教学目标不仅是各项护理教育教学活动的指南，也是评价护理专业学生学习状况的最基本依据。如各层次护理教育都有其相应的教育目标体系，从学校培养方案、课程教学目标到单元教学目标，这些教育目标体系是进行学业成绩评定的基本依据。再如，护理院校的课程计划规定了护理学专业培养目标，针对整个课程体系的要求，课程标准则规定了每一门课程应达到的目标。因此来说，护理学课程计划中的培养目标和课程目标就是学生学业评价的主要依据。此外，在护理临床教学评价中，知识、技能、情感态度与价值观三方面进行目标分解并制订具体的学生评价指标和等级指标，如制订护生职业道德品质、临床交流与合作能力、临床护理基本操作能力等的评价，再根据这些指标和标准护生的学习结果做出综合判断。

（2）评价目的　评价目的不同，采用的评价类型也下同。一般而言，若以确定教学活动目标、内容、形式、方法为目的的，或以寻找学生学习困难点为目的的，则采用诊断性评价；若以避免教育活动偏离教育目标、为教育活动提供及时反馈为目的，则采用形成性评价；若以选拔、确认最后目标达成程度为目的，或者要了解某一段时间以来学生的学习状况，则采用总结性评价；若以改进教育者自身的行为，不断提高教学效能为目的，则采用他人评价和自我评价相结合。

二、学生学业成绩评价的主体

根据评价主体，学业成绩评价主要可以分为学生自我评价、学生小组评价、教师评价。

1.学生自我评价　首先，自我评价是学生自我诊断、自我调节、自我完善的过程。在学习活动中，大学生通过主动确立学习目标，及时进行自我诊断，以自我评价的结果来指导和改进其学习活动,调节和控制自己的行为偏差,最终提高学习目标的实现水平。

其次,学生自我评价是学生个体对自身学习情况的判断。学生进行自我评价,有利于唤醒学生的主体意识,激发学生学习的积极性、自主性,提高学生自我管理能力和自主学习的欲望和动机。学生自我评价的主要方法:利用预先制订的评价指标和标准进行自评、书写个人小结、写学习日记、建立学生档案袋等。

2.学生小组评价　学生小组评价是指以小组为单位对学生的学习和表现进行价值判断。小组评价有利于促进同伴之间的信息交流与共同提高,有利于培养学生的协作能力,有利于促进学生的自主学习。学生小组评价的主要方法:利用预先制订的评价指标和标准进行评分、经小组讨论后对每个评价对象写出评语。

3.教师评价　在当今的护理教育中,教师评价是学生学业成绩评价的主要构成部分。

(1)教师评价的优点　教师对学生评价的优越性主要表现在:①教师作为执教者和评价者,能把教学目标与评价目标有机地统一起来,有利于调节教学,提高教学质量。②教师作为专业执教者,了解学生在学习中表现出的智能、性格和态度各方面的差异,使评价更为客观。③对学生进行评价是教师激励和帮助学生发展的重要手段。

(2)教师评价的方法　教师评价学生的常见方法:①测验法;②观察与调查法;③表现性评价法。

三、学生学业成绩评价的内容和方法

(一)学业成绩评价的内容

学业成绩评价不仅仅要关注学生的知识和技能掌握情况,更要关注学生情感、态度和价值观的养成,只有这样才能培养出身心健康的全面发展的有知识、有能力、有社会责任感的创新型人才。因此,学业成绩评价的内容包括:①学生对学科知识的掌握程度;②操作技能的熟练程度;③情感、态度和价值观的养成情况。

(二)学业成绩评价的方法

1.根据布鲁姆教学目标分类　分为认知目标、动作技能目标和情感目标三种评价法。详细内容请参照该教材第三章第三节《护理教学目标》进行学习。

2.根据传统的、常用的评价方法分类　护理教学中多采用考核法对学生学业成绩进行评价。考核法又可分为考查、考试、答辩三种方式。

(1)考查　考查是高校学业成绩考核的重要方式,它属于定性考核方法。根据认识论,人们对许多事物的认识,往往无法或不必做定量分析,对学生许多课程学业成绩的认识亦如此。因此,在难以定量考核或无须定量考核的课程中,往往采取考查的方式。

考察的形式与结果记录:考查分为平时考查和期末考查。①平时考查形式:有课堂提问、检查学生平时的课堂或课外作业、检查实习与实验报告、评价讨论的发言及评定平时书面测验的成绩等;②期末考查形式:有实践性作业、现场操作演示、撰写论文,包括概括性评述和总结性报告等。

考查结果的记录一般采用两级制,即通过(合格)和未通过(不合格)。这一记录可为平时考查的总结,也可为期末考查的一次性评定。一般来讲,考查课程不应采用期末全班性书面测验的方式来评价学生的学业成绩,因其极易混淆考试与考查两种方式的界限。因此,在考查与考试的形式和要求上应注意二者异同性。

考察法的应用现状:由于理解上的偏差和实际进行中的难度,考查方式的运用还存在不少问题。例如,部分院校将考查课与考试课的区分仅作为调节一学期内各课程学习量的手段,使师生误认为不重要的、不费时的课才规定为考查课,因而普遍不重视考查课,影响了教与学的深入;有的学校为使学生重视考查课,以期末命题书面测验的方式进行考核,仅在成绩记录上用等级制而不用百分制,这就使考查课与考试课只有记分方式的不同,使考查方式徒有虚名。同时,也增加了学生的考试负担,影响了其他课程的学习。上述考查方式不能正确、充分应用的状况是普遍存在的,应该引起重视。

(2)考试　考试是高等学校学生学业成绩评价的主要形式,为高校大部分课程的考核所采用。①按照考试的形式分类:可将考试分为笔试、口试和操作性考试等类型。②按考试答卷要求分类:可分为闭卷考试、开卷考试和半开卷半闭卷考试。③按考试的时间分类:可分为期中考试和期末考试。

(3)答辩　答辩和一般教育活动中的回答问题有着本质的区别。答辩是指已获得一定学术教育,具备一定学术研究与探讨能力的高校学生,从不同角度阐述自己的学术观点,围绕自己的学术研究,针对教师的提问和质疑为自己的学术观点进行辩解的一种学业考核方式。它主要用于学位论文、毕业设计的考核,是高等教育特有的一种教学活动,伴随着高等教育学位制度的建立,已成为高校学生重要的学业考核方式。目前,我国现行的学位等级有学士、硕士及博士三级,获取其中的任何一级学位均需要撰写学术论文并通过公开答辩,但某些应用型硕士学位不必撰写论文,某些大批量的学士学位论文不必进行一一答辩。答辩是一个复杂的过程,它需要按照论文答辩的基本阶段,各阶段程序和规范要求来完成。

综上所述,学科学业成绩一般应包括过程性评价成绩、技能考核成绩和书面测试成绩,用公式表示:学科学业成绩 = 过程性评价成绩 + 技能考核成绩 + 书面测试成绩。在护理教育中也常表述为:学科成绩 = 平时成绩 + 期末成绩,其中的平时成绩由过程性评价和技能考核构成。尽管对学生进行学业评价的方式多种多样,但整体而言,在采用不同的方式进行学业评价时,还是要量化评价和质性评价相结合,并通过过程性评价、技能考核、书面测试对学生的情感、能力和基础知识进行综合测评。

四、考试命题原则与试题类型及编制方法

(一)命题原则

1.覆盖面与重点相结合的原则　为全面了解学生对课程内容的掌握情况,所用的试题要覆盖大纲所规定的一般内容,覆盖面宜宽不宜窄,要有恰当的广度。同时,考虑到在有限的时间内不可能全面考核,试题又要突出课程重点内容的掌握情况,即基本原理、基本概念和基本技能,以及一些关键性的有重要实际意义的内容,引导学生把精力投入在主要内容上。既要考虑有覆盖面,又要考虑有重点,做到重点内容与一般要求相结合,全面客观地反映学生的成绩。根据这一原则,试题中要有一部分照顾到"面"的内容,又要有主要部分用于"点"的内容。教师命题中须认真合理地分配考题

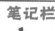

内容,体现点面结合原则。

2. 考知识与考能力相结合的原则　试卷中既要有一部分试题单独考核基本概念、基本原理的掌握情况,又要有部分试题考核综合分析、理解和运用所学知识的能力。而后一部分试题的编制尤其需要教师付出创造性的劳动。根据这一原则,要求试题的类型要多样化,以便既能检查学生对知识技能的掌握情况,又能测定学生的智能发展水平。

3. 试题独立性和试卷整体性相结合的原则　各个试题应力求彼此独立,不互相牵连。在一个题目中考过的内容,在其他题目中不应重复,对任何一个题目的回答不应以另一个题目是否掌握为前提,题目之间不可互相暗示。保持题目独立性是为了明确判定学生对课程各个内容的掌握程度。此外,命题还应考虑试卷的整体性,根据分值大小、难易程度、耗时多少合理搭配考题,在布局方面应当由浅入深,呈一定梯度。

4. 信度、效度、难易度及区分度综合监测的原则　命题应当有较高的信度、效度、难度及区分度,成卷后应做必要的检测。①信度:指教学内容覆盖率,考试的可靠性,以及考生考试中得分的一致程度。信度高的试题受偶然因素的影响小,对任何学生的多次测定,都会产生比较稳定的、前后一致的结果。②效度:指考试的准确性和教学大纲的符合率,是指一次考试能正确测量到的知识和能力的程度。它反映了测量到的与所要测量的二者之间相符合的程度。试题的效度越高,则准确测出学生掌握知识和运用知识的真实程度越高。③难易度:指考试对学生的适宜程度。试题应难度适中,试题太难或太容易,都不能检查出学生的真实水平。难度过大,学生低分的比率过高,会使学生丧失学习的积极性;难度过小,容易引起分数贬值。常模参照考试的命题难度,应从大多数中等水平学生出发,以大多数学生在掌握教材内容基础上经过努力思考能够回答为宜;目标参照考试试题的难度,应从广泛的范围考虑同类学生对考试的适应程度。④区分度:是指测验对于考生不同水平能够区分的程度,即具有区分不同考生的能力。试题有一定的难易梯度,以便明显地区分优秀生和差等生。信度、效度、难易度和区分度是评价考试的四个重要指标,也是衡量命题是否恰当的标准。

(二)试题类型

按照试题应答方式及评分手段的性质分类,试题分为主观性试题和客观性试题两大类。

1. 主观性试题　又称自由应答型试题,即由学生根据试题要求,自由组织答案,教师借助主观判定进行评分。常见的题目形式有论述题、论证题、简答题、病例分析题等,也可用于操作技能考核。此类试题强调学生的主动性,是用于测量较高层次的思维过程和能力的试题类型。它对学生的思维逻辑性与条理性、文字表达能力、分析问题与解决问题的能力有较高的要求和较好的检查效果。虽然这类试题易于编制,但存在评分标准难以客观统一、评分主观性强、题量小、覆盖面窄、测验费时等问题,故其测验效果的可靠性和有效性相对较低。

2. 客观性试题　又称固定应答型试题,指命题时事先确定了标准答案,学生只能从给定的几个答案中做出选择,阅卷者以事先确定的标准答案为依据评分。常见的题目形式有选择题、是非题、匹配题等。此类试题一般适用于测量知识、理解、应用、分析等层次的认知目标,而不适用于测量综合、评价等高层次认知目标。此类试题在单位时间内的题量大,覆盖面广,测验效果的可信度高,而且评分标准统一且易于掌握,其

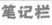

至可以由非专业人员或机器阅卷。但其编制需要专门技巧,编制难度大、命题费时,易受考生阅读能力的影响,且考生对试题的随机猜测,尚有一定的猜对概率,故长期过量使用客观题,易致学生死记硬背知识,不利于有效测出学生对问题的思考过程及组织材料的能力、文字表达能力和创造力,不能排除学生猜测答案的可能性。

上述两种题型各有优势与不足,如果仅仅局限于用某一题型对学生测试,就难以全面有效地考核学生掌握和运用知识的能力。因此,在不同课程的考试中,应根据课程情况和教材内容,科学合理的配置各种题型,以便对学生的知识、能力做出更加客观公正的评价,促使学生的智能和创造性得到更好的发展。

(三)试题的编制方法

1. 客观性试题的编制 客观性试题的主要题型有选择题、是非题及匹配题。

(1)选择题 选择题是 20 世纪 50 年代逐步完善起来的一种题型,它一般由题干和供选择的 4~5 个答案组成。有一个(或组)是正确或最佳答案。题干表示题目的情景,多为一段描述、一个问题或一份简短病历(有时附图标、照片)等,答案是对题干的回答或使题干的含义完整化。在若干个备选答案中,其中有一个(或组)是正确的,其余答案是似是而非的错误答案,具有迷惑性,称干扰答案。选择题的类型比较多,但国内护理教育测量常用的有最佳选择题(A 型题)、配伍题(B、C 型题)、复合选择题(X 型题、K 型题)三种类型。

编制原则:①题干应明确规定题意,措辞清楚明了,准确无误;②选项至少在 4 个以上,因为选项越多,猜对的可能性越小;③选项文字表达力求详简一致,最好简短精练;④不能对正确答案有任何暗示;⑤适当安排干扰答案,使它与题干有一定的逻辑联系,并且增加选项之间的相似性,切实起到干扰作用;⑥正确答案的位置,可按逻辑顺序或者时间顺序排列,或者随机排列。

选择题型的主要缺点:①看不出考生的解题思路;②限制学生思维;③题目编制难度大;④提供猜测机会;⑤养成学生死记硬背的学习习惯。

(2)是非题的编制 是非题是一种让考生对给定命题做出真假、正确或错误判断的试题。可将其看作是选择项只有"正确"和"错误"的二择一特殊选择题。不过,因两固定选择项一般并不出现,因此在形式上与一般选择题有明显区别。所以,习惯上把是非题从选择题中分离出来,视为一种独立题型。有时,也先让考生判断命题正误,然后对错误之处予以改正或说明错误理由。

2. 主观性试题的编制 分为自由应答性试题和限制性试题两类。对考生的答案不做任何限制者,称为自由应答性论述题,此类试题对于答案内容要求的广度和深度控制较难,故不适用于对学生特定教学内容的考核,但有利于测量学生选择材料进行综合及评价的能力。对答案的范围、字数或完成答案的时间等给予一定限制者,称为限制性论述题,此类试题对考生的答案加以控制,适用于测量理解、应用和分析层次的学习能力,但对综合、评价层次的测量价值不大。

(1)自由应答性试题的编制 在编制自由应答性试题时应注意下列问题。①明确题意:试题应明确表达答题条件和要求,避免学生对题目产生歧义。②加强试题的综合性,以测量较高层次的学习水平:对考生高层次学习能力的测定主要通过主观性试题中的自由应答性论述题来完成。在编制题目时,应注意问题的综合性。此类问题实际上是一些知识应用的有机组合,各环节的联系隐秘,需要考生在彻底弄懂原理、掌握其内在联系的基础上,通过认真思考,加以综合才能找到解决问题的途径,得出比较准确、全面的结论。③要给考生提供展现才华的机会:自由应答性试题应能提供机会让考生展示其聪明才智,并从中考查学生的创新能力和独到见解,看清其解题思路和思维过程。④突出重点内容:自由应答性试题应突出考试范围内的重点内容,从而增加有关学习内容高层次水平的测量比重,使考查重点和教学重点吻合一致。⑤要出"活题":设计一种新颖的问题情境,尽量避免书上的原文照搬和使用成题,使考生不能套用死法或照搬书本解答问题,而是依靠在理解基础上对知识的灵活运用,从而考查其掌握知识和智能发展的实际水平。但应注意不能脱离考试范围和要求,随意拔高;也不能脱离学生实际水平,一味追求灵活;更不能出偏题、怪题,刁难学生。⑥编制题目的同时,制订明细合理的评分标准:评分标准应包括题目的参考答案和给分办法及说明。参考答案应注意含义完整、层次清晰;要点分明,步骤分列;尽量考虑各种可能的解法,并列出几种主要解答方法。给分办法应明确规定各个要点或步骤的得分,对特殊情况应做具体规定,以便按照统一标准评分。

(2)限制性试题的编制　常用的限制性试题包括简答题、填空题和改错题等。简答题是一个简单的问句或陈述句,填空题是略去一些关键词或数字而留有需要填写空白的不完整句子。此类试题的优点是编题容易、答案由考生提供,减少了因猜测获得正确答案的可能性,特别适合于考核学生对术语、事实、方法、原理和程序等实际知识的记忆和理解。缺点是不适宜测量复杂的学业成绩,有时评分困难。

(四)安排题序

试题编排顺序对考生的心理状态影响很大,直接影响其能否正常应考。题序排列应以适应考生应考心理为原则。常用的题序排列方法有:①按题型排列,省时的题型在先,费时的在后;同一题型试题中,再按先易后难顺序排列。这是一种比较常用的排序方法。②按难度排列:容易的在先,困难的在后;同一难度的试题,按题型排列。采用何种排列方法,应视不同课程不同考试而定。

(五)确定标准答案

所有试题标准答案应在拟题时与试题一并列出和印刷,供考试后阅卷者参考。

(六)分数分配

试题分数分配应依据试题编制蓝图,同时考虑答题时间和难度等因素进行。答题费时的,应适当增加分值;过易或过难的题目一般分值应小一些。

五、题库的组建与使用

试题库就是归类储存质量合格的各种试题的仓库。这些试题是根据教育测量原理,按照标准化试题要求编制的。题库建立和使用是使考试向科学化、标准化方向发展的重大工程,是高等学校深入教改的重要步骤。在同类高校间都有共同课程,在这些课程中建立题库尤其必要。建立题库在我国属于开创性工作,目前尚处于研究阶段。一般学校的题库是分类建立,以同类考生(同类学校、同专业、同年级)为对象。具体建库程序如下:

1.采集或编制试题　由于题库所需试题数量巨大,而一般教师手中符合命题要求的现成试题为数不多,故应采集或组织教师编制大量试题以供筛选。该项工作劳动量

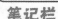

很大,需组织专业力量进行。为避免重复劳动,应开展校际间协作。

2.检测并筛选审定试题 对采集到的试题应先进行预试,然后根据预试结果,计算试题难度、区分度及答题时间。经过计算后,淘汰一些区分度差和过难的试题。

3.登卡编号入库 为便于计算机管理,试题入库前应按一定规则登卡和编号。试题卡片登记内容应包括试题编号、题型、试题、答案、评分标准、考核内容、所属学科及年级、教学目标水平层次、难度、区分度、命题人及审定人姓名、题目使用情况、修改意见等,以便使用者根据不同需要在题库中检索并提取试题。

4.确定试卷信度和效度 计算题库各种可能组成的试卷信度、效度的方法是:按照不同考试要求随机抽取试题组成若干份有代表性的试卷,再选取有代表性的测试对象进行测验,然后进行结果分析。对信度或效度不高的试卷做原因分析,或淘汰某些试题,或禁止某些试题组合。

5.编制题库使用说明书 说明书是为了帮助教师了解和选用题库试题而编制。其内容包括该题库适用范围、试题所具有的指标、抽题方法、组卷方法等,还可包括该题库建立方法,各种指标计算方法和获取方法等。

题库建立属于一项专门技术,大部分高校教师并未接受过专门教育测量训练,能够从事题库建设的只能是少数人员。但大部分教师都有使用题库的机会。因此,了解题库建立和使用情况是必要的。

六、考核(试)的组织实施与管理

(一)考核(试)的组织

考核作为护理教学过程中提高教学质量和教学效果的重要环节,复杂而严肃。只有在考前进行周密计划和严密组织,才能保证科学、真实地反映学生成绩。

1.明确考核(试)目的 学生成绩测量和评价的目的不同,则考核各有不同的计划编制过程,以及各种特殊要求。在编制计划时,首先必须明确是平时检查性的诊断性评价的考试,还是课程考试;是目标参照性评价还是选优的常模参照性评价。目的要求不同的考核评价,其内容、方法及工作程序也不完全相同。

2.确定考核(试)范围 考核的范围应遵照护理课程标准的要求来确定,特别是总结性评价更应如此。有时为更好地鉴别学生的学习潜力,考核时亦可出一些超出标准的内容,但分数所占比重要合理,亦可作为附加分数。由于护理学是一门实践性很强的科学,故一般的考核至少应包括认知和技能两个领域,毕业实习阶段,还应对学生的情感、态度做出评定。考核时各部分教学内容所占的比例,应根据不同内容的相对重要性进行合理的分配,不能单纯依据教学时数的多少分配。考核内容的覆盖面要广一些,减少抽样误差,对重点内容有所侧重,以提高考核的效度。

3.确定目标层次和考核(试)办法 考核课程特点和考核目的不同,各领域考核的层次各有差异,一般在总结性评价时应对各个层次都进行严格的考核,方能较全面地对考生的学业成绩做出判断。至于认知领域各层次所占比例,不同性质的考核也各有不同。例如日本国家医生考核,知识的回忆占25%,知识的理解占35%,解决问题的能力占40%;某些国家研究生的考核,知识占15%,理解占25%,应用占30%,分析占15%,综合占10%,评价占5%。

考核试题和方法的选择:一般认为认知层次低的目标考核宜采用多选题、是非题、填空题等;高层次认知目标的考核,特别是综合和评价层次以论述题为好;操作考核应采用实践性考核为主。

题量要与考试时间的长短相适宜。至于每小时考试时间应安排多少考题才合适,需要丰富的经验才能准确判断。因此,首先应根据护理教学大纲使各教学重点有足够的题目,以保证考试的内容效度。其次,应照顾到大多数学生能在规定时间内完成全部试题。同时还要注意,一般考试中的选择题题量不宜少于30题。选择题的答题时间按平均1~1.5分钟完成1题估算。

4.试卷编制

(1)标准化试卷的设计步骤 无论是大规模的国家级考试,还是教师自编课堂测验,从试卷的编制到实施、评分及结果的解释应用,是一个彼此相关、相互制约的系统工程。试卷编制的基本步骤有:确定考试的目的和测量目标、设计测验蓝图、决定试卷时限、决定试卷测验类型、决定试题数量、决定计分方法、拟定试卷题目、实施考试、分析试题难度与区分度、筛选试题拼题、建立题库、鉴定试卷信度与效度、编制试卷量表、编写试卷使用说明。

(2)试卷编制的基本原则

1)编制试题应该严格遵守保密制度,不得以任何形式泄漏试题内容。

2)根据不同的考试目的和用途进行试卷的设计和试题题型的选择。

3)试题的量应根据考试的时间、内容、题型、试题难度及被测试对象的特点等选择。一般考试时间为2小时,故题量应以中等水平学生在90~100分钟内完成为宜。

4)教学大纲的符合率:编制试题必须以教学大纲为依据,一般不可超出教学大纲范围。

5)教学大纲的覆盖率:为了试题有较好的覆盖率,试题内容及重点应与教学大纲要求一致,试题的数量应适当增加,每题的分数不宜过多,试题编制前应设计试题的分布,确定各部分内容的比例。为了保证教学大纲的符合率和提高教学大纲的覆盖率可根据布鲁姆认知目标分类学说和教学大纲的要求制订"双向细目表"。表8-1是以《基础护理学》的内容制订"双向细目表"的范例,纵向设计的目的是为了确定考试所要测量的内容,并确定其相对重要性和综合程度,原则为"覆盖面大,重点突出";横向设计的目的是为了确定考试所要测量的学习水平,并按其相对重要性和学生实际确定其比例。

表8-1　试卷设计双向细目表范例

教学内容 （内容权重）	学习水平（目标权重）						
	知识	理解	应用	分析	综合	评价	合计
第一章　医院环境	2	1	1	1	1	0	6
第二章　人体力学在护理中的应用	1	2	2	2	2	0	9
第三章　患者舒适的需要	1	2	1	1	2	1	8
第四章　患者清洁的需要	2	1	1	2	2	1	9
第五章　生命体征的观察与护理	3	2	3	2	2	1	13
第六章　患者饮食与营养的需要	3	2	2	2	1	0	10
第七章　胃肠及排尿活动	3	3	2	2	1	1	12
第八章　消毒、灭菌、无菌技术	4	3	2	1	1	1	12
第九章　给药	3	2	3	1	2	0	11
第十章　输液与输血	3	2	3	1	1	0	10
合计	25	20	20	15	15	5	100

6）为保证试题具有一定的区分度，根据考试的目的确定试题的难易程度。

7）题意清晰，内容简要，问题明确，用词简练。在编制试题时禁用概念混淆、模棱两可的词语，如有时、可能、大约、或许、多数等。

8）试题的答案应该没有任何争议，特别是对于客观类型的试题而言。

9）试题应该彼此独立，不可含有暗示本题和其他试题正确答案的线索。

10）试题的实施和评分应方便易行。

11）在没有题库的情况下应设计试卷的副本。

（3）命题　分手工命题和计算机命题两种，此处主要介绍手工命题的基本知识。

1）手工命题的基本原则：手工命题应注意以下6点原则。①根据细目表要求命题；②题型不宜单一，也不宜太繁杂，一般不超过5种题型；③掌握好试题的难度和区分度，一般认为一张试卷，基本分掌握在65%～70%，难度分20%左右，水平分10%左右；④编制出2份难易水平相当的试卷，以备调用；⑤试卷文字无误；⑥事先制订好评分标准。

2）试题类型：详细内容请参照本章第二节内容中《考试命题原则与试题类型及编制方法》进行学习。

（二）考核（试）的实施

考试的实施就是将试卷由单纯的测量工具转变为反映考生水平的测评结果。考试实施管理的目的就是保证考核过程顺利无误以及考核结果的客观真实。

1.考核（试）资格的审定　高校学生参加考试，应按学校规定取得考试资格。如有的学校规定，学生必须完成作业量的80%，并在考试前一周补齐所有作业和实验报告，必须有平时测验成绩，课程所附的实验课考查必须及格等，否则不准参加考试。这些规定的基本点是学生必须参加平时的学习且有学习记录，而不能只参加考试便取得成绩。学校教务部门和教师应在考试前审定每一个学生的考试资格。

2.试卷的准备 学校应建立一套考试印刷、保管和保密制度。试卷应具有水平相同的 A、B 卷,由教务部门从中随机抽取一套作为考试卷,余下一套作为补考试卷。选用考卷应密封保管,临考前由监考教师当众拆封。试卷印刷形式,可以是试题与答题纸分别印刷,也可将试题和答题纸合印,可根据需要选择。前一种方式有助于方便阅卷、减少印刷工作量,节约经费。

3.编制考核(试)日程表 高校期末考试前应以学校或系为单位编制统一的考试日程表,并予公布。表中要注明时间、地点、考试班级、主考和监考人员等。考试日程不要安排过密,也不要拖得过久,每场考试以 2 小时为宜。

(三)考核的管理

1.试卷管理 确保试卷机密,采取一切措施,堵塞漏洞,不让任何外界人员获悉试题。同时,制定命题纪律,要求每个命题人员严格遵守。

2.考场纪律管理 目前的教育制度还带有强制性的成分。有一些学生学习自觉性不或虽然努力却效果不好,又不能不参加考试,于是就以舞弊来应付。高校中考试作弊现象时有发生,其表现方式多种多样。舞弊手法主要有:考前通过各种途径打探试题;夹带书本、纸条,或将相关文字抄在衣服或者身体某一部位入场,供考场上抄袭;偷看邻座答案;传递纸条、打暗号,配合作弊等。对于这些考试舞弊现象,首先应当防范。要对学生进行端正学习与考试态度的教育,学校应制订《考试纪律》或《考场规则》,作为学生手册的重要内容发给每一个学生。考场安排尽力做到为各考生指定考场、座位,避免混乱。主考及监考教师应了解舞弊手段,严格监察,防患于未然。如果考生舞弊已成事实,监考教师应予以处理。情节较轻的,应及时严厉制止;情节较重的,应当场取消考试资格,试卷作废。

3.填写考场情况和成绩登记表 主考人员应填写学校教务部门印发的《考场情况登记表》,登记各考场应试人员、缺考人数及考场纪律等,并签名以示负责。

4.阅卷 考试结束后,教研室应根据标准答案规定评分标准,组织教师按规定时间分题阅卷、评定成绩,填写《成绩考核登记表》并交送教务部门审核存档,同时由教务部门向学生及时公布成绩。至于评分方法有绝对评分法和相对评分法两种。

(1)绝对评分法 绝对评分法是以护理学专业的培养目标或课程目标作为评分依据,对学生的成绩进行评定。因此,试题能否很好地代表预测内容的总体,是绝对评分的前提。如果试题的代表性不好,则对考生做出的评定,就不能较准确地反映达到护理教学目标的程度。绝对评分法通常采用百分制,也可将百分制换算成为五级记分法,即以 90 ~ 100 分为优秀,80 ~ 89 分为良好,70 ~ 79 分为中等,60 ~ 69 分为及格,59 分以下为不及格。

绝对评分法的另一种方式是采用评定量表或检查表,多用于成绩评定难以量化的实践性考核和情感态度领域的考核。

(2)相对评分法 相对评分法是以同一集体该课程考核的平均成绩(常模)作为评分依据来判断每一考生在该集体中所处的相对位置。通常用标准分数 Z 或 T 来表示,也称为标准化分数。

第三节　学生临床护理能力的评价

护理学是一门实践科学,学生从事临床护理时,所掌握的护理学基本知识、基本技能就转化为临床护理能力。对学生临床护理能力进行恰当的评价不仅是学生成绩评价的必要内容,而且是护理教育机构检验自身教育效果的重要途径。

一、临床能力评价的意义

临床能力评价是护理教育者和卫生机构护理管理者共同关注的重要环节,对医疗机构的护理管理者而言,护理学生临床能力评价是了解护理学生毕业后能否胜任临床护理工作的重要途径,便于对护理人力资源的正确使用和管理;护理专业学生通过评价可加强对自身临床能力水平的了解,通过标准改进自己的行为,促进自身临床能力的提高;而护理教师通过评价能科学衡量和评估学生临床能力,进一步完善临床教学和评价指标,真正做到以评促学、以评促教、以评促改,改进教学方法,提高教学效果。

二、临床护理能力评价的相关问题

1.临床实践结果　①掌握临床实践相关的概念、理论和知识;②在临床实践中运用研究和其他证据;③发展高层次的思维和临床判断能力;④发展临床技能、其他干预能力和信息能力;⑤与患者、卫生系统其他人员、跨学科团队成员有效沟通;⑥具备相应的知识和价值观,能提供以患者为中心的照护,并能兼顾人群文化和种族的多样性;⑦具备持续提高护理质量和安全的相应知识、技能和价值观;⑧具备领导能力和专业行为;⑨为行动和决策负责;⑩能够继续学习和自我发展。

2.临床评价的概念　临床评价是对学习者在临床实践中的能力做出判断的过程。临床实践不仅包括对患者、家庭和社区的照护,还包括其他临床环境中的经历、模拟经历以及各种能力的表现。多数情况下,临床评价是通过观察学生的表现,对学生的能力进行判断。因此,临床评价并不是客观的,而是主观的过程,涉及教师和其他评价者的判断,受教师和其他评价者价值观的影响,这是临床评价很重要的一个特点。教师要意识到自己的价值观可能导致判断偏差,在临床评价中避免评价的不公正性。

3.临床评价的公正性　国外学者提出要建立公正的临床评价系统,需要注意以下两点:①教师清楚自己的价值观、态度、信念、偏见等可能影响评价过程的因素;②临床评价要基于预定的结果或能力。

4.临床评价中的反馈　为保证临床评价的效果,教师要针对学生的表现提供持续的反馈,便于学生改进。反馈可以以口头形式进行,向学生解释其表现,也可以由教师现身说法。反馈应遵循以下原则:①反馈要具体、明确;②对于程序性、操作性的技能,教师最好以演示正确操作的方式进行反馈;③反馈要及时,最好在学生表现之后马上给予反馈;④要从不同方面给学生反馈;⑤反馈应是诊断性的,要让学生明白自己的问题所在。

三、护理专业学生临床能力评价的方式和方法

(一)护理学生临床能力评价的方式

1. 传统理论考核　　目前我国大多数院校对护理学生临床能力的评价主要采用理论知识考核的方法。考试内容根据教学目标设计题目,考核护理学生在护理患者过程中的相关知识,如评估患者、健康教育、提出护理诊断、制订护理措施等能力及考核技能操作中的相关理论知识等。这种考核方法和考核内容不能全面评估护理学生的实际能力,只是评价学生对学科知识的记忆能力,无法评价学生对医学知识的理解和运用知识护理患者的能力,无法评价学生在进行临床护理工作中的应变能力。

2. 护理技能操作考核　　部分院校对护理学生临床能力的评价,除理论考核外,还会结合护理技能操作考核。护理技能操作考核主要对教学目标中需要掌握的技能操作项目进行考核。在临床实习期间出科考试时由临床带教教师进行评价。临床带教教师肩负着教育、指导护理学生工作的责任,与学生接触的时间长,比较了解学生从事护理工作的能力,其评价的真实性和可靠性相对较高。但护理技能考核方法覆盖面窄,形式单一,一般只限于常见的临床护理技能操作,难以客观、真实、有效地反映护理学生的临床能力。

3. 客观结构化临床考试　　客观结构化临床考试(objective structured clinical examination OSCE),又称为多站式临床考试。是评价临床能力的一种新型考试模式,在 1984 年首次应用于北美护理领域。我国原北京医科大学第一医院护校在 1996 年首次应用了改良的 OSCE 来考核护理毕业生。OSCE 是近年来护理教育评价研究的热点,多数课题借鉴国内外医学考试领域 OSCE 的成功经验,结合我国国情和护理专业自身的特点进行研究,在传统理论知识考核和护理技能操作考核基础上进行改革,根据教学大纲和教学目的设定一系列模拟临床情景的考站,护理学生要求在规定的时间内按一定顺序通过考站,通过方式有口试、笔试和技能操作,最终获得的测试成绩可评价该学生的临床能力。OSCE 考核的范围和内容广,不仅考察护理学生的理论和操作能力,而且重视考生护患沟通能力及考生的临床思维能力,较客观地反映了学生的临床能力。目前,国内医学院校设定的考站多为 4 ~ 13 个站,站内测试内容包括病史采集、体格检查、运用诊断性辅助检查、诊断能力、决策能力、执行能力、沟通能力、操作能力、协作能力、职业态度等方面,每名考生考试时间为 60 ~ 200 分钟,站点分为标准化患者(standardized patients,SP)考站和非标准化患者考站,多数站点测试难度系数为 0.71 ~ 0.89,总体信度为 0.550 ~ 0.762,内容效度为 0.82 ~ 0.92。目前,国内关于 OSCE 的研究取得了较大的进展.但由于其考试时间长,人力、物力投入多,只能满足小批量学生应考的问题。而且其设计要求高,SP 及评估者均需要经过严格培训,经费大,目前在我国大多数医学院校难以推广。也有研究显示,运用 OSCE 方法测试所得的成绩与临床实习成绩的相关性较低,不能预测护理学生真实的临床能力

4. 临床能力评价量表　　近年来"国内关于临床能力评价研究的另一个热点话题,即构建临床能力评价量表来评价护理学生的临床能力。评价量表中指标的确立基本上采用查阅文献的方法收集护理学生的培养目标,初步拟订护理学生临床能力评价指标及评价标准,再经过 2 ~ 3 轮德尔菲专家咨询所得的数据确定评价的一、二级指标,

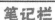

笔记栏

评价标准及各指标的权重。测量的一级指标为 3～7 项,包括临床处置能力、护理沟通能力、健康教育能力、临床科研能力、临床教学能力、临床管理能力、职业心理素质等。二级指标为 10～39 项。德尔菲专家咨询法中的专家基本上选择医学院校的护理教育者和三甲医院的临床带教教师。评价量表研制出来后也进行小范围实证验证量表的信度和效度,一般信度系数为 0.8316～0.9268,效度系数为 0.9127～0.9333。整体及内部各维度内在一致性信度较高,内容效度和区分度良好。临床能力评价量表由学生自己与临床带教教师同时进行评价,自评与他评一般在整体上一致性较好,评价结果比较客观、准确。但在我国目前的研究中,临床能力评价量表研制后进行实证的样本量太小,代表性不强、缺乏说服力。

5. 计算机模拟病例考试 计算机模拟病例考试是一种新型的考试方式。始于 20 世纪 70 年代的美国,通过计算机给护理学生营造一个接近临床实际的环境,让护理学生在计算机上边观察,边回答问题。其特点是在同一时间向护理学生展示相同的应试材料和评分标准,结果能较真实、准确地反映护理学生解决临床实际问题的能力和水平。计算机模拟病例考试的评分由系统中的评分程序完成,评分方案由编写病例的医疗专家拟定并将其编码化,这种评分方法消除了人的主观差异性,能更加客观、公正地进行评价。计算机模拟考试在美国等发达国家研究与应用已有十多年,目前我国也已经进入尝试性的实践运用阶段。

6. 床边自主查房 是多年来临床教学中评价护理学生临床能力另一种常用的评价方法。一般将护理学生临床实习大纲的内容作为评价的基础,由病区带教教师主持,实习护理学生为查房主体,选定典型临床病例进行床边自主查房。查房内容包括考察护理学生护理评估、诊断、采取措施的能力、健康教育的能力、护理查体的能力等方面,带教教师针对护理病历对学生进行提问、讨论、总结和评分。床边自主查房能有效地反映护理学生的理论与实践结合和运用的能力,比较直接的评价学生的临床能力。但利用真实患者容易引发潜在的伦理和道德问题,有时可引起护患纠纷,而且不同护理学生临床病例的选择并非一致性也会影响评价结果的客观性。

(二)学生临床护理能力评价的方法

1. 观察法 观察法是通过观察学生在临床护理中的行为表现、行为结果,判断学生的临床护理能力,包括操作技能实施情况、与患者的沟通能力、书写能力等。临床护理能力的主要观察者一般是科室的带教老师、护士长以及科室中的临床护士。观察法的主要优点:与临床护理工作紧密结合,带教老师既可观察学生的临床护理能力,又可以随时监督学生的护理行为,及时纠正其错误,防止差错事故的发生,同时还可保证临床护理工作按时完成。需注意的是,对学生临床护理能力做出准确判断需要较长时间的全面细致观察,最好设计好观察项目和评分标准,并及时记录。

2. 考核法 考核分为床边考核法、模拟考核法。床边考核法是应用临床实际病例进行考核的方法,主要在出科考核和毕业综合考核阶段应用。床边考核法一般由考核组指定一个临床病例,学生按要求完成临床护理项目,可以是一次沟通任务,也可以是一项护理操作,或是一个新患者的接待任务。考核教师根据考生的实际护理行为对学生的临床护理能力做出评价。床边考核法的优点:护理情境真实,考核方式灵活。床边考核法的缺点:选择合适的病例有一定的难度,考核项目受病种、时间、地点的限制,学生间没有绝对的可比性。

模拟考核法是应用模拟患者模拟临床情境进行考核的方法。在课程教学和实习前强化训练中应用较多,在毕业实习阶段,临床带教老师必要时也可适当应用。

模拟考核法的优点:临床情境标准化,因而对每个问题的选择都有事先商定的标准答案,评分相对客观;学生可以考核同样的临床模拟情境,考核结果在学生间具有相对公平的比较性;考核不受时间、地点的限制。模拟考核法的缺点:模拟者需受专门的训练。

3.综合评定表评定法 是根据培养目标和护理专业学生临床护理技能的要求,拟订评价指标体系和评定表,评价小组(一般由学校教师、临床护理专家组成)依据评价体系,采用定性和定量的方法对学生的临床护理能力做出综合评判。一般在毕业考核时应用。这种考核方法的优点是考核全面;缺点是比较费时费力,评价结果受主观因素的影响。

根据教育评价的基本原则,临床护理能力的评价宜多方法、多角度、多阶段进行,注重培养学生的自我评价和自我改进能力,注重形成性评价和评价结果的及时反馈,充分发挥评价的导向、激励和调控功能。

四、学生临床护理能力评价时段和内容

(一)学生临床护理能力评价的时段

临床护理能力评价可以分阶段进行,由各任课教师及带教教师在教学中逐项实施,负责落实。

1.课程教学中专项技能达标考核 这是对学生临床操作技能进行形成性评价的阶段,由各任课教师及带教教师在教学中逐项实施,负责落实。

2.实习前强化训练及考核 学生虽然经过了前一阶段的学习,但随着时间的推移,有些操作又变得生疏,为了使学生进入实习医院后能较快地适应临床护理工作,在实习前可集中进行护理技能强化训练与考核。通过这一阶段的训练与考核,可以促使学生对所学内容的重新温习,继而巩固和加强,促进学习迁移,熟悉操作技能,并且能够提高对进入实习状态的自信心,减轻实习前的心理焦虑。

3.实习阶段的出科考核 实习阶段是课堂教学的延伸和补充,是为学生进一步达到技能目标而服务的。出科考核通常安排在各科室实习的最后一周进行,考核的内容除基础知识、基本技能以外,还可增加一些专科护理技能,并有计划、有针对性地进行考核。这样经过各科室的轮转后,学生经历了分科、分项考核,层层把关,在护理操作技能上又上了一个台阶。

4.毕业前综合考核 在护理学专业学生实习结束,即将毕业的一段时间里,要对学生进行全面的护理技能考核,尤其突出整体护理能力的考核。学生经过系统的临床实践,认知水平与护理技能已有很大提高,考核内容应将临床知识、操作技能、态度融为一体,旨在对学生的专业理论水平、沟通能力、分析判断能力、解决问题、操作能力、书写能力等方面进行综合评价。

(二)学生临床护理能力评价的内容

美国"护理专业本科教育标准"中要求护理专业学生具有的核心能力包括技术能力、沟通、评判性思维、评估能力。本章节同类内容仅以此为借鉴。

1. 护理技术能力　护理技术能力在美国"护理专业本科教育标准"中主要包括以下方面的能力：

(1)监测和评估生命体征,包括体温、脉搏、呼吸、血压、血氧饱和度等。

(2)维持患者个人卫生。

(3)运用感染控制方法。

(4)评估和管理伤口,包括冲洗、换药、拆线。

(5)提供和教会患者造瘘口的护理。

(6)运用冷热装置。

(7)提供和指导患者卧位及活动技术,包括活动范围练习、移动、活动、辅助工具的运用。

(8)运用安全技术提供照顾,包括呼叫系统、束缚工具、鉴别措施,防火、放射线及其他有害物质。

(9)实施心肺复苏技术(CPR)。

(10)采集标本。

(11)准确计算和记录液体出入量。

(12)能通过各种途径给药。

(13)实施、评价、调节静脉治疗。

(14)运用和护理各种治疗性管道和引流。

(15)提高舒适程度,减轻疼痛。

(16)提供呼吸系统护理,包括胸部体疗、氧气治疗、复苏、肺活量训练、吸痰。

(17)为治疗性操作提供教育、情感、生理支持。

(18)提供术前和术后教育及照顾。

2. 沟通能力　沟通是人与人之间信息交流传递的过程,它是人们传达思想观念、表达情感的主要方式。沟通能力是软技能,包括了解自己和他人的能力、激励和说服他人的能力。对护理专业学生沟通能力的评价主要包括以下内容：

(1)在各种场合运用各种媒介有效表达自己。

(2)在评估、实施、评价、健康教育中表现出沟通的技能。

(3)帮助患者获得健康知识。

(4)与其他专业人员建立和保持有效的工作关系。

(5)对有特殊需求的患者运用不同的沟通方法,如感觉与心理障碍者。

(6)具有清晰、准确、符合逻辑的书写能力。

(7)在护患关系中运用治疗性沟通。

(8)能运用多种沟通技巧与不同人群恰当、准确、有效地沟通。

(9)能从广泛的资源中获取和运用数据及信息。

(10)为患者提供咨询和相关的健康教育信息。

(11)彻底、准确地将护理措施和结果存档。

(12)引导患者澄清喜好和价值观。

3. 评判性思维能力　对学生评判性思维能力的测量可以使用专门的测量量表。目前,国外教多使用的量表有两个,一个是 Watson-Glassier 评判性思维评价量表(WGCTA),一个是加利福尼亚评判性思维测量量表(CCTST)及其补充量表(CCTDI)。

国内的量表有香港理工大学护理学院制定的批判性思维能力测量表(CTDI-CV)。CCTST量表测量评判性思维五个方面能力:分析能力、意译能力、推理能力、评价能力、解释能力。

4.评估能力　对学生评估能力的评价主要包括:①能够从健康史、体格检查、功能状态及辅助检查等方面对护理对象进行躯体健康的评估;②能够正确规范地运用一些心理卫生评定量表对护理对象进行心理健康评估;③能够正确规范地运用一些评定量表对护理对象进行社会功能生活质量的评估。

五、学生临床护理能力评价的影响因素及调控

(一)评价人(主考人)因素及调控

评价临床护理能力的一些方法,在评分上受评价人主观因素的影响较大,因此评价人自身素质和心理因素是影响护生临床护理能力评价效果的一个重要因素。

1.评价人自身素质因素及调控　评价人的自身素质因素包括三个方面:一是自身业务水平,如果评价人自己临床能力不强,护理操作不正规,则很难对学生有正确的评价;二是评价人对评价工作的态度是认真负责,还是应付了事;三是评价人是否公正、客观。调控的方法主要是慎重选择主考人和评价组成员;二要选择业务水平较高、有临床教学经验、护理操作正规、客观公正、认真负责的教师担任评价人。在考核前应针对考核对教师进行一定的训练,统一对评价的认识、评分标准和操作步骤手法,熟悉评分量表等。

2.评价人心理因素及调控　作为评价主体的教师的心理状态对评价的结果有着重要的影响。常见的教师心理偏差:①首因效应,指最先获得的学生信息和印象,影响教师对同一学生全面了解的心理现象。②晕轮效应也称"光环效应",是指由获得个体某一行为特征的突出印象,或对被评的某一项特征形成好或坏的印象后,将此评价特性印象泛化,进而将其扩大成为整体行为特征的心理效应。③定势效应:也称刻板效应,是指在人们头脑中存在着关于各种类型人的固定形象。④情绪偏差,在心理活动过程中,个人的情绪往往会影响评价者对外界信息做出反应的程度和方式,影响评价者对于信息的判断。⑤求全心理,也称理想效应,期望值太高是这种心理偏差产生的主要原因,"恨铁不成钢"是求全心理的主要表现。⑥顺序效应,指因评价的先后顺序不同,而对学生的评价结果产生干扰的一种心理态势,表现为先严心理和先宽心理两种形式。

上述心理现象不仅是评价者心理过程、心理状态、心理特征等的表现,也是其思想觉悟、道德水平、能力素质、知识经验的反映。因此,心理调控既要有技术性措施,也要有思想教育、纪律教育和专业素质的保证。包括加强教师的理论学习,提升其思想境界和评价学生的专业素质;培养教师的良好心态,调控自身情感;尊重客观事实,做好资料积累等。

(二)学生因素

1.学生对考核内容的准备程度　这一因素影响评价的主要因素,决定着学生被评价时的焦虑水平。这与认知领域的考核是基本一致的,但是由于临床护理技能考核,往往是一位考生面对一位主考人或一个考核组,所以学生往往会由于紧张而失去水

准,致使考核不能很好地反映学生临床护理技能的训练情况。要控制这个因素,首先是让学生在考核前对考核的内容有充分的准备,对临床护理技能做到准确熟练、胸有成竹;其次是考核组在考核前可以让学生先稳定一下情绪,考核中适当地鼓励,使学生恢复自信,保持从容镇定。

2. 学生自我评价所致的心理偏差及调控　自我评价是学生评价的一种重要的形式,在自我评价中,不少学生往往错误地高估自己,或低估自己。学生在自我评价中常见的心理偏差包括:根据别人对自己的评价来评价自己;参照别人的水平来评价自己;通过主观色彩很强的自我分析来评价自己。纠正上述偏差可以从以下几个方面进行:①教育学生正确认识别人对自己的评价;②教育学生注意把握与别人比较时的可比性;③教育学生学会把别人的评价、与别人比较和自我评价统一起来,进行综合分析,力求客观;④对学生加强教育引导,提高他们对评价活动的认识水平;⑤教师还要选取恰当的评价结果反馈方式,保护学生的自信心和自尊心;⑥也可以通过提高学生在评价活动中的参与程度来提高他们对评价的认可程度;⑦另外教师还要重视对学生进行心理方面的指导,帮助他们获得心理学方面的知识,以良好的心态对待评价,学会自我调控。

(三) 与学生评价相关的社会、伦理和法律问题

1. 社会问题　测验经常影响到决策,如入学或就业,会为个体带来积极或消极的结果。因此具有一定的社会影响。与测验和评价相关的社会问题包括:测验偏差、评分通胀、影响学生自尊心、把测验作为一种社会控制手段等。

(1)测验偏差　是指将测验用于某些群体时,受测群体的某些因素(如学业潜能、智力、心理)与测验内容的交互作用,会出现系统性或持久性的误差。造成测验偏差的原因,包括文化偏差和语言偏差。

(2)评分通胀　也是目前各个教育层次中比较普遍的现象。Scanlan 和 Care 发现目前大学里的评分通胀有上升趋势,而在护理教育中尤甚。尤其是临床评分过高,导致学生对自己的护理实践能力产生不切实际的看法。Scanlan 和 Care 认为评分通胀与以下问题有关:①学生认为在教育项目中,自己是消费者,有一定期望值;②学校对教师和课程的评价与学生分数挂钩;③教师认为评分会影响学生的自尊;④临床评分问题;⑤护理教育中兼职教师数目增加。

一些观点认为,测验导致学生焦虑、恐惧、受挫,影响其自尊。虽然一定程度的自尊对于学生应对护理教育中的挑战是必要的,但在测验中表现良好和维持较高水平自尊关系不大。教师应帮助学生做好应试准备,以降低其焦虑水平。有教师把测验作为一种控制手段来威胁或规范学生的行为,如安排随堂突击考试,未出席者记零分。学生事先对考试不知情,没有进行充分准备,不能发挥自己的最佳水平,这对学生不公平,且有违伦理。

2. 伦理问题　伦理准则帮助护士和患者相互理解、相互尊重,这些准则也可以用于协调师生关系。目前的生命伦理准则包括自主权、自由权、真实性、隐私权、有利、不伤害、忠实。这些准则可以用于处理测验和评价中的常见问题。如测验结果能否公开就涉及隐私权、自主权和真实性,公众质疑不公开的结果的真实性,而学生的分数和其他评估数据又涉及隐私权;随之而来的问题还有,学校能否将学生的测验结果用于研究或项目评价? 这些结果归谁所有? 教师之间能否相互传播学生的评估资料?

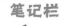

3. 法律问题　Nitko 和 Brookhart 探讨了学生评价中遇到的一些法律问题,如种族或性别歧视、违反正当程序、特殊测验的不公正性、心理测量学方面的问题(如测量的信效度)以及对残疾学生的接纳等。一些残疾人法案,如美国 1990 年实施的《美国残疾人法》和我国 1991 年实施的《中华人民共和国残疾人保障法》,都对护理教育中的考试与评价以及用人环境等产生了影响。

4. 考核方法的选择　不同考核方法考核结果的可靠性、有效性、客观性是不同的,各有其优缺点。如床边考核法在选择病例上很难做到难度相同。

第四节　课程教学评价与课堂授课质量的评价

一、教师课堂授课质量评价的意义

课堂教学是教学活动不可缺少的一个基本环节,教师课堂授课质量评价在教学过程中发挥着重要的作用,从整体上调节、控制着教学活动的进行,是教学活动向预定目标前进并最终达到该目标的重要保证。具体而言,其意义主要表现在以下几方面:

1. 诊断教学问题　诊断是教学评价的重要功能。通过教学评价,教师可以了解自己的课堂教学目标是否合理,教学内容是否正确、丰富,教学方法、手段运用是否得当,教学速度、节奏是否恰当,教学的重点、难点是否讲清,也可以了解学生学习的状况和存在的问题,发现造成学生学习困难的原因,从而调整教学策略,改进教学措施,有针对性地解决教学中存在的各种问题。实践表明,教师课堂授课质量评价的结果为教师判定教学状况提供了大量的反馈信息。

2. 引导教学方向　教学评价的结果关系教师的声誉、教学自信、奖惩,教师一般会根据评价所使用的教学标准调整自己的教学行为。如果教学评价的标准和内容能全面反映教学计划和大纲的要求,能体现学生全面发展的方向,教学评价所发挥的导向作用就是积极的、有益的;否则,教学评价所发挥的导向作用就是消极的、无益的,甚至有可能使教学偏离正确方向。

3. 激发教师教学积极性　通过课堂授课质量评价的结果,教师可以清楚地了解自己教学的好坏优劣。一般来说,肯定的评价可以进一步激发教师的教学积极性,提高教学兴趣。否定的评价往会使教师看到自己的差距,找到错误及其“症结”之所在。另外,有关研究发现,否定的评价常会引起教师的焦虑,而适度的焦虑和紧张可以成为推进教师改进教学的动因。当然,提供给教师的否定反馈信息要适度,以免引起过度紧张和焦虑,给教师的身心发展和教学造成不良后果。

二、课程与课堂教学评价的指导思想

1. 转变教学理念,创新教学目标　对护理学专业教师授课质量进行全面、科学的评价,首先要明确以什么样的教学价值观作为评定的指导思想。因此在确定教师授课质量评价的指导思想时,应逐步完成以下几个转变:①从思维方面,由教师主导的“先教后学”思维,走向师生和学的“先学后导”思维;②从课型方面,由单一化的授课走向多元化的课程体系;③从内涵方面,由传递知识为主转变为问题导学为主的学习;④从课时方面,由统一固定走向弹性化;⑤从模式方面,由传递性模式走向内涵式模式;⑥从教学组织方面,由讲台式的"我对你"走向"小组式"的团队合作学习;⑦从授课方法方面,由"被动式"的教授走向"主动式'构建;⑧从教学的范型方面,由"教师搭台教师唱"走向"学生搭台学生唱";⑨从课堂教学目标方面,从强化应试转变为提高学生素质;⑩从以教科书为本转变为以学生发展为本;⑪从强调学习结果转变为对学习过程和学习结果都重视;⑫从重视信息的单向传递变为信息的多向交流;⑬从重视陈述性知识转变为对陈述性知识和程序性知识都重视;⑭从课堂环境方面,由封闭式控制走向人文开放。

2. 奖惩性的教师评价　奖惩性的教师评价是以管理者为中心的评价。管理者通过量化的、总结性的评价对教师的教学做出评判,作为考评教师的依据。管理者充当主要甚至是唯一的评价主体,评价的目的主要是提供奖惩教师的依据,评价者与教师往往处于一种对立性的关系中。而教师失去了判断自己教学的权利,也就在很大程度上失去了对教学的自我评价和反思的机会。在教师队伍整体素质不高的情况下,奖惩性教师评价对提高教师素质、加强教学管理发挥过一定的作用,但随着教育的发展,教师队伍的整体素质已经有了很大的提高,奖惩性的教师评价制度已经越来越不能适应现代教育发展的需要。

3. 发展性教师评价　发展性的教师评价,是一种以教师为本的评价。其目的是促进教师的专业发展,进而促进学校的发展。评价者通过提出改进教学的建议,指明日后努力的方向,帮助教师并得到了专业成长,评价者受到了教师的尊敬。发展性的教师评价在目的上主要强调促进教师的专业发展,倡导教师的个性化教学,强调教师的主动性,激发教师的成就动机;在评价内容上则涵盖了专业知识、教学能力、参与意识、协作能力、教育研究能力、人文素养等要素,而这些无一不是促进教师职业成熟的重要手段。因此,在发展性评价中,教师的发展成为教师评价的主要需要,开展发展性的教师评价是现代教育评价发展的重要趋势。

三、课程与课堂授课评价的内容

(一)课程教学评价的内容

随着科技的发展和现代教学技术在课程教学中的推广应用,大学课程的教学目标、内容体系、教学模式和教学策略都在发生变化,已成为一个多要素、多结构的动态的系统工程,因此开展教师课程教学评价,要突出几个方面:①树立课程教学整体设计的观念和思想;②全面考虑学生在课程全程教学中的参与度,注重其高水平认知和探究能力的培养;③强调课程学习的整体意识,提高学生综合学习、综合分析和综合解决问题的能力。

(二)课堂教学评价的内容

1. 教师对教学目标的把握和阐释　首先是如何将课题总目标分解为每节课分目标,每节课都应用适宜的教学目标;其次是一节课有哪些知识点,各知识点的学习目标的类型和层次是否适当;最后,制订学习目标时,是否考虑到了班级学生的特点,对某些特殊学生在目标上是否有不同的要求。

2. 教师对教学内容的处理　例如,是否能按照科学的分类标准对教学内容进行恰当的分类;所选内容的深度、广度是否合适;所选择的重点、难点是否符合学生实际;是否考虑到学生智力和技能的培养与发展;对教学内容的安排是否具有系统性和启发性;是否能反映思想性和科学性;能否为学生提供学习参考资料和研究性学习指导。

3. 教师对教学策略的选择和设计　能否根据教学内容的不同,选择适合的教学方法,并考虑到不同教学方法的组合应用;所选择的教学方法是否适合启发式教学,是否能发挥学生学习主体的作用;教学媒体的选择是否合适;教学过程的结构是否合理等。

4. 教师对课堂教学的管理　教师能否调动学生的学习积极性;能否根据教学过程中的反馈及时调整教学过程、进度和方法;能否激发学生的非智力因素;学生的注意力是否集中,师生配合是否默契,能否建立生动活泼的课堂教学氛围;课堂纪律是否良好。

5. 教师的素质修养　如备课是否充分;是否有较强的课堂教学组织能力和应变能力;是否有较强的应变能力;能否注重教书育人等。

6. 课堂教学的效果　教学效果评价包括:教师的授课是否达到预定的目标要求及达到的程度;绝大多数学生是否能理解和掌握教学内容;课堂授课是否有利于培养学生的智能等。将以上内容分解为具体指标,设计成评定量表的形式,由评定者对评定量表中的各个指标按一定的程序赋以权重。每一指标评价等级通常有优、良、一般、差四个等级。需要指出的是,对不同年资的教师进行评价时应采用不同的量表,以表示对不同年资护理教师授课的不同要求。对初上岗位的教师应侧重考核其基本功,而对有一定经验的教师,则应侧重其驾驭课堂教学的能力和学术水平,强调师生互助,创新能力的培养等方面。

四、课程与课堂授课效果的评价途径与方法

(一)课程教学效果的评价方法

课程教学评价常用的方法包括:①文件查阅法,主要查阅课程教学大纲、课程整体设计和单元课教学设计以及部分教案(书面、电子版教案)、课程作业学业过程评价和终结评价等。②说课评议法,由课程负责人介绍本课程教学设计的思路、实施方案、成果以及进一步的计划。③现场检查法,如课堂教学听课、实践教学现场检查等。④学生评议法,包括发放学生问卷、学生访谈、座谈、填表打分法等。

(二)课堂授课效果的评价途径与方法

1. 评价途径　课堂教学评价有多种途径,主要是专家评定、同行评定、学生评定和自我评定等。一般护理院校多采用二种以上的途径同时进行,所得评定结果可互相补充、互相参照,使结果更为客观、科学、可靠。

(1)专家组或领导评定　是指专家组或领导集体对被评教师所做的评定。这种评定影响较大,有一定的权威性。主要由专家组或校、部、院领导通过听课,检查教师教案,召开师生座谈会等形式了解教师的教学质量,做出评定。一般由学校教务部门组织,选择热爱教学、有教学经验的专家教授组成考核组进行。正式评价前考评小组要对评价量表中条款的含义进行学习、讨论,取得统一的认识。一般听取被评教师1~2学时课。评价小组各成员应独立填写量表。

(2)同行评定 即由护理学教研室(组)或学校的其他教师对该教师进行评定。由于同一教研室教师相互之间比较了解,对本学科的课程标准、学术动态、教学意图、内容方法,以及对师生的背景情况(如教师的专业水平、责任心、工作习惯、教学态度、学生的基本学力、总体水平、学习热情等)较为熟悉,因此容易组织和做出恰如其分的判断。也有利于教师之间的相互学习、交流,提高护理师资队伍的整体水平。但同行评定往往也有所谓"文人相轻"的消极因素,应注意避免。

(3)学生评定 是护理教师教学质量、教学效果评价的主要依据之一。教学的对象是学生,教师教学质量好与坏,学生最具有发言权。通过学生对教师的教学评定,可以反映出教师在学生中的威信和受欢迎的程度、师生之间的人际关系,以及可以反映出教师的教学方法、教学艺术是否符合学生的要求。但由于学生主要是从个人的学习角度评定教学,他们缺乏对教学目标或意图、教学内容及方法上的总体了解,学生的学习方法、学习成绩,甚至师生关系都可能使他们在评定教师的课堂表现中产生一定的误差。故学生评定应与其他评定相对照,参考使用。

参评学生人数不应过少,一般要求为100人左右。主持评价工作的领导和机构应在评价前向学生说明学生评价量表的含义,并要求学生正确对待,以便学生在听课时有思想准备,有的放矢。被评教师在授课结束时,有充分的时间(一般10~15分钟)让学生当堂填写量表。亦可在课程结束后针对该课程的全部任课教师进行。

(4)自我评定 护理教师对自身教学活动进行评定,也是护理教学评定的一个主要途径。根据评价指标、内容、要求,教师对自己工作进行自我认识、自我促进、自我估量、自我学习。把教师被评地位转变成积极主动的参与地位,有利于达到改进教学的目的;被评护理教师按照评价的标准写出教学质量书面总结报告,根据自己的实际情况,严肃认真、实事求是地在自我评定量表上进行自我评价。一方面表现教师本人的自我认识、自我信念,另一方面表现他人对护理教师本人的尊重和依靠。

由于上述四方面人员对授课质量的评价各有其侧重面,所以在对一位教师的授课质量评价时往往结合进行。从目前国内报道来看,一般同时采用2~3种途径的评价结果相结合的做法,做出综合评价;其权重根据各方面人员在评价中所处的地位不同而异。如采用四种途径进行评价,其权重建议为:领导评0.25、同行评0.20、学生评0.45、自评0.10;若采用三种途径进行综合评价则建议权重为:自评0.20、同行或专家组评0.40、学生评0.40。有院校经研究后建议,同行或专家领导评0.40,学生评0.60,自评为独立的分数体系。

2.评价方法 目前国内几乎所有的院校教师授课质量评价都采用评定等级量表(或称评价表)的方法来进行。由考评人员(至少3人)听课,根据教师的授课情况在评定量表相应的指标上打分,然后将考评表汇总,统计,分析并得出评价结论。对评价指标体系的量化,一般有两种方法,一是一次量化,即对指标直接赋值;二是二次量化,又称模糊评判法,即对指标先做定性描述(如很好、较好、一般、较差、差,或 A、B、C、D、E 等),再对不同级别的定性描述赋予量值。二次量化由于简便易行,又便于统计处理,已被广泛采用(表9-1)。

表9-1　教师课堂教学质量评价

一级指标	二级指标	权重	好 0.9	较好 0.8	一般 0.7	较差 0.6	差 0.5
教学内容 0.25	科学性与思想性	0.20					
	逻辑性与系统性	0.15					
	联系学生实际	0.15					
	突出重点与难点	0.25					
	取材完备	0.25					
教学效果 0.30	思维的启迪与培养	0.20					
	自学能力的培养	0.15					
	实际操作能力的培养	0.20					
	学习方法的掌握	0.20					
	内容的了解与掌握情况	0.25					
教学方法 0.20	因材施教	0.25					
	启发思维,鼓励独立思考	0.25					
	讲授深入浅出	0.25					
	讲授与自学相结合	0.15					
	运用多媒体	0.10					
组织教学 0.10	集中学生注意力	0.30					
	激发学生的兴趣	0.40					
	师生互动	0.30					
教学基本功 0.15	言语表达	0.30					
	提问技巧	0.40					
	教态仪表	0.30					

　　行为量表的编制比较复杂,其设计程序包括:①组建观察小组,由各个学科的教师或者专家、评价研究人员组成;②对观察小组的成员进行培训,应如何记录、如何分析

观察到的行为;③进行课堂观察,要求观察者描述课堂教学中的有效或者无效的行为;④选出具有代表性、最典型的系列行为;⑤确定等级与标准。

表9-2是教师课堂教学行为评定量表的举例。

表9-2　某教师课堂教学质量行为评定

评价指标	评价等级			
	好	尚好	一般	较差
业务水平0.30	教学内容丰富,有科学性、先进性,能熟练掌握本课程的理论与实践知识,能很好地达到教学大纲的要求	教学内容较丰富,基本掌握了理论与实际知识能达到教学大纲的要求	教学内容不够丰富,有过多的重复,基本上能达到教学大纲的要求	尚未全面掌握本课程的理论和实际知识,讲授中达不到教学大纲要求
教学态度0.15	对备课、辅导、批改作业、考试评分、课堂纪律都认真负责,各种教学文件齐备,既教书又育人,未发生任何教学事故	对以上各项做得较认真,偶尔发生过一般教学事故	对以上各项做得不够认真负责,多次出现重大教学事故	
教学方法0.25	讲课条理清楚,重点难点突出,能由浅入深表达能力好,富有启发性,PPT制作优良	讲课平铺直叙,条理较清,重点尚突出,表达力尚好,PPT制作较好	重点、难点没有讲授清楚,PPT制作较乱	照本宣科
教学效果0.30	通过教学,学生的收获很大	尚有收获	收获不大	学生反映不如自己阅读的效果

案例与分析

课程评价与考核

某老师承担《外科护理学》的课程教学,该课程以往的考核方式为:期末理论考试(80%)+期末操作考试(20%),这导致部分学生平时学习积极性不高、考前抱佛脚的现象严重,且学生在平时的案例讨论课和医院见习中态度不认真。该老师想通过改进课程评价方式,来改善学生的学习态度,尤其是通过形成性评价的运用,不断为学生提供反馈和改进的机会,以达到"在评中学""在学中评"的目的。请问该老师应如何改进本课程的考核和评价方式?

分析:

本课程的考核和评价方式的改进涉及三个阶段的工作:一是前期准备;二是具体实施;三是评价总结。

前期准备具体包括:分析现有评价方式存在的问题及明确改进的目的和方向。该课程目前的评价方式只强调总结性评价,忽视了形成性评价的运用。因此在改进评价方式时要突出形成性评价的运用,不断为学生提供反馈和改进的机会,以达到"在评中学"和"在学中评"的目的。

具体实施涉及以下工作:评价方案和框架;明确评价目的和目标,需要明确列出本课程的所有教学目标;确定评价方式和方法,可结合本课程的教学活动安排(包括病例讨论课、见习课等),加入不同形式的评价方法,制订初步的评价设计和选取现成的评价工具,并制订相应的评价标准。评价结果的呈现与反馈可采用"通过/不通过"或具体的"分数/等级"显示,同时要向学生进行结果的反馈,反馈要注意及时与全面性、反馈的具体方式。

评价总结:包括对评价方案的设计、评价的执行情况以及评价结果等方面的综合衡量,对评价的再评价,即"元评价",指的是按照一定的理论框架和标准对教育评价本身所进行的评价与研究。

第五节　教师临床教学质量的评价

一、护理临床教学质量评价的指导思想

临床教学是护理教学中非常重要的一部分,因此,临床教师教学质量的评价至关重要。护理教育管理者规范、系统地对临床教学质量进行监督、管理与考评,是最终确保临床教学质量的关键环节。通过教学评价达到以下几个方面的目的:一是对教师临床教学起到积极的导向作用,通过评价教师的临床教学方法是否合理,及时找出问题并进行反馈,继而促使教师对教学计划进行适当的调整;二是增强临床教师的竞争意识,有效提高教学效果,提升教学质量;三是对学生而言,通过教学评价对实习生在临床上遇到的问题和造成问题的原因进行分析,及时反馈,促进实习生的自我完善。

二、临床护理教学质量评价的内容

1.临床护理教师职业价值观评价　临床护理教师的职业价值观是保证教学质量的前提。有研究报道,临床护理教师自身因素对实习生产生影响,其中影响程度较大的是工作态度、专业思想、职业道德、关心学生和教学能力。因此,对临床护理教师的职业价值观进行评价,应包括在学生完成临床实习的过程中,带教教师能否以身作则,

通过自身牢固的专业思想、良好的职业道德修养、严谨负责的工作态度、良好的仪容仪表,对实习生实施有的放矢的教育和潜移默化的影响,通过榜样的力量对实习生进行正面引导。同时,还要评价临床护理教师是否能够尊重学生的人格,善于采取激励的方法鼓励和表扬学生,关心学生的成长,做到既教书,又育人。

2. 临床护理教师专业能力评价　学生在临床实习过程中,希望临床教师有丰富的专业知识和熟练的操作技术。有研究显示,教师和实习生都认为护理能力是临床教师最重要的行为特征。排在前几位的分别是熟练的临床操作技能、正确的病情观察和判断能力以及护理学基础知识。研究亦指出:专业能力是师生所认同的临床护理教师最重要的有效特征。因此,临床护理教师专业能力评价应包括:①具有全面扎实的专业知识和规范的操作技能,能够指导学生进行各项护理操作;②使学生在课堂学到的理论知识能够在临床实践中得到强化与升华,实现知识向能力的转化;③较强的人际关系协调能力。④良好的思维和决策能力。

3. 临床护理教师教学能力的评价　临床护理教师的教学能力和教学完成能力是决定教学质量的关键。在临床护理教学中,教师的教学能力是影响教学质量的一个关键因素。国外学者也提出:"教学能力是临床护理教师最重要的行为特征。鉴于此,应重点评价临床护理教师是否能够根据教学大纲的要求,为临床教学制订周密详细的计划及准备工作,是否能够组织管理和调控教学活动。为学生提供各种学习的机会和条件,通过运用各种教学辅助工具和灵活多样的教学方法,组织进行临床讲课、护理教学查房及操作示范。将知识、技能、态度情感目标转化为学生实习的成果。同时,临床教师应通过各种公平公正的考核方式,定时抽查学生的理论知识和护理操作技能的掌握情况,以了解学生的实习效果,并及时给予修正和指导。在教学过程中,临床教师应避免灌输性教学,是否能够采用启发和诱导的方法,鼓励学生在临床实习过程中勇于发现问题,积极提问。培养学生独立思考问题和解决问题的能力,从而调动学生的实习主动性和积极性。

4. 临床护理教师科研创新能力评价　科研创新能力也是评价临床护理教师教学质量时不容忽视的要素,临床护理教师应勇于创新。在实践中是否能够通过应用和检验护理研究成果,不断改革护理服务方式;通过科研为护理教学方式改革提供依据,开拓及采用新的教学方法,引进或完善临床评价标准,提高教学和临床工作的质量。

5. 带教工作完成情况评价　目前临床教学工作存在着重临床轻教学的情况,部分临床科室的护理教师不能脱离临床工作,主要精力还是放在临床工作中,从而淡化了教学工作,导致未能按照目标完成教学计划。因此,带教完成情况是影响临床教学质量的一个重要指标,也是临床护理教学评价的主要内容。带教完成情况包括完成本科室教学计划、完成实习生出科考试、操作示教及带领实习生完成各项护理技能操作。这些都是评价临床教学质量的重要内容。

三、临床护理教学质量评价的途径和方法

(一)考试考核评价法

考试考核评价法是临床护理教学最常用的评价方法之一。主要内容包括学生应急能力考核评价、临床综合能力考核评价、入院接诊考核及理论与操作考试。

1.应急能力考核评价　主要考查学生遇到临床突变事件的反应处理能力。方法：由科内总带教老师或全院总带教老师在病区对学生进行考核，内容有真实事件和模拟事件，一般以后者为主。考核具体内容如急需吸氧、床边监护患者，请学生以尽快并尽可能规范的操作完成，老师根据其完成的速度和质量进行评分，或请另一位同学模拟患者病情突变急需抢救，如支气管扩张大咯血患者，根据病情发展的不同如休克或窒息等，请同学做出正确估计和模拟抢救，老师根据其抢救的程序评分。另外在实习中、实习末的理论考试中分别考核学生的应急处理能力。

2.临床综合能力考核评价　主要考核学生询问病史病情，进行护理体检和健康教育，做出正确的护理诊断和处理，酌情进行一定的基础护理或专科护理操作，并可进行一定的相关理论提问。考核中还可训练或看出学生的交往能力、口头表述能力等，弥补了笔试的不足。其方法：由老师或学生自己选择一个病例，一般不宜选择疑难复杂病例，如选择肝硬化腹水禁食患者，要求学生在护理体检时会腹部叩诊、认识蜘蛛痣等，实际护理操作时还要考虑做口腔护理（如未考虑到则按要求扣分，并要求学生实际操作，考核其操作能力）。当场看学生根据患者的实际情况做健康教育，不足之处予补充或更正，同时进行相关理论提问如相关检验的意义、药物知识等。临床综合能力考核的考核时间选择不受病种、地点等限制，并可根据学生的考核情况当场反馈。

3.入院接诊考核　主要考查学生的独立工作能力及与患者的沟通能力，也包括一定的应急能力。内容包括铺备用床，测量生命体征，入院宣教，填写病历上空栏及记录生命体征，接诊程序，或对新入院患者一些特殊要求的回答处理等。考核时机一般选择在实习的中后期。

4.理论与操作考试　为使出科理论考试更规范，护理部根据教学目标制订了出题标准，建立了试题库，各科出科理论考试由总带教老师统一管理组织，要求在内、外科等大科出科时必须包括病历分析，强调在考核学生综合能力时融入专科或基础护理的操作考核，从而锻炼学生的独立工作能力。同时规定全院各科的出科必考和抽考操作项目，加强常见操作的集中示范，对大内、大外科中每科出科的必考项目集中考核，要求人人过关。另外加强平时的理论提问、操作抽考，将成绩作为平时成绩记入出科总成绩。素质评分主要考核学生在实习中的学习态度、服务态度等。由带教老师和患者共同评分得出。制订由患者和老师分别评价的内容，其中病员反馈占40分，带教老师评价占60分。带教老师评价包括实习纪律，学习态度，尊敬老师礼貌对人，合作精神，仪表仪容，职业素质等。病员反馈包括护生服务态度，技术操作水平，仪表仪容，熟知护生程度（即与护生交流情况），总体满意率。

（二）设计评价表双向评价法

自行设计评价表进行评价。其评价内容主要包括：

1.评价科室教学管理的内容　包括实习护生入科时有否介绍科室实习目标、环境、专科特点；有否完成每月1次护理查房和每月2次专科小讲课；有否完成指定基础护理和专科护理技术操作培训考核及出科时专科理论考试。

2.评价科室带教老师　内容包括带教过程有否做到放手不放眼；有否做到言传身教；有否关心患者；有否认真回答实习护生问题和主动向实习护生提问；有否指导和审阅实习护生书写的护理记录；有否指导实习护生为患者实施健康教育；护理操作是否规范；有否指导交班。

3.评价实习带教满意度　内容包括全院性护理专题讲课内容是否合适及效果如何？科室小讲课内容是否合适及效果如何？科室护理查房效果如何？科室带教老师带教工作是否协调、合作？实习效果如何？分为满意、比较满意、一般、不满意。采用无记名方式,由实习护生在实习即将结束前集中由护理部直接发放,填写后及时收回。

4.带教老师对实习护生评价　内容包括思想纪律,护理技能(健康教育、护理记录书写、口头交班及本班职责完成情况),理论考核,指定基础护理和专科护理技术操作考核四方面综合能力评价。

5.抽查考核内容　护理部教学质控小组,每季度对各科实习护生进行抽查考核。抽查内容:实地为患者实施健康教育;基础护理技术和专科护理技术操作;组织科室带教组长和实习生组长会议每月1次,及时反馈教和学的意见。

6.评价　实习即将结束前,由全体实习护生评出优秀带教老师和优秀带教科室;由各科带教老师评出优秀实习护生。

(三)评教评学法

评教评学法有利于临床护理教学过程中关键环节的管理。可按照下列3个关键环节进行评价落实。①针对教学计划的管理,通过评教了解科室教学计划的完成情况,有利于督促科室教学计划的完成。②针对带教老师的管理,通过评教了解带教老师为人师表的教学能力,对评价好的带教老师给予表彰,对评价差的带教老师则取消带教资格,有利于选拔出具有良好职业道德、有责任感、有带教能力的带教老师。③针对教学质量的管理,通过评教评学了解各科教学计划实施情况、培养目标的实现程度、学生的综合能力等。评教评学使管理者及时针对评价中的问题,及时反馈到有关科室和个人,及时纠正不足,使临床护理教学质量得到不同程度的提高。

四、临床护理教学评价的注意事项

1.将教学评价作为提升临床教学质量不可忽视的重要环节　在临床护理教学中,运用科学、合理的教学评价,可起到反馈、调节、导向和激励作用,根据评价结果,对原来的教学计划、教学活动进行加强或及时的、适当的调整,优化教学内容和方法,改善教学环境,有针对性地解决教学中存在的各种问题,在评价与改进的循环中使临床教学质量不断改善,持续提高。然而临床上往往只重视教学活动环节中的计划与实施部分,忽视了教学评价环节,从而影响了教学质量的提升。

2.教学评价要全面、客观的针对教学过程的各个环节　为保证教学评价的客观性,真实地反应教学状况和教学质量,要采用科学、客观、准确的评价方法和评价工具对教学过程、教学效果进行评价。避免过松、过严错误、集中趋势错误、逻辑错误等问题出现,保证评价的可信度与效度。同时,教学评价旨在了解分析教学过程的整体状况,因此针对教学工作中的每个阶段和每个环节都应进行全面评价,使教学过程的各个环节均得到有效调控,从而保证教学整体质量和效果。

3.重视教学评价的反馈作用　为避免带教老师和科室对教学评价的漠不关心,使临床教学评价能够真正达到激励优秀、改善教学的目的,评价结果必须要与科室及个人利益挂钩,将评价结果纳入教学质控,并在护士长会和带教组长会上进行反馈,对优秀带教老师给予表彰与奖励,优先给予晋职、优先外派参观学习等。对评价差的带教老师进行谈话、给予警告,必要时取消带教资格。通过以上措施,促使护士长和带教老师对临床教学评价的重视,增强带教老师的主观能动性。

第六节　护理教学管理与教学管理评价

教学管理作为一项具有组织性、协调性和引领性的工作,其得当与否直接影响教学内容的选择、教学方法的发展和教学方向的改革。最终反映在学生的培养质量和学校的工作质量上。鉴于此,抓好教学管理工作,是稳步提高教学质量的必要的途径和手段,并达到以下几个方面的目的:①通过有效的管理实现教育的目的。②通过有效地管理,更加合理的调配和使用教学资源,保证教学活动的顺利进行。③通过教学管理,提供对教学全过程的监督和评价,为教学活动的进一步发展提供可能。也为确保教学工作的正常运转提供保障,提高教学质量和办学效益,实现高素质人才培养目标。

一、护理教学管理的内容和方法

护理教学管理的内容主要包括三个方面:即教务工作管理、教师管理和学生管理。

(一)教务工作管理的内容和方法

1. 教务工作管理的内容　我国教育部高等教育司颁布的《高等学校教学管理要点》中,对于高校教学管理的基本内容做出了如下描述:"高等学校的教学管理一般包括教学计划管理、教学运行管理、教学质量管理与评价,以及学科、专业、课程、教材、实验室、实践教学基地、学风、教学队伍、教学管理制度等教学基本建设的管理。"所以,教务管理主要着眼于具体的教学事务,包括对计划、组织(执行)、检查、总结等基本环节的把握。故教学管理的基本内容及学校内的教学事务都应纳入到教务管理的范畴。具体的学校教务管理的内容包括目标管理、计划管理、教学过程的管理、师资的管理、教育对象的管理、教材和教学手段管理等。

(1)目标管理　目标是管理工作的出发点和归宿,目标明确与教务管理工作的有效性密切相关,明确而适当的目标是提高管理效能的方向和前提。对于学校教育,重要的是确定学校的奋斗目标,这是学校管理的根本任务之一。

(2)计划管理　计划管理是高等学校教务管理的核心内容之一。高校教务管理中计划管理的核心内容是教学计划管理。教学计划管理包括编制教学计划、执行教学计划和修订教学计划等。制订教学计划的一般程序是:广泛调查社会对人才的要求,论证专业培养目标和业务范围;由系(院)主持制订教学计划方案,经系(院)教学工作委员会讨论审议,校教学工作委员会审定,主管校长审核签字后下发执行。教学计划要保持相对稳定,并根据需要,隔若干年进行一次全面修订。教学计划制订以后,必须认真执行,争取最佳效果。

(3)教学过程管理　教学过程管理是将教学计划付诸实施中的组织、指挥、协调等管理活动,以保证稳定、正常的教学秩序和教学效果。教务管理中的教学过程管理包括教学制度管理、教学运行管理、教学常规管理和教学质量管理。其中教学运行管理是按教学计划实施对教学活动最核心、最重要的管理,它包括以教师为主导、以学生为主体、师生相互配合的教学过程的组织管理和以校、系(院)教学管理部门为主体进行的教学行政管理。其基本点是全校协同,上下协调,严格执行教学规范和各项制度,保持教学工作稳定运行,保证教学质量。

教学运行管理的内容包括编制校历,制订开课计划,分配教学任务,编制教学大纲,编排课表,落实教学环节,实施教学,进行教学质量检查,协调与其他管理部门的关系等。同时也要进行教学资料和档案管理。教学档案内容一般包括:教学文件、教务档案、教师业务档案、学生学习档案等。学校应建立必要的机构和档案管理制度,明确各级各类人员职责,确定各类教学档案内容、保存范围和时限。教务处及系(院)级教学单位,应指定专人负责档案工作,及时收集,编目登记,每年进行档案的分类归档。

(4)教师队伍管理　加强高校师资的建设是办好高等学校的关键之一,加强对师资队伍的科学管理,是高等学校人事管理工作中非常重要的任务。师资管理工作的基本任务就是按照教学与科研的需要、师资成长的规律及人才管理科学的基本原则和方法,对师资实施科学的管理,建设一支数量充足、结构合理的高质量高水平的师资队伍,适应高等学校教育工作的需要。

(5)教材和教学手段的管理　教材管理的主要任务是加强教材建设,包括教材编写及统编教材的选用及国内外的参考教材的推荐。另外教材管理还要做好订购和供应工作,及时将教材发到学生手里,保证不影响各门课程教学的进行。

(6)学生的管理　学生是学校教育的对象。学生的管理包括招生、培养和分配的全过程管理。学生在校期间的管理主要是学籍管理,包括入学和注册;课程的必修、选修和免修;学习成绩考核;休学、复学、转学、退学;奖励和处分;学位评定等。另外也要做好学生的就业指导工作。

2.教务工作管理的方法　要保证上述教学任务的完成,还必须有具体的管理手段和方法,这些手段和方法就是我们通常所说的管理职能,即对教与学双方,对与教学有关的资源进行科学的计划,有效的组织、激励、协调、控制和创新。常用的有以下几种管理方法:

(1)行政管理的方法　行政管理的方法是指通过行政组织层次,运用指示、规定、指令性计划、规章制度等行政手段,按照行政方式来管理教务工作,对院校的教学进行系统的控制。行政方法的优点:①能明显提高管理效率;②实效性强,能针对具体问题及时发出指示,提出要求,较好地处理特殊问题和管理活动中出现的新情况;③行政方法在学校管理工作中有利于培养师生良好的纪律性。不足之处:①强调统一要求,往往忽视教育的特点和学校的实际情况,也很难适应教育对象个性充分发展的需要。②多种方法的有机结合,做到彼此间扬长避短。教务管理才能收到良好的效果。

(2)实现教务管理科学化(计算机系统管理)　为顺应高等教育事业发展的需要,目前许多高校将数据库管理系统引入教务管理,建立了教务管理信息系统,这种数据库管理系统的使用加速了教学教务管理的信息化进程。教务管理过程由常规的管理模式逐渐进入电子化协同办公状态,其日常行政事务,如会议管理、日程、通知、查询、统计等功能都可以在网络环境下实现。工作手段从手工向自动化、无纸化转变,收发文件也从传统的手工方式向工作流程自动化方式进行,形成了一个各部门之间信息沟通和共享的渠道,大大提高了工作效率。

教务管理信息系统由学籍管理、教学管理、成绩管理、学位管理、毕业管理、教学督导、教学评价等多个不同的模块组成,全面覆盖了教务管理各个领域;强大的教务管理功能,使系统成为学校教务管理完美运作的强有力保障。

(二)教师管理的内容和方法

1.教师管理的内容　　主要包括四个方面,即教师的任用和聘任、评价、培训及激励。

(1)教师的任用和聘任　　一般而言,教师须有从业资格。教师职业作为一门专门职业,对从业者的资格有多个方面的要求,包括思想品德、学术水平、学历学位、工作能力等。至于教师的聘任,需要根据本单位师资队伍的现状制定发展规划,按照合理的选聘程序进行聘任。

(2)教师的评价　　本着客观公正、全面考核、注重实效等原则,对教师的师德状况、能力状况、工作行为态度、教学任务完成情况等,采用平时考核与定期考核相结合,个人总结、群众评议与领导鉴定相结合的方法进行评价。

(3)教师的培训　　教师的培训主要包括职前教育和职后培训。职前教育主要介绍学校规章制度、教学计划,培训从事教育教学活动的所有知识技能、技巧,以及职前心理辅导等内容。入职后的培训包括高等教育相关政策、教育规律及学院发展愿景、教学与学生管理基本制度及基本行为规范、教师专业化成长与职业生涯规划等。认为受过师范专业教育的人一定能完全胜任教育教学活动工作的看法是不全面的,职前培训对于帮助新教师快速融入集体,掌握工作节奏和方法具有非常重要的作用。各国对教师培训的形式、内容、途径进行了广泛的探索,目前普遍实行的是在实践中创立知识本位培训和能力本位培训两大类教师培训模式。

(4)教师的激励　　高校教师是专业型的学术人员,合理运用激励手段,创造竞争激励环境、创造情感激励环境、创造榜样激励环境、创造知识激励环境等,以满足教师需求,可以极大地调动教师工作的积极性和创造力,并以此为指向,形成良性循环。也正因为如此,管理学家致力于研究激励理论,如马斯洛的"需要层次理论",赫茨伯格的"双因素理论"、道格拉斯·麦格雷戈的"X-Y理论"等,都对我们的管理起到了很大的指导作用。

2.教师管理的方法

(1)思想上充分尊重,严格要求　　在管理过程中要对教师表示充分的理解和信任,鼓舞他们发挥自主创新性。同时要注意,政治思想水平不能代替师德水平,师德水平能较集中地反映教师的政治思想、教育思想和职业道德修养,对个别教师出现的言行不符合教师风范贪图物质享受、工作上得过且过等现象,必须要予以耐心的纠正和教育,有了进步要及时肯定和鼓励。

(2)工作上大胆依靠,积极支持　　首先通过翻看档案资料,在教学实践中观察等方式,充分了解教师工作态度、专业基础、业务能力等各个方面的情况。在服从国家规定的教学计划的需要和服从学校实际工作需要的前提下,根据教师评估的结果,恰当分配工作,尽量做到专业对口,人尽其才,充分发挥教师的专长,根据护理教学实践性强的特点,许多大学实行"双师型"人才的培养,提高护理教师的整体水平。

(3)生活上热情关心,满足合理需求　　教师作为普通的个体,也会有各种各样的需求,教师群体内部不同年龄阶段进行考察,领导要经常了解教师的需要,分析研究这些需要产生的原因,在合理范围内尽量满足教职工合理的要求,改善教师的生活、工作

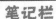

条件,减少教师的后顾之忧,以便更加轻松地投入教书育人的工作中去。

(三)学生管理的内容和方法

1. 学生管理的内容　学生管理涵盖的内容很广,按照具体的管理事务可以分为学生学业管理、学生生活管理和学生心理健康管理。

(1)学生学业管理　学业管理的根本目的是端正学生的学习态度,养成良好的学习习惯,培养自我学习的能力,促进学生的协调发展。主要包括两个方面的内容:学生入学、学籍、档案管理等教务行政工作以及学生学习的方式方法、学习思想和态度、就业指导和规划等方面的管理工作。

(2)学生生活管理　学生生活管理的目的是要使学生养成良好的生活行为习惯和习得必要的生活技能。许多学生应该是第一次离家在外,缺乏独立生活的基本技能,而这些技能的获得要通过多种实际锻炼才能形成。学校可以开展生活常识讲座及丰富多彩的课外活动,如烹饪比赛、寝室文明评比大赛,让学生在活动过程中增长必要的生活知识,锻炼独立生活的能力,提高生活技能。

(3)学生心理健康管理　据美国哈佛大学调查显示,哈佛大学的学生在过去1年里至少有40%以上的学生出现过不能继续学业的抑郁状态,我国大学生群体也呈现以焦虑、强迫等症状为主的情况。这些都表明在关注学生学业和生活问题之外,健康状况也不容忽视。

学生的学业管理、生活管理以及心理管理三方面是学生管理工作的主要内容,只有把学生管理这三方面工作做好了,使之互相配合、互相协调,才能利于学生的成长。

2. 学生管理的方法

(1)思想品德教育的途径与方法　思想道德教育的途径,可以根据国家教育部2005年颁布的《高等学校学生行为准则》中涵盖的对学生道德方面的要求,各学校要结合现有资源和自身特点,制订学生思想道德教育的目标和切实可行的措施,保障德育工作的有效开展。如定期举办人文素质大讲堂活动,邀请名师前来讲座,可播放经过筛选的电影或纪录片,针对社会热点问题举办辩论赛,也可对"最美妈妈"等典型模范的事迹进行学习讨论,方法不拘,只要能够达到德育工作的目的均可采用。

(2)制度管理方法　学生管理制度涉及学生学习、生活的方方面面,按层次的不同可分为:①国家制定的管理制度,如《普通高等学校学生管理规定》《高等学校学生行为准则》;②学校制订的管理制度如校规、宿舍管理制度、学习制度、值日制度等;③学生自己制订的制度,如学生会部门职责、班级公约等。

1)学生管理制度的作用:规章制度对学生良好的学习、生活、行为习惯的养成都有着重要的作用。具体体现在以下几个方面:①保证正常的学生管理秩序。②有利于学生养成良好的学习与生活习惯。③对被管理者施加影响,学生在纪律的要求下,久而久之,就会内化为自身的行为习惯。④有利于形成良好的校风学风。

2)落实学生管理制度需要注意的问题:①进行必要的宣传,让学生了解制度的内容,也可以组织学生集体学习,还可以举办知识竞赛等活动,增进学生的认识。②灵活运用,在执行制度时,必须做到有法必依,不以教师的个人主观意志为转移,才能体现出规章制度的严肃性与约束力。同时,对学生所犯的错误,本着"教育从严、处理从宽"的原则来处理,具体问题,具体分析,具体对待,具体处理。③自觉行动与检查监督相结合,成功的制度执行应使规章制度内化为学生的行为习惯,成为学生的一种自觉行为;当学生的自觉性尚不稳定的情况下,还必须进行必要的检查督促。对于学历层次高的学生,检查督促的次数可以适当减少。

(3)自主管理 自主式管理是学生在老师的指导下,根据学院的有关规章制度,自己设计、组织、协调和开展各种日常的校园活动,以达到自我约束、自我管理、自我提高、自我培养的目的。这种管理方法更易于发挥学生的主观能动性,提高他们的创造性思维能力,缩小师生之间的距离,消除抵触情绪,更富有民主性和开放性的特点。

自主管理的主要实现途径:①班级的学生管理;②学生会的学生自我管理。

(4)提高管理人员素质,构建新型师生关系 师生关系是一个由多层面关系构成的关系体系,传统的师生关系过于强调尊师重道,学生是被灌输的对象,没有自主权。因此,一种新的师生关系亟须建立,比如有些高校实行的"本科生导师制",老师真正实施了传道、授业、解惑的职能,使得学生在老师的引导下积极地参与教学活动,能够感受到独特性存在的价值、感受到心灵成长的愉悦。具体而言可从以下几个方面加以尝试:①转变教师角色;②理解和尊重学生;③提高自我修养。

二、护理教学管理的评价

1.建立护理教学管理质量评价系统 高校应建立立体化的教学管理评价系统,实行学校、学院(系)、教研室三级教学管理质量监控;学校层面有教学指导委员会、分管教学副校长负责;职能部门由教务处、教育研究与督导评估中心负责、学院(系)和教研室也成立相应的教学指导委员会和督导委员会(组),各层组织需履行相应的职责。教学质量监控的常设机构分设在教务处和教育研究与督导评估中心,形成组织指挥和信息反馈畅通的教学管理质量评价的监控网。

护理教学管理质量评价是在校教学指导委员会、分管教学副校长、教务处、教育研究与督导评估中心的指导下,成立护理学院(系)教学指导委员会和教学质量评价督导委员会、与教研室的督导小组共同实施教学全过程监控。教学指导委员会负责落实学校各项教学管理规章制度;审议学科专业和人才建设方案、教学整体规划和中长期发展计划、学科专业设置和建设规划、培养方案、教学大纲、教材建设规划;研究重大教学改革;审定各类教学奖励等。教学督导组负责对护理教学质量、教学秩序进行全程监控,并及时反馈结果,在教学质量管理、教学理论与实践等方面给予监督和指导,有效的监控课程计划的实施和评价学生的学习状况。同时要建立一套较为完整的评价机制,教学质量评价过程需要有领导、老师、学生、管理人员四个层面参与,同时也需要聘请校外教育管理部门、校外用人单位的同行、学生家长对教学管理的质量进行评价。

2.利用护理教学管理质量评价表进行实证评价 利用护理教学管理质量评价表进行实证评价,将更加有利于发现问题,直面问题,解决问题及统一标准下的客观公正,是操作简便实用的一种评价方法,具体内容见表9-3。

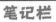

笔记栏

表9-3　护理教学管理质量评价

检查科室　　　　　　　　检查日期　　　　　　　检查人员签名：

项目	分值	评价方法	评价标准	扣分标准	得分
入科教育岗前培训(用于护理课堂教学和护理临床教学)	10分	查看入科教育记录,抽查入科教育内容	1. 有入科教育书面资料 2. 内容要求:教学计划,科室规章制度,学科特点介绍、学科注意事项、学科风险防护、落实核心制度、医德医风教育等 3. 入科教育时间要求:入科当天进行,不超过3天	1. 无入科教育活动记录–2,记录不全–1 2. 教育内容不符合要求–2 3. 了解学生无入科教育–2 4. 教育不及时、不认真–1	
实习生考勤(也包括学校的学生课堂考勤)	10分	1. 查看课堂(临床)学生考勤记录 2. 查看实习生排班表	1. 要求:提前15分钟到教室(或上班) 2. 遵守考勤制度 3. 老师管理严格,考勤记录齐全	1. 无考勤记录–2,考勤记录不全一处–1 2. 不遵守考勤制度,一人次–1 3. 实习生排班表不符合要求、考勤不及时、不认真各–1分	
教学会议	10分	1. 查看教学会议记录 2. 教学计划、教学总结、教学进度表	1. 定期召开教学会议 2. 及时传达教学会议精神 3. 教学工作有布置、有检查、有年度总结	1. 无教学会议记录–2;记录不齐全一处–1分 2. 无及时传达教学会议精神–1分 3. 无教学布置、检查、总结各–1分 4. 教学进度表记录不齐全,与带教计划不相符–2	

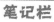

笔记栏

续表9-3

项目	分值	评价方法	评价标准	扣分标准	得分
临床操作技能考核	10分	1.查看临床操作技能考核登记本 2.实地查看学生临床操作技能	1.对学生进行规范基础操作培训(要求结合案例),记录齐全,符合要求 2.对学生进行规范专科操作培训(要求结合案例),记录齐全,符合要求 3.定期对学生进行临床技能考核(要求结合案例),记录齐全,符合要求	1.未对学生进行基础操作培训-2 2.未对学生进行专科技能培训-2 3.未按期对学生进行临床技能考核-2 4.培训、考核记录不齐全各-1 5.临床技能操作考核项目记录不齐全一处-1	
集体备课	10分	查看具体备课记录	1.执行集体备课制度 2.集体备课形式与内容符合要求 3.集体备课记录齐全	1.未执行集体备课制度一次-2 2.集体备课形式与内容不符合要求-2 3.集体备课记录不齐全一处-1	
理论授课	10分	1.查讲课课件 2.查讲课记录本 3.查教学会议记录 4.查看评教评学资料	1.按照要求进行讲课,有教学五大件 2.教师教案课件按时完成 3.课件内容满足教学需求 4.组织评教评学活动,及时向教师反馈评估信息 5.理论教学内容、方法、手段等方面不断改进	1.未执行讲课、讲座活动1次-1 2.教师课件未按时完成1次-1 3.课件内容不能满足教学需要1篇-1 4.讲课记录不齐全和不符合要求1处-1 5.未组织评教评学活动1次-1 6.无反馈评估信息记录1次-1	

笔记栏

续表9-3

项目	分值	评价方法	评价标准	扣分标准	得分
教学查房	10分	查看教学查房资料	1. 执行教学查房制度:每周二进行教学查房1次 2. 按照计划完成教学查房,记录齐全,符合要求 3. 教学查房内容能够满足教学需求	1. 未执行教学查房1次-2 2. 教学查房未按照计划完成1次-2 3. 教学查房内容不能满足教学需要-1 4. 教学查房内容记录不齐全或不符合要求-1 5. 教学查房记录项目不齐全一处-1	
教学病例讨论	10分	查看教学病例讨论资料	1. 执行教学病例讨论制度 2. 按照计划完成教学病例讨论,记录齐全,符合要求 3. 教学病例讨论内容能够满足教学需要	1. 未执行教学病例讨论1次-1分 2. 教学病例讨论未按照计划完成1次-2 3. 教学病例讨论活动缺少学生发言记录1次-1 4. 记录内容不齐全或者不符合要求-1 5. 教学病例讨论记录项目记录不齐全一处-1	
实习生出科考核	10分	1. 查看实习生出科考核记录本 2. 查看卡盒记录资料(理论、操作、护理病例书写)	1. 按时完成出科前的各项考核 2. 考核记录资料齐全,监考规范严格,评分认真、规范,能根据学生考试情况,进行分析,做好考试总结记录 3. 认真客观地对学生进行综合考评,记录齐全,符合要求	1. 未按时完成出科前的考核1人1项-1分 2. 考核记录资料不齐1人1项-1分 3. 出科考核记录本项目记录不齐全一处-1分	

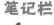

续表9-3

项目	分值	评价方法	评价标准	扣分标准	得分
带教师资管理	10分	1. 查带教老师资格 2. 查带教老师培训资料 3. 提问带教老师1~2人是否熟悉学生在本科实习大纲要求 4. 提问带教老师1~2人自己带教计划的安排 5. 查教学进度表	1. 要求具有大专以上学历(含大专)、中级职称或者工5年以上的人员担任带教老师 2. 有计划对带教老师进行培训,培训资料记录齐全,符合要求 3. 带教老师根据实习大纲要求制订教学计划 4. 按照教学进度表安排落实带教工作	1. 一人不符合师资要求-1 2. 无带教老师培训记录-2 3. 带教老师不熟悉实习大纲要求1人-1 4. 带教老师不熟悉自己带教计划内容1人-1 5. 缺少教学进度表 6. 有教学进度表,但带教老师安排不符合要求1人不符合要求-1	
说明:					

案例与分析

教学管理案例

某大学招聘一位博士学历的"海归"年轻教师,领导和教师们对他充满了期待。平日从不见他书写教案,上课只带一个U盘,连教科书也不拿,而且对学校的管理制度和其他教师认真备课都不以为然:"要教案有什么用,形式主义!""抄教学参考书算什么本事!"于是,其他教师议论纷纷:"自己不认真备课,还说三道四!"也有人说,如果教师都这样,还要什么备课制度? 这事反映到教务管理部门。你认为:①教务管理人员应如何引导教师教学工作?②怎样看待和执行教学管理制度?③如何协调教师在业务活动中的人际关系?

分析:

1. 教务管理不仅是制度管理,也包含着教学理念的引导。要不断更新管理理念,解决教学管理中的矛盾。要突破"没有教案就是没有备课"的思维定式,尊重和信任教师,激发和维护教师的积极性和创造性,创造有利条件,为教师专业发展提供空间,使教师在所教学科领域有一定的话语权。

2. 要让年轻老师认识教学管理制度在规范教学活动中的重要性,虽然写教案不等于备课,但写好教案对于理清教学思路很有好处。通过此举一反三,引导教师分析其他教学管理制度的利与弊。

3. 要利用"人性化管理",妥善处理教学人际关系。面对种种议论和不满,不要简单否定,而应耐心细致,以理服人,巧妙促进青年教师和其他教师间情感沟通和理解。对待青年教师既有热情又有看问题偏激,有时甚至"狂傲"的特点,教务管理人员既要保护青年教师的积极性,发掘闪光点,又要指出缺点、弱点,帮助其尽快成熟起来。

（嘉应学院医学院　赵美玉）

思与练

1. 掌握下列有关概念
①教育评价　②教育测量　③教学评价　④护理教学评价　⑤临床评价
2. 简述护理教学评价的功能。
3. 常用的护理教学评价的类型有哪些?
4. 进行护理教学评价应遵守的原则有哪些?
5. 论述学生学业成绩的评价途径、内容和方法。
6. 常用的护理专业学生临床能力评价的方式有哪些?
7. 论述学生临床护理能力评价的影响因素及调控措施。
8. 教师课堂教学评价包括哪些方面的内容?常采用哪几种评价途径进行评价?
9. 临床护理教学质量评价包括哪些内容?并简述其评价途径和方法。

第十章
护理教育与学生的全面发展

高等教育最基本的价值定位,也是自大学产生以来就有的功能,就是传播知识、培养人才。培养人才是高等教育最根本的使命。当代护理教育的使命是培养素质全面、个性鲜明的护理人才。近代中国的教育思想家提倡人本教育和通才教育,注重养成完全之人格,让人的个性得到自然、自由的发展;进入 21 世纪以来,我国经济社会发展选择了以科学发展观为指导思想。科学发展观确立了"以人为本,全面、协调、可持续"的发展理念,具有鲜明时代特征。因此,护理人才的培养在科学发展观指导下实施全面发展教育,既是人才培养理念的价值回归,又是新时期经济社会科学发展的必然选择。

第一节 护理教育中的德育

振兴护理事业的希望在于护理教育,发展护理教育的根本大计是建立一支思想、业务素质优良的护理人才队伍。这就要求我们护理人员不仅要有精湛的技术,同时还要有同理心,能够做到救死扶伤、以患者为中心的人道主义,因此,护理教育必须把德育放在首位。

医德教育作为一种职业道德教育,对于医学生来说,有着特别重要的意义。护理专业的学生是未来的白衣天使,肩负着救死扶伤的神圣职责,其职业道德的好坏,与服务对象的健康息息相关。

1.奠定职业道德教育的理论基础 在校学习的护理专业学生,从其个性发展来看,是处于世界观、人生观、价值观形成的阶段。但是,受到目前整个社会大环境的影响,护生的思想会受到不同程度的冲击,然而医疗是一个特殊的行业,它面对的是人的生命和健康,容不得有半点马虎。它不仅要求医务人员具有良好技术,还要有良好的医德医风。因此,通过良好的医德教育,帮助学生系统地掌握医德的基本原则、基本规范和范畴,为今后临床工作奠定职业道德的理论基础。在思想上注重医德修养、服务理念的培养,加强在"急患者之所急"的高尚医德,这对以后在临床工作中树立以患者为中心的服务理念有重要意义。

2.培养良好的职业道德修养 在市场经济作用下,护生的道德素质观念发生了相应的变化,尤其是市场经济发展中形成的一些负面因素影响学生的身心发展,也给传

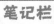
统的医学道德观念带来更大程度的挑战。受到世界多元化的思想观念的冲击,社会上难免会产生以自我为中心的个人主义,贪图安逸的享乐主义和拜金主义等不良风气,而护生们无可避免地会受到这些现象的影响。通过医德教育,在强调技术的基础上,加强学生的职业道德,尤其是减少在当前医学中存在的一些问题,包括有乱收费、拿红包等现象。通过加强医德教育,可以有效纠正当前行业中的不正之风,倡导文明行医,促进医疗事业健康良性发展。

3.减少医疗事故的发生　由于疾病本身存在很多不确定因素,医学对于疾病的认识有限,在治疗中会有意外事件发生的可能,这就要求广大医护人员不仅拥有医学知识,同时还要具备良好的人文素养和人道主义精神,尊重患者的知情权、隐私权和选择权等,用一个"向善"的心对待生命对待生活。树立以患者为中心,救死扶伤的慎独的服务理念,把患者的根本利益作为出发点。所以,在学校教育期间,要具备过硬的医德基础,否则将来在临床中无法与患者进行有效地沟通,不利于建立良好的医患关系,甚至会造成医疗纠纷和医疗事故的问题。

道德教育:一种超越

　　"不管时代的潮流和社会的风尚怎样,人总是可以凭借着自己高尚的品质,超越时代和社会,走自己正确的路。现在大家为了电冰箱、汽车、房子而奔波、追逐、竞争,这是我们这个时代的特征。但是也还有不少人,他们不追求物质的东西,他们追求理想和真理,得到了内心的自由和安静。"

——爱因斯坦

一、护理教育中德育的任务与内容

(一)德育的任务

德育任务是使教育者通过德育活动在促进受教育者品德形成发展上所要达到的规格要求或质量标准。

护理学已经成为一门独立的学科,作为职业教育的一个重要部分,必须积极主动地适应社会主义现代化的需要,新形势下护理教育中德育教育的根本任务,坚持党的现阶段的基本路线,服务经济建设这个中心,反映建设高度文明、高度民主的社会主义国家总任务的要求。在护理教育中,由于层次不一,对中专生、大专生、本科生、研究生以及护理工作者的德育任务的确定,应有所区别,为护理事业的发展培养更多更好的合格人才。

具体地讲,护理教育中德育教育的基本任务是:

1.培养学生具有正确的政治观点和正确的世界观、人生观,坚持先进文化的前进方向　当今西方强势文化的冲击,需要我们加强社会主义意识形态阵地建设,要求与党中央保持高度一致,坚持四项基本原则,坚持改革开放。护理德育教育任务中,必须坚持指导思想上的一元化,防止多元化倾向,抵制各种非马克思主义、反马克思主义思潮的侵蚀,以先进的思想占领高校思想阵地,保证马克思主义永远在意识形态领域占统治地位,体现中国特色社会主义文化的价值取向。所以要加强大学生的共同理想和信念教育,加强大学生的爱国主义教育,具有爱祖国、爱人民、爱劳动、爱科学、爱社会主义的公德,加强社会主义道德教育,培养高尚的品格、情操以及各种文明行为习惯。

2.培养学生的道德思维、道德评价能力,重视传承民族文化传统 有目的、有计划地引导学生社会主义的理论和道德规范,自觉地身体力行,在社会生活实践中不断积累经验,逐步提高明辨是非、善恶、美丑、荣辱和按道德规范调节行为能力。同时正确地理解、熟悉、欣赏传统文化,注意辨别、分析,弃其糟粕,取其精华,不能全盘否定。

3.培养学生良好的道德行为习惯 注意引导学生进行实际的道德锻炼和规范行为的训练,不仅要使他们能自觉地运用社会主义道德规范调节自己的行为,而且要使他们的道德行为在反复的时间活动中,达到自动化的程度,形成道德的行为习惯,成为个人的品德。

4.培养学生具有高尚的职业道德 护理工作的职责、特点、社会价值要求护理人员必须具备高尚的职业道德。但是良好的职业道德素养不是与生俱来的,也不可能自发形成。需要通过长期的,渐进的学习、训练、熏养而实现。所以在学校前期教育和后期临床社会化实践对护理职业道德的形成起着极为重要的作用。因此,从护生入学之日起,就要对他们进行"今日护生,明日护士"职业意识的灌输,开展有目的性,有针对性的护理职业道德教育,培育学生爱己、爱人、爱生命的人文情怀,使自己的行为达到有利于国家、集体,有利于患者的理想目标。

(二)德育的内容

护理教育中德育教育的内容是非常广泛和十分丰富的,大致可归纳为思想教育、政治教育、道德教育等几个方面。

1.思想教育 思想素质是指人在一定的社会环境和教育的影响下,通过个体自身的认识和社会实践,在政治倾向、理想信仰、思想观念、道德情操等方面养成较稳定的品质,是指直接与世界观、人生观、政治观相连的认知、价值、观念和态度。

思想教育以世界观、人生观和理想教育为中心内容。其主要内涵:第一,要进行世界观教育,其主要内容是关于科学知识、科学思想、科学方法、科学精神和科学无神论的教育,使人们科学地认识自然界、社会历史的本质,正确把握人与世界(自然、社会)的关系,形成实事求是、辩证唯物地认识客观世界的观点。第二,要进行人生观教育,对学生施以人生目的、人生态度和人生价值的教育。人生观具体表现为苦乐观、荣辱观、生死观以及如何对待人生理想与现实的矛盾问题,主要回答什么是人生、怎样对待人生和实现人生价值等问题。正确的人生观可以帮助人们解决人生征途中所遇到的问题,实现有价值、有意义的人生。第三,要进行理想教育。理想是青年对未来美好生活的向往,是他们在人生道路上为之奋斗的目标。理想教育的目的追求,就是使人们确立起可以实现的目标,并把这个目标变成现实。对护理专业的学生进行理想教育,就是要使学生充分认识到护理专业是蕴神圣于平凡中的事业。要具备保护全人类生命,减轻痛苦,促进健康,恢复健康的伟大理想。

2.政治教育 政治素质是人的综合素质的核心,人的政治素质的高低是社会政治文明发展水平的重要标志。

在我国,政治素质教育的主要内容是了解和掌握马克思主义政治理论知识及中国的基本政治制度、政党制度、法律制度,培养对社会主义基本政治制度、对共产党的领导、对我党现阶段的路线方针政策的情感和认同;确立正确的政治价值观,以马克思主义世界观和价值观为指导,在政治生活中正确处理个人和集体的关系、权利和义务的观念,以国家利益、人民利益、集体利益为最高利益,确立正确的权力观和为人民服务的思想等;树立共产主义的政治信仰,坚持社会主义的政治方向,确立中国特色社会主义的政治信念;能够运用政治知识和政治经验参与政治决策、宣传政治主张、从事政治活动,培养分析解决问题的能力,运用法律维护自己权益的能力、政治识别能力、组织团结能力、行为控制能力、自我认识能力等。

3.道德教育　道德素质教育以爱祖国、爱人民、爱劳动、爱科学、爱社会主义为基本情感。以社会公德、职业道德与公民品质、家庭美德为基本内容。主要培养受教育者基本文明习惯和行为规范。其中,爱国主义能够构筑一个民族、国家的巨大凝聚力和向心力,成为推动一个国家民族历史发展的重要因素,甚至决定一个国家的前提和命运。爱国主义教育体现以国家、民族为本位的整体主义价值导向,是爱国主义民族精神的价值精华。全心全意为人民健康服务,救死扶伤和实行人道主义的医德基本原则就体现了崇高的爱国主义精神。通过教育,帮助学生形成为祖国护理事业发展奉献自己的精神,并具有广泛进行国际交流、合作、共同发展护理事业,提高护理水平的意愿和能力。

社会公德主要是对学生进行基本的文明行为习惯和行为规范的教育。包括尊老爱幼、尊敬父母和长辈;关心、爱护集体,乐于奉献;勇敢正义,敢于同一切违法乱纪的现象做斗争;自力更生,艰苦奋斗;自觉维护生态环境。

职业道德教育首先是育职业"人",学校应通过系统本身的影响、塑造好培养对象的品德或道德人格,通过德才兼备的"产品"(护生)去最大限度地实现社会赋予它的任务。我国护理老前辈王秀瑛说过"国家不可一日无兵,亦不可一日无护士"。护士被誉为"白衣天使""生命的守护神""临床哨兵"。一百多年护理专业实践向人们成功展示了护理在健康服务领域中所取得的巨大成就。学校职业道德教育能使护生领会为全社会人类健康服务任务的崇高伟大,认识自身在维系人的生命,促进社会政治、经济、文化发展、维护社会和谐稳定中的重要地位和作用,学会生存、学会珍爱生命,学会做人,学会与人沟通,学会移情,激发、放大高质量的学习动机,形成良好的学习习惯和学习方式,掌握为人民健康服务的知识技能,提高护理道德认识,培养护理道德感情,锻炼护理道德意志,树立护理道德信念,养成护理道德行为习惯,最终利人、利群又利己,通过对服务对象的身心健康的维护推进社会各方面的协调发展。

二、德育的过程

德育过程理论是对德育活动程序及其规律性的认识,它是进行德育工作的科学依据,是制定德育原则的理论基础。学习和掌握德育过程的相关知识,可以减少德育实践的盲目性和随意性,从而增强德育活动的实效性。

德育过程简言之就是对学生进行思想品德教育的过程。在教育者有目的、有计划的教导下,学生主动地、积极地进行道德认知和道德实践,逐步提高自我修养能力,形成社会主义品德的过程。护理道德教育的一般过程,就是使护理工作者在工作实践的基础上,使其提高护理道德认识,培养护理道德情感,锻炼护理道德意志,确定坚定的护理道德信念,养成良好的护理道德习惯的过程。

德育过程有多端性的特点,就是指可以从知、情、意、行任何一个环节开始。

1. 知　指道德认识,是人们对是非、善恶及荣辱的认识、判断和评价。这里要求提高认识,它不单是指一般的护理道德常识,而是把一般常识上升到理性认识,这是培养护理道德品质的首要一环。认识是行为的先导,没有正确的认识,就很难形成良好的护理道德行为和习惯。只有通过护理道德教育"启蒙",使受教育者正确理解和掌握护理道德原则和规范,具体内容是什么,并根据这些认识来评价自己和别人的护理道德言行的是非、善恶、美丑,正确地选择自己的道德行为。

2. 情　指道德情感是人们对事物的爱憎、好恶的态度。护理道德情感指护理人员心理上对护理职业道德义务所产生的爱憎、好恶态度,是护理人员心灵外部表露。护理人员仅仅对护理道德有了认识还不够,要使受教育者把护理道德认识转化为行动,还需要通过护理道德教育和修养,培养他们的护理道德情感。这种情感,是通过情绪对护理活动起到迅速而持久的作用。成为行为的一种深厚的内在动力。炽热的情感一旦形成,就能处处为患者着想。为了患者的利益,不惜牺牲自己的一切。

3. 意　即道德意志指人们为实现一定的道德目的。道德行为所做出的自觉地、坚持不懈的努力。而护理道德教育过程就是要培养护理人员树立信念,要求护理工作者发自内心对护理道德义务所具有的坚定信心和强烈的责任感。它是发自内心的,不是护理道德认识意志的一般表现,而是深刻的护理道德认识,强烈的护理道德情感和顽强的护理道德意志的有机统一。在护理实践中不论遇到什么困难和曲折,能够坚忍不拔,知难而进,坚定不移地实现自己的信念,表现强烈的责任感。

4. 行　指道德行为,是人们在道德规范的调节下,在行动上对人、对社会做出的反应,因而也是人们道德水准高低的重要标志。护理道德行为培养过程是一个养成习惯的过程,是指护理工作者在护理道德认识、情感、意志和信念支配下所采取的具有直接现实性的行为。它是衡量一个护理人员护理道德水平高低,品德好坏的客观标志。评价护理工作者的道德水平,不仅要听其言,更重要的是观其行。所以护理道德教育要特别注意培养护理工作者的务实精神,做到言行一致。在护理道德教育过程中,不仅要求护理工作者必须将护理道德逐渐形成习惯,而且这种习惯,是以护理工作者日常工作中形成的一种经常、持久、不需要经过"三思"而后行,又不要任何意志力的控制与监督,而是自然出现的符合护理道德要求的行为习惯。从必须遵守到形成习惯是行为从自然到必然的深化过程,是护理道德教育中的更高要求。

护理道德教育过程必须把这四者紧密结合起来,才能收到良好的效果。在品德形成和发展过程中,知、情、意、行各因素既是相对独立的,又是相互联系、相互影响、相互渗透的。与人类认识世界的规律一样,学生思想品德的形成,通常是从认知开始,沿着知、情、意、行的顺序发展,最终形成行为习惯,因此,作为德育过程的一般程序,可以分为提高认识、丰富情感、锻炼意志、培养行为几个基本环节。这四者和谐发展,长期修养必须循序渐进,日积月累,才能形成优良的护理道德品质。

三、德育的途径

道德途径是对实现德育目的、完成德育任务、实施德育内容的具体活动渠道、方式和场所等要素的概括。护理德育教育的途径主要有两个方面,一是理论,二是实践。理论是要使学生掌握马列主义、毛泽东思想的基本观点,树立高尚的道德观念和良好的思想品德修养。实践就是使学生参加各种实践活动受到教育和锻炼。这两者都很重要,缺一不可。

1.学科教学 教学是护理院校实施思想品德教育的主要途径。只有具有丰富的自然科学知识和社会科学知识,才能确立辩证唯物主义和历史唯物主义的观点,所以必须十分重视通过各科教学进行德育教育。因此,通过学科教学实施德育是学校德育的其他途径所无法比拟的。

(1)政治课教学 政治课教学是学校德育教育的一个十分重要的阵地,它在学校全部德育、教育中,有着各种教育和课外教育活动所不能代替的特殊作用。如《马克思主义哲学》《毛泽东思想概论》《邓小平理论概论》《思想道德修养》等课程是专门针对学生进行思想品德教育的显性课程。目前高等医学院校护理专业开设的《护理伦理学》也是培养和提高学生职业道德和规范的主要途径和手段。

(2)各门学科应渗透德育教育 各门课程都应包含着丰富的思想教育因素,都不止单纯地传授专业知识,而应该有更丰富的内容,其中重要的一项就是影响学生的思想品德发展。教师应在专业学科中不断挖掘德育教育素材,如《护理学基础》课程教学中把关心患者、护士的言谈举止、审美、移情、爱伤、护士伦理等贯穿教学全过程。

2.课外活动 要重视课外各种学习小组,通过课外马列学习小组和兴趣小组,开展各种活动,如军训、文艺活动、书法美术比赛、看电影、演出、参观、游览等,对课堂德育教育加以补充。它们突破了课堂进行思想品德教育的局限,寓教于乐,使学生乐于参与和接受。

3.参加社会和生产实践活动 实践是检验真理的唯一标准。到社会和生产实践活动中锻炼是对学生进行德育教育的重要途径,学校应有计划地利用假期时间,组织学生走出学校,走进社会,开展各种形式的道德实践活动。社会实践活动的主要形式包括社会调查、义诊、暑期三下乡实践、勤工俭学、志愿者活动等。

4.临床学习活动 护理专业学生参加临床见习和实习,也是德育的重要时机。在老师的指导下,学生通过参与各项临床护理工作,认识服务对象的独特性和需求,认识护理工作的性质和意义,明确自己的责任重大。如护生在基础课学习期间到临床去见习。在全部理论课结束后用半年以上时间去临床进行生产实习。

四、德育的方法

德育的方法是为达到既定德育目的在德育过程中所采用的教育者和受教育者相互作用的活动方式的综合。它包括教育者的施教传道方式和受教育者的受教养方式。它是实现德育任务,提高德育实效性的关键因素。不同的方法,其主要功能也有所不同,了解各种方法的功能,掌握它的运用规则,对有效选择和灵活运用德育方法是十分必要的,下面我们介绍几种常用的德育方法。

(一)说服教育法

说服教育法说服教育法通过摆事实、讲道理,使学生提高认识,形成正确的观点的方法。说服法包括讲解、谈话、报告、讨论、参观等。

在学校道德教育实践中,教师往往都是居高临下,直接以自己的权威、威胁来压服学生,或者说理脱离学生的生活经验,超越学生的认识水平,这样,说服就成了无用的恐吓与空洞的说教。这样说服时,师生之间缺乏一种平等的交往关系;教师把学生视

为改造对象,把自己的意愿和价值强加于学生,没有形成一种"理想沟通情境"。要使说服教育行之有效,应注意以下几点要求:

1.明确目的性　说服要从学生实际出发,注意个别特点,针对要解决的问题,有的放矢,符合需要,切中要害,启发和触动他们的心灵,切忌一般化,空洞冗长、唠叨。

2.建立平等的交往关系　"在双方有思考的谈话中,谈话双方的关系比谈话的主题、结论或论证更重要。"说服本质上是思想或观念的互动,这种互动是通过对话实现的。当说服的双方都承认并尊重对方的言说自由和权利时,对话是平等的。在不平等的对话里,思想或观念的互动是不充分的,甚至是不可能的,对话某一方的言说受到限制,其中一方就不能自由、自主地表达自己的思想或观念。

3.抓住时机,创造自由对话情境　说服的成效,不是取决于花了多少时间,讲了多少道理,而取决于是否善于捕捉教育时机,拨动学生心弦,引起他们情感的共鸣。

4.富有知识性、趣味性　说服教育学生要注意系统的知识、理论和观点,不能超越学生的认知水平和理解能力,过于泛化和空洞,使他们受到启发、获得提高,所选的内容,表述的方式要力求生动有趣、喜闻乐见。

(二)榜样示范法

榜样示范法是以他人的高尚思想、模范行为和卓越成就来影响学生品德的方法。榜样包括伟人的典范、教育者的示范、学生中的好榜样等。而对于护理专业学生来说,护理专业的榜样可以是为护理事业呕心沥血的护理老前辈,为专业发展做出卓越建树的护理学者,也可以是学生中的先进典型,优秀的护理教师等。这些榜样对护理专业学生具有真实感、相近性,容易引起情感共鸣,榜样作用具有经常性、直接性,榜样行为容易模仿,容易推广。

运用榜样法要注意以下几点:①选择恰当的学习榜样。应根据时代需要并从学生实际出发,从他们的生活实际出发,贴近生活,实事求是,以帮助他们获得明确的前进方向和巨大动力。②激发敬慕之情。要使榜样能对学生产生力量,推动他们前进,就需要引导学生了解榜样;了解所学习榜样的身世、艰苦奋斗的经历、伟大卓越的成就、崇高光辉的品德。如讲述或请南丁格尔奖获得者来讲述自身的经历和故事,让学生从她们那些感人至深、令人敬佩之处对榜样产生惊叹、爱慕、敬佩之情。③引导学生用榜样来调节行为,提高修养。要及时把学生对榜样的敬慕之情转化为道德行为和习惯,逐步巩固、加深这种情感。

(三)实践锻炼法

实践锻炼法实践锻炼法是指有目的地组织、引导学生参加各种实践活动,培养其良好道德行为习惯的德育方法。古今中外教育家都把道德行为习惯作为衡量一个人道德品质的标志或尺度。孔子就十分强调"听其言而观其行"。实践锻炼的方式很多,概括起来,可以分为两种:一种是让学生按照一定的规章制度进行锻炼,经过反复训练和练习,使之形成良好的行为习惯,这实质上就是进行经常性的常规行为训练。另一种是让学生参加各种实际活动进行锻炼,如社会公益活动、志愿者活动等,培养道德意志和道德行为习惯。

(四)情感陶冶法

情感陶冶法是通过教育者自觉利用、创设和组织富有教育意义的情境与活动,对受教育者进行积极感化和熏陶,潜移默化地培养其思想品德的方法。情感陶冶法的特点在于寓教育于情境中,借助情和活动,寓情于理,寓教于乐,使学生在欣赏与品味中,在感受与体验中,在希望与愉悦中受到道德影响。

陶冶是一种暗示的教育法,既不向学生系统传授政治理论和道德知识,也不对他们提出明确的要求,而是利用受教育者的身临其境和身处其中的各种积极诱因,因势利导、逐步渗透,从而使他们耳濡目染,不知不觉地受到潜移默化的影响。陶冶教育这种隐含性的特点,具有"桃李不言,下自成蹊"之妙。它淡化了赤裸裸的说教痕迹,以"随风潜入夜,润物细无声"的方式,将教育者所希冀的思想道德要求,渗透到学生的整个学习生活中,用美德形象化和愉悦机制,来克服道德说教的枯燥与抽象的弊病。变说教为情感渗透,使学生在一种轻松、愉悦、陶醉的心理状态下接受教育。

教育家苏霍姆林斯基把"用环境、用学生自己创造的周围环境、用丰富集体生活的一切东西进行教育"成为"教育过程中最微妙的领域之一"。教师的师爱、环境陶冶、艺术熏陶是实施陶冶教育法的主要途径。①教师的师爱:就是通过人格感化,通过对学生真诚的爱和自己高尚的思想品德来陶冶学生的心灵;②环境陶冶:利用环境对人的影响,充分利用环境中的有利因素,有意识地组织和创建良好的环境。孟母三迁的故事就是很好的印证。③艺术熏陶:艺术包括音乐、美术、舞蹈、雕塑、诗歌、文学、影视等,是人类智慧的结晶。艺术来源于生活,同时它又高于生活,通过各种生动的艺术表现形式可以帮助学生对人生进行深刻的反思,从而不断提升思想认识水平。教育工作者可以有选择地组织学生阅读文学作品、聆听音乐、欣赏画展、观看电影或引导学生自己去创作、表演艺术作品,从中感受艺术,体味人生,激发道德情感。

(五)自我修养法

自我修养法自我修养法是学生在教育者的帮助下,主动地进行自觉学习、自我反思、自我锻炼、自我监控等来提升自己修养的一种德育方法。自我修养的方式有"自知"与"自反""内省""躬行""慎独"等。学生思想品德的培养固然离不开教育,但其最终成效如何,则与学生自身相应的"内力"有关,也就是与学生在教育活动中的主观能动性分不开。引导学生进行自我修养,不仅能促进他们自我教育,而且还能使他们在教育中更加自觉地发挥自己的主观能动性。

(六)品德评价法

品德评价法是对学生已经形成或正在形成的思想品德做出肯定或否定评价,以督促其形成良好品德的一种方法。这种方法有利于鼓励学生积极向上,预防和克服不良品德的滋长。它的根本目的在于受教育者通过评价来明辨是非、荣辱、美丑、好坏、正误,明确品德修养的方向,形成善于评价自己和评价他人品德的能力。

品德评价主要包括表扬与奖励、批评与惩罚、评比竞赛等。在进行品德评价法时教育者要注意以下几点:①坚持客观公正原则;②坚持发展性原则,一切以促进学生品德发展为目的,使学生通过评价树立进步的信心和改正缺点的勇气;③坚持形成性评价原则。品德评价不能只看结果,应关注学生品德发展过程的点点滴滴,强调在对学生的细微变化进行分析的基础上,随时给予帮助,从而引导学生不断完善其品德。

第二节 护理教育中的体育

一、体育的原则

体育教学原则是指导教学过程、处理教学过程中各种矛盾的理论依据和基本准则。体育教学原则是教学实践的经验总结,它反映体育教学过程的客观规律,又是这些规律在体育教学过程中的具体运用。

1. 身心全面发展原则　在增强学生体质的基础上,促进学生心理素质、智力素质得到发展,这是体育教学的一个基本原则。增强学生体质,提高健康水平,就是要经过体育教学,使学生身体各个部分的形态、生理功能、运动素质和运动能力得到正常生长、发育,均衡协调发展。培养良好的心理品质和道德品质,具备改革开放的现代化意识,敢于面对未来,迎接挑战。

2. 自觉积极性原则　自觉积极性原则指在教学过程中,学生在教师指导下,主动、自觉、积极学习。坚持不懈,不间断地进行,才能达到提高身体素质的目的。教师应引导学生把身体锻炼与培养坚强意志结合起来,努力做到不怕严寒酷暑,持之以恒。

3. 合理负荷原则　学生的练习承受符合学生实际的生理负荷和心理负荷。要科学地安排练习与休息,通过一定量和强度的刺激,增强学生的体质。循序渐进,逐渐增加运动量和难度。青年学生正处于身体发育时期,运动量逐渐增大,可以促进体质逐渐增强,但如果操之过急,骤然增加运动量和难度,也会有害身体。

4. 区别对待原则　学生身心发展规律在体育教学中的反映,每一个学生在生长、发育过程中,由于遗传、环境、家庭、教育等因素的区别,同一个年龄阶段的学生个体生长、发育、功能水平、素质水平和心理发展水平也具有显著的个性特点和个体差异。所以,在制订教学计划要体现区别对待,深入细致地了解学生实际情况区别对待。

二、体育的任务和内容

(一)体育的任务

体育的任务是根据社会需要、教育方针、体育的目的任务、学校体育的功能、学生的年龄特征而确定的。其根本任务是提高学生的身体素质和培养学生良好的品德作风。学校体育应完成下列基本任务:

1. 全面锻炼学生的身体,增强体质　同时使学生逐步掌握体育的基本知识和技能、技巧,学会科学锻炼身体的方法,养成自觉锻炼的习惯。促进学生身体正常的生长发育,养成正确的身体姿势,健美的体格;提高各器官系统的技能;全面发展学生的身体素质和基本活动能力;提高对自然环境的适应能力和对疾病的抵抗能力。

2. 激发学生参加体育锻炼的兴趣和热情　掌握体育与保健的基本知识、基本技能和基本技术,培养学生体育能力和锻炼身体的习惯。应让学生理解学校体育的目的任务和在学校体育中的地位与意义。以丰富多彩的内容与形式激发学生参加体育锻炼的兴趣和热情,以便系统地掌握体育运动、卫生保健、健康生活的基本知识。培养学生体育能力,养成锻炼身体的习惯,以适应终身体育的需要。

3.结合体育的特点,对学生进行思想品德、意志品质和美育教育 陶冶美的情操,培养文明行为,发展个性,提高学生的心理素质。学校体育不仅要育体,而且要育心。应结合体育的特点教育学生热爱党、热爱社会主义祖国,不断提高他们为祖国社会主义现代化建设而自觉锻炼身体的社会责任感和献身精神,体验体育运动的乐趣。结合体育特点培养学生服从组织,遵守纪律,团结友爱,朝气蓬勃,顽强拼搏,艰苦奋斗的思想品德。

(二)体育的内容

护理教育的体育内容主要有以下几个方面:

1.田径 包括跑、跳、投等内容。教师通过此项教学内容使学生了解田径运动的概貌,理解田径运动在身体锻炼中的意义和作用,使学生明白跑、跳、投等的基本原理和特征,掌握一些基础性、实用性较强的田径运动技能。经常参加田径运动,可以促进人体的新陈代谢,改善和提高内脏器官功能,并发展学生的速度、力量、耐力及灵敏度等身体素质,促进身体的全面发展。

2.体操 包括技巧、支撑跳跃、单杠和双杠等。体操通常分为基本体操(包括队列、队形操练、徒手操、器械及保健操等)和竞技体操(包括自由操、单杠、双杠、吊环、鞍马及支撑跳跃)。经常从事体操运动,可以增强肩臂、腰腹肌肉和关节、韧带的力量,发展灵敏、柔韧性和训练平衡器官,提高身体的控制能力。

3.球类运动 包括足球、篮球、排球、乒乓球、橄榄球、网球等。球类运动是竞争性、趣味性很强的运动,也是学生最喜爱的运动项目。教师通过此项教学内容使学生理解球类运动的概貌和球类比赛的共性特征,较好地掌握1~2项球类运动的基本技术和运用战术的技能。大多数球类是集体性项目,它要求队员间的默契配合、协调一致及共同努力才能取胜,因而对培养学生的集体主义、自觉纪律和机智果断等品质有良好作用。

4.游泳 游泳是一项利用水进行身体全面锻炼的体育运动。经常游泳对人体的肌肉、骨骼肌内脏器官等的生长发育,发展各种身体素质都有重要作用。掌握游泳技能也是对护理专业学生的一项基本要求。在一些特殊护理场所,如急救艇、战艇上的护理和抢救溺水患者中更显示出其特殊的作用。游泳活动对培养学生不畏风险,勇敢顽强的意志也有积极作用。

5.民族传统体育 包括武术、太极、气功及各民族传统体育内容。武术是中国优秀的传统健身运动,锻炼身体的效果很好,也受到广大学生的喜爱。民族传统体育的选用既有利于因地制宜地进行体育教学,也有利于弘扬民族传统体育文化。要通过此项教学内容使学生对中国优秀、丰富的民族传统体育情况有所了解,并懂得以其健身、自卫的方法。还要使学生在学习技能的同时理解中国的"武德"精神,讲究武术中的礼仪举止,并与爱国精神、民族自尊心的培养结合起来。

三、体育的途径和方法

体育教学方法是体育教学过程中完成教学任务所采用的教学途径和手段。科学地解决体育教学方法问题,对完成体育教学任务,提高体育教学质量具有重要意义。

学校体育的基本途径和方法包括体育课、课外体育活动和群众性体育活动等。

1.体育课　体育课是学校体育的基本组织形式。体育课的类型有理论课和实践课两种。理论课一般是指在教室里传授的体育与卫生保健知识课。实践课一般是指在操场上（或体育馆、健身房里），根据体育教学大纲和教学工作计划进行的身体练习课。

2.早操和晨间锻炼　早操、课间操和班级体育锻炼是学校作息制度中规定的学生必须参加的课外体育活动。有利于增进人体健康，使人从睡眠的抑制状态转入到兴奋状态，从而提高一天的学习效率。每天坚持做早操，久而久之，可以使学生养成坚持每天做早操的良好习惯。早操的内容一般包括跑步和广播操，当然也可根据各校的实际和学生的兴趣爱好等采用一些其他内容。

3.课间活动　课间活动虽然只有 10 分钟的时间，但对于经过一堂课的紧张学习的学生来说，通过课间一些轻松的活动，一方面可以消除紧张学习给身体各部位带来的疲劳，提高下一节课的学习效率，另一方面到室外活动一下身体，接受锻炼，有利于身心健康的发展。因此各科老师都应准时下课，并督促学生走出教室进行活动。同时注意课间活动不宜太激烈，以免上课后学生不容易很快平静下来，投入学习活动。

4.课外体育锻炼　课外体育锻炼，特别是野外活动，是在野外自然环境中所进行的以感受自然、认识自然，健身娱乐生活为目的的身体活动。其本质在于通过自然环境中的身体活动，使之"亲近自然""回归自然"，以复归人类自身的自然属性。课外活动不仅是人类生活的内容，也是教育的有效手段。它的发展是人类社会的一种必然。强调野外活动的教育价值时也把野外活动成为"野外教育"。作为学校课外体育活动的重要组织形式，实质上是在自然环境中通过身体活动的一种教育活动。

5.学生自我锻炼　是指学生在课余时间和节假日自发进行的个人或结伴的体育活动。学生自我锻炼反映了学生对体育的需要和兴趣，对发展学生身体、增强体质、培养学生文明健康的生活方式、实现个体社会化等方面的良好的作用。教师应指导学生选择适当的锻炼项目和形式，持之以恒地坚持下去，养成自我锻炼的好习惯。

第三节　护理教育中的美育

一、美育的任务与内容

（一）美育的任务

美育的任务就是培养人的审美能力，并从而丰富人的审美情趣，发展人的审美理想和美的创造力，使人最终能自觉乃至自然地按照美的规律来改造客观世界和重新塑造主观世界，使每个人都以努力成为全面发展的自由的人为目标。总而言之，美育的任务包括三个方面，即审美感受力的培养，审美鉴赏力的培养，审美创造力的培养。

1.审美感受力的培养　美育的基本任务是培养和提升人的审美能力。审美能力是以审美情趣为核心的对审美对象形式整体的一种直观感悟能力。它是多种心理功能如感知、想象、情感和理解等协调活动的结果，也是人类长期社会实践的产物。如果一个人不具备一定的审美修养,就难有健康而深广的审美情趣,就难以得到美的享受,也品味不到审美的愉悦。

美术、音乐、舞蹈、文学使我们沐浴在感知的阳光下,既直接又沁人心脾。正是在这一点上,作为以艺术为核心内容和施教手段的美育,在培养人的审美感受力方面大有可为。审美感知力主要还是后天形成的一种能力,审美教育可以培养、磨砺和增进审美感知力。审美教育就是要培养人们对艺术的感知习惯,培养人们对艺术的敏感性和对艺术的热爱,使人们成为艺术世界的反思感知者和旅游穿行者。这些感知习惯让人们更能体会到艺术的魅力,更热爱生活。

审美感知能力的培养可以从四个方面来着手:感知审美特性;提高感知的敏锐性,培养一种积极主动的发现感觉,一种看到和触及新事物的感觉;培养艺术历史感;培养对审美对象的统摄力。

2.审美鉴赏力的培养　茅盾对"什么是审美欣赏"做过这样的描述,他说:"我们都有过这样的经验:看到某些自然物或人造的艺术品,我们往往要发生一种情绪上的激动,也许是愉快兴奋,也许是悲哀激昂,不管是前者,还是后者,总之我们的心是被打动了。这样的感情上的激动叫作欣赏,也就是,我们对看到的事物起了美感。"

那些正面描写自然美和社会美的艺术作品能够激发人们对生活的热爱和对美的追求,就是那些揭露和鞭挞生活中的假丑恶的现象的作品,由于艺术家对那些不良社会现象进行了否定和抨击,因而同样能够引起人们对美的食物和美的理想的追求。前者可以视为表现对象的美,后者可以称作表现目的的美。这两种情形都包含着作家艺术家的审美判断和审美理想,从而使人们在欣赏艺术作品时,心灵受到震动,感情得到陶冶,并产生审美愉悦。在审美鉴赏过程中,可明显看出美感或审美洞察力在起作用。

审美的直接成果主要表现为个人对美的事物的鉴赏能力,如品鉴某个艺术作品,欣赏某种美的意境,表达某种艺术见解和美学观点等;而间接成果则主要体现为个人的行为模式,修养和道德品质,它贯穿于人的自我发展的全过程,它不是通过一两次的审美活动就能奏效的,而是一个长期的自我培养和塑造的过程。

3.审美创造力的培养　审美感受能力和审美鉴赏能力的培养和发展,都要靠亲身参与审美活动,以获取丰富深刻的审美经验。审美创造力是一种对美的自我表达,是个体的人创造美的能力。

培养人的审美能力是美育活动的一个重要任务,因为它直接涉及按照美的规律去设计和创造新生活的实现程度。任何实践活动都是有意识、有目的的活动,而想象力正是其中最重要的因素,它在审美实践中表现得尤为突出。想象必须通过实践的中介才能转化为物态化的成果,才能成为一个可供观赏的对象化存在。而要使想象的东西或创意构思下实践的中介变成物态化的欣赏对象,就必须具备表现美的技能,这种技能是指恰如其分地表现情感和塑造形象的能力。艺术技巧是决定艺术审美价值高低的一个重要因素。大凡表现出高度艺术技巧的作品,可能就具有较高的审美价值。艺术史上那些不朽杰作,虽然它的表现内容表现为一种"无法之法"的形式,但归根结底,仍然是在技巧基础上的某种创造性的产物。

可见,美育能使人得到投身于实际的艺术和审美创造互动中的机会,对于培养人的审美想象力和实际操作技巧,并以此来提高他的审美创造力,具有特别重要的意义和价值。

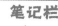

（二）美育的内容

美育的内容是实现一定的美育任务而选择和组织的。从美的存在领域出发,可以把美基本分为自然美、社会美、艺术美和科学美四类。

1. 自然美 所谓自然美,是指具有审美价值的客观自然界中自然事物的美。自然美的分类:第一种自然美是指未经人类加工改造过的自然美,第二种自然美是指经过人类加工改造的自然美。人体美是自然美的升华,是自然美的最高形态。歌德说,不断升华的自然界最后创造就是美丽的人。人体美主要是指人的形体与容貌,是自然美的最高层次。所谓天生丽质,实际上就是指人的自然美的属性。

2. 社会美 社会美是指存在于社会生活各个领域的事物的美,是构成现实美的主要内容,是艺术美反映的主要对象。首先,生产劳动是人类最基本的实践活动,也是社会美存在的重要领域。其次,社会美的另一重要领域是劳动者反抗剥削压迫、争取解放的斗争。再次,人类社会生产的其他各个领域,如日常生活、工作、学习、社交、友谊、爱情等方面,凡是通过人的生活形式,肯定或显示了人的本质力量的,也是社会美不可缺少的组成部分。社会美以内容取胜,一切符合社会发展规律性的社会实践和行为都是美的,否则是丑的;社会美具有很强的功利性,雷锋平凡而伟大的行为是善的,因而他的精神也是美的;社会美具有相对稳定性和确定性,社会美还具有时代性,民族性和阶级性的特点。帮助学生理解并创造美的社会关系,有助于学生体验和获得个人生活和事业生活的美好幸福。

3. 艺术美 与现实美(自然美、社会美)相对,艺术美指的是经过艺术加工,把现实生活加以概括与提炼,集中地表现在艺术作品的美,是美的创造性的反映形态,属于社会意识范畴。人对现实的审美关系主要是通过艺术美来表现的,是美学研究的主要对象。艺术美主要表现了艺术形象和意境的美,它来源于现实生活,是现实生活的典型概括,又是艺术家创造性劳动的精神产物和审美理想及个性风格的具体表现。与现实生活中的美相比较,更具有集中性、典型性、生动性、独创性、纯粹性与稳定性。艺术作为独特的审美对象,它有着自身的审美特性。帮助学生理解并创造美的社会关系,有助于学生体验和获得个人生活和事业生活的美好幸福。

4. 科学美 科学美是美的一种高级形式,只有人类的审美心理、审美意识达到较高的发展阶段,理论思维与审美意识交融、渗透的情况下,才得以产生。科学美客观地存在于人类创造性的科学发明和发现之中,它是人类在探索、发现自然规律的过程中所创造出来的成果或形式。科学美大致分为实践美、公式美和理论美三个方面。从随机中确定成果,从偶然中找到必然,从模糊中出现光明,是科学的实验美或方法美的实际表现。人类认识世界的每一次新的发现和发明、突破和创造,都是人类智慧美借助抽象的理性形式在实践中的间接反映,即理论美的表现。理论美还包括那些在科学创造中借助想象、联想、灵感等非逻辑的直觉途径提出来的科学假设在内。

二、美育的途径和方法

美育的途径和方法指审美教育中所采用的教育的方式和手段。

1. 通过学科教学进行美育 通过学科教学培养学生审美能力,主要是依靠专门学科教学和其他学科教学中美育的渗透。

（1）专门课程的美育　高等护理院校开设有美学及相关课程,包括《护理美学》《护理礼仪》《人际沟通》《形体训练》等。这些课程向学生提供了护理美学的基本知识、技能,使学生从理论上认识专业美,并具备基本的专业没的规范和行为。这种教学具有直接、高效等特点。

（2）渗透于其他课程中的美育　将美育有机渗透到护理专业各学科课程教学中,是护理专业美育的重要方式,内容包括教师自身人格美、课程内容的科学美、教学活动的动态美、课堂氛围的和谐美等。都会对学生产生良好的美育效果。

2.通过课外艺术活动进行美育　与自然美、社会美比较,艺术美更能提高人的审美能力和高雅的审美情趣。如造型艺术培养人的视觉器官的审美能力,发展人们的色彩感、形体感、质感、韵律感、构图感、立体感及目测能力、透视能力和直观能力;音乐艺术培养听觉器官的审美能力,发展人们的节奏感、音色感、协调感、结构感;文学艺术培养言语器官的审美能力,发展人们领会和表达情感意蕴的素养。

通过课外艺术活动进行美育是课堂艺术教学的延伸和补充。课外艺术活动的形式多样。护理教育可以有针对性地对学生开展各种艺术活动,例如开展文学、音乐及美术方面知识的讲座,培养学生对音乐、美术作品的鉴赏能力,获得更大的审美享受;组织各种艺术节、文艺比赛等活动,提供学生感受美、鉴赏美和创造美的机会。

3.通过自然进行美育　生活中人们常常借助自然物的某种属性象征性地表达人类的某种思想感情,如出淤泥而不染的荷花、迎风斗雨的海燕、火山、雪景等都以其自然特征显示出令人神往的自然美,给人以高洁、勇敢、悦目的审美感受,人们常常对它们赋予高尚的品格。

组织学生欣赏自然美的形式很多,如郊游、野炊、篝火晚会等,并可结合自然景物、名胜古迹、风土人情、历史典故等,帮助学生从不同角度认识理解自然美,深刻体会有关的艺术作品,激发学生的爱国热情,加深对美的感受和理解。还可以指导学生摄影、写生、采集标本、创造诗文,以加深印象,提高其鉴赏美和创造美的能力。

4.通过日常生活进行美育　日常生活中的美是美育的又一重要源泉。生活中的美基本体现在人类改造自然和改造社会的劳动实践中。护理人员所从事的工作是对美的创造性实践。因此护理教育中,通过日常生活进行美育的重要形式是组织学生参加一定的社会活动和护理工作的实践。例如可以组织学生到城市、农村和少数民族地区进行社会调查,以开阔学生眼界,使学生感受和鉴别社会生活中的美丑,体验劳动人民思想感情的美。通过对复杂的社会生活的深刻认识和体验,学生对艺术作品的欣赏和理解能力也会相应提高。组织学生参加护理实践活动,使学生通过为不同类型的患者解除和为他们提供护理服务,感受平凡工作的美,体验为专业、为他人奉献的美。

（右江民族医学院　黄　娟）

第四节　个性化教育

随着教育改革的不断深入,高等教育人才培养个性化问题日益引起人们的重视。联合国教科文组织的报告《学会生存》一书指出:"教育即解放",教育的任务是"培养一个人的个性并为其进入现实世界开辟道路"。解放人的潜能,挖掘人的创造力,培养人的个性,促进人的全面发展,是教育的首要任务。实施个性化教育已成为教育改革和发展的普遍趋势。护理学专业是以人为服务对象的,从事护理工作的人员应具备丰富和良好的个性。

个性是一个多元化的概念。从哲学角度来看,个性是相对于共性而言的,个性是个体人的特殊性,指一个人不同于其他人的方面。从心理学角度来看,个性是个体所具有的稳定的心理特征,即具有一定倾向性的心理特征,它是在遗传、成熟和学习等因素的作用下,个体在需求、性格、能力、兴趣、价值观等方面表现出来的稳定的心理特征。个性包括个性倾向和个性特征两个方面。个性倾向是决定一个人的态度积极性的诱因系统,个性倾向主要包括需要、动机、理想、世界观。个性特征是指一个人经常的本质的心理活动,包括能力、气质和性格,保证个体典型的心理活动和行为一定质和量的水平。个性倾向是个性结构中最活跃的因素,是个性进行活动的基本动力,制约着所有的心理活动,表现出个性的积极性。

个性发展是指个性品质在形成由质变到量变的不断丰富和完善的过程。人的个性是发展的,学生个性发展是指学生从不稳定的、尚未定型的个性,发展为相对稳定的、定型的个性。个性是人的遗传特质和后天环境与人相互作用的"合金"。因此一个人的个性形成与发展受内在和外在的多种因素的影响。遗传、家庭、学校和社会等客观环境都为个性发展提供了条件,但要使个体形成丰富的、健康的、积极向上的个性,只有在培养个性的教育过程中才能实现。

个性化教育是培养个性化人的教育,是引导个体独特的内在潜能和资质发展的教育。它以尊重差异为前提,以提供多样化教育资源和自主选择为手段,以促进个体形成以主体性、创造性为本质特征的完美个性为目的。通过个性化教育,能使学生显示自己的独特价值,树立起自信心,形成创造性人格,以适应时代发展的需要。

一、个性化教育的原则

1.全面性原则　也称整体性原则。个性的发展要受到多种因素的影响,因此个性化教育应贯彻全面性原则。这里的全面性包括三个方面。第一是指教育对象全面,即教育要面向所有的学生,而不是个别尖子生或有特长的学生;第二是指内容全面,个性化教育应涉及个性的各个层次和维度;第三是指范围全面,无论家庭、社会、学校三位一体的宏观教育,还是单纯学校教育中的德、智、体、美等,都要渗透个性化教育,以促进学生个性品质全面发展或整体发展。

2.自主性原则　是指在设计个性化教育中一定要以学生的个性发展为本,突出学生的主体地位、自主地位,充分发挥其主动性和积极性。教育必须转换长期形成的"师本"教育观念,树立"生本"教育和主体教育的观念。教师的职责是帮助学生去发现、组织和管理知识,引导他们而非塑造他们。要创设民主的教育环境,培养学生自主学习的能力,提倡学生合作学习,调动学生的情感力量。通过学生自身的积极性,促使他们以主动的态度接受教育,使学生的潜能得到最大程度的开发,成为具有自尊、自信、自强、自律、自立等自主性品质的新生代。

3.针对性原则　是指个性化教育必须从学生的具体实际出发,纠正不良个性,发扬优良个性,最终使学生的个性能够顺应社会发展的客观要求。这是由个性的差异性所决定的。每个学生都有自己的心理特征、个性特点、兴趣爱好和不同的发展速度、水平,个性化教育应从每个学生不同的智能结构、认知特点和学习方式出发,在教学过程中,无论是教学内容的选择与组织,还是教学组织形式和教学方法的使用,都应做到有针对性,都必须考虑学生个性的独特性、差异性,注意发挥和培养学生的特殊才能。

4. 活动性原则 活动是个性发展的基本途径。活动性是个性化教育最明显的特征,要求学校为学生提供良好的活动环境,提供丰富的实践机会。校内校外、课内课外相结合,使学生的个性品质在实践活动中得到培养。

5. 适量性原则 指在纠正不良的个性和发展优良的个性方面要做到适度。如果出现矫枉过正或发挥过多的情况,就失去个性化教育的意义。譬如因材施教是差异教育,一方面要大力提倡和鼓励特长,采取开放的态度,让学生走向社会,获取尽可能多的参与机会,表现自己、锻炼自己、发现特长、培养特长。另一方面又要强调学生的自我控制和自我规范,在自由选择的基础上规范自己的言行举止。

6. 发展性原则 个性化教育不但重视学生现有个性品质的全面养成,更强调着眼于学生未来的发展。通过培养学生的学习能力、认知能力、发现能力、自我教育能力和创造能力,增进学生自我发展,让他们学会学习,提高信息加工能力和终身学习能力,以适应未来社会发展的要求。

二、个性化教育的内容

个性化教育的内容包括诸多方面,但最主要体现在对主体性、独特性、探究性、创造性和完整性等个性品质的教育等方面。

1. 主体性教育 主体性是个性的本质特征之一。每个人只有作为主体独立自主地支配自己的意识和活动,才可能是有个性的人,才能发扬人的积极性和创造性。个性化教育就是要培养这种主体精神。不能把个性化教育简单地归结为就是发展个人的兴趣、爱好。个性化教育强调人的价值、需要,强调学生既是受教育者也是自我教育的主体。个性化教育的内因是具有独立人格的个体,自主性的个体是客观环境的支配者和控制者,不盲目受环境的控制,也不盲目顺从他人。个性化教育要求教师重视激励学生的主动性,通过学生自主学习、自我管理和自我教育,实现其主体地位,培养学生自尊、自强、自立等自主性品质的个性。

2. 独特性教育 个性是一个人不同于他人的特点,是人与人的差异性,而差异性又源于个体的独特性,没有独特性就无所谓个性。正是因为人的个性具有独特性,因此才会呈现出千差万别的形态。个性的独特性源于个性成分或各要素间关系的相对差异性。这种差异表现在两个方面:第一,外部差异,即个体间在智力、情感与意志、性格上的差异;第二,内部差异,即个体内部由于生理和心理上各种成分要素发展不平衡所导致的诸多成分或要素间的差异。正是由于这种个性独特性的存在,世界才会千姿百态、充满朝气,人类生活才会姹紫嫣红、丰富多彩。也正是因为这种个性独特性的存在,性格迥异的政治家、军事家、思想家、外交家、经济学家、科学家、教育家等才会出现在人类历史的舞台上。可以说,个性的独特性不仅是一个人获得成功的前提,更是其存在价值的体现。只有发展学生独特性的教育,才是个性化教育。

学校的任务在于使每个学生都应当从事一件他自己感兴趣的事,每个学生都应该有一个进行自己喜欢的活动的角落,每个学生都应该有一门特别喜爱的学科,每个学生都应该有自己最喜爱阅读的书籍。总之,使每个学生在某一个领域,在某一个方面得到充分的发展,充分显示其个性。要促进学生独特性的发展,就要深入了解学生的个性。俄国教育家乌申斯基说过:"如果教育学希望从一切方面教育人,那么就必须首先也从一切方面去了解人。"了解学生的个性是培养良好个性的前提。

3. 探究性教育　人的个性具有探究性。这里的探究性,就是指探索与研究的特性,探索揭示人类、社会与自然的奥秘,研究分析其形成、发展与消亡的规律。每个人生来就有一种探究反射,这是一种先天的倾向。在这种反射的基础上,每个人都表现出各种不同的好奇心与各种不同的探究欲望。人的探究性推动着自然、社会以及人类自身的不断进步。

4. 创造性教育　创造性是人主体性的充分表现,也是个性发展的最高形式,是民族进步的灵魂。创造性作为个性特点,不仅是创造力的表现,也是创造意识、创造情感和创造能力的统一。创造性不仅是重要的个性品质、道德品质,也是现代人必备的个人素质。只有具备创造性的人,才能不拘于传统,不安于现状;才能乐于接受新事物、新观念;才能目标明确、思路开阔、想象丰富、兴趣广泛,善于调整自己的知识结构、思维方式、行为模式,表现出较强的应变力与适应力。所以,培养创造性是个性化教育的重要目标。个性化教育要努力为每个学生创设鼓励创造性的教育环境,形成一种培养创造性的机制,增强学生的创造意识,激发创造欲望和动机,发展创造性思维的认知能力,培养具有创造性的人格品质。

5. 完整性教育　个性是一个多层次、多维度的整体结构,包括动力结构、特征结构与调节结构,譬如需要、动机、兴趣、理想、信念、气质、性格、世界观、能力、自我意识等。这三个结构及具体内容彼此关联,相互制约,相互渗透。故此个性化教育要求三个结构要素的发展并重,培养学生个性的完整性和丰富性。

三、个性化教育的途径和方法

(一)制订发展学生个性的教育目标

教育目标决定着课程设置、教学组织、教学方法等各方面。个性化教育的第一步就是制订个性化教育的目标,即在教学目标上的个性化设计。美国提出个性化教育目标是培养社会需要的体力、智力、情感和伦理等各方面得到全面发展的人,同时又是个性鲜明、富有创造性的人。日本则将"重视个性的原则"作为第3次教育改革最基本的原则,特别提出了尊重个性、发展个性和施行个性教育的原则,即发展个人能力。教育管理者和专家应参考借鉴国际的先进做法,制定适合我国国情及各高校实际情况的个性化教育目标。

(二)设立适宜的课程管理模式

1. 课程设置　课程设置的总的原则为注重个性化。我国的基础课程由国家课程、地方课程、学校课程三部分构成。这三级课程主要考虑的是共性要求,而对于学生个性特点和需要的关注不够。为了充分照顾学生的个别差异,应当在已有三级课程的基础上,开发第四级课程:学生本位课程。学生本位课程是指依据学生个体特点和需要而设计的课程,它可以在教师指导下由学生自主设计,也可以由师生共同设计。学生课程把教育的自主权交给学生自己,学生在教师的指导下,通过自己来定位和定向,确立自己的学习与发展目标,并付诸实施,从中培养与构建学生自己的独立人格、自主学习意识、个别化学习方式和个性化发展取向。

2. 实行学分制与导师制　在高校实行学分制管理,有利于因材施教,培养良好个性。学分制的核心是选课制和弹性学制。学校要增大选修课程的比例,增强课程的多样化、灵活化和弹性化,以达到规定的学分为目标,学生根据自己的兴趣领域自由选择学习的课程。弹性学制指的是学生可以自己决定完成学业的年限。实行导师制就是给每位学生配备辅导教师,实行一位教师对若干个学生的点对点指导。导师制是实行学分制的保证,学生在导师指导下,自主选课程、上课时间、任课教师,自主安排学习进度。导师针对学生的个体差异,对学生的选课、专业发展方向、职业生涯规划等方面给予指导。

(三)实施个体化的教学方法

学校需要改变传统的教学方式,将"以教师为主体"改为"以学生为主体"。将学生从被动的知识接受者转变为主动的探索者和个性化的独立学习者和自我管理者。教学方法应该"以学定教""因材施教",教什么,教多久,怎样教,这些都应该根据学生的意向、需要、兴趣和能力水平变化而定,即教学形式的个别化。

个别化的教学形式强调对个人的判断和自我教育。按照每个学生的要求和能力,给每个学生制订一个学习计划。学校的时间不再被分成许多统一的课时,每个学生有一定的时间按照个人进度安排进行学习。教师在教学过程中要更多地进行指导,扮演一个指导者和顾问,而淡化"教"的意识。

学校还要充分利用现代化教学手段促进学生个性的发展,目前常见的教学手段有视听教材、多媒体课件、虚拟模拟系统、网络信息等。具有信息表达方式多样化、趣味性强、适合学生按自己的时间和节奏进行学习等优点。学校应为学生大力创设进行这方面学习的环境,为学生提供充足的学习资源。学生通过阅读自己喜爱的电子读物,丰富各自的知识,提高信息处理能力。

(四)建立多元化的教学评价方法

个性教育的教学评价方式应突出学生的主体地位,明确教师的主导地位,根据不同的教育对象,不同的学科,不同的教学要求采用不同的考核方式。可采取形成性考核与期末考核结合、笔试与口试结合、大作业与试卷结合,用综合能力展示代替传统考核等。

有学者提出下列几种评价方法:

1. 个性分析法　在学习活动前,通过学生的自我介绍及教师的综合考察,确定学生学习起点的评价方法。个性分析法一般采用描述性报告,它以文字形式对学生现有的发展状况进行清晰描述。这种报告的优点是教师能具体地把握每个学生的个性特征和个别差异,为每个学生的个性化教学设计提供基础。

2. 契约评价法　在学习活动前,教师简单描述学习内容和学习任务,通过对学生的引导与鼓励,使学生主动接受学习任务的评价方法。契约协定是通过师生之间的约定进行的,教师提供多种学习任务,学生可选择其中一项任务,签约后进行学习,经过一段时间的学习后,教师根据先前的契约给予评定。契约评价法的优点是最大限度地减少学生之间对学习竞争和分数的焦虑,使每个学生都可以获得学习成功的成就感。

3.同伴互评法　是鼓励学生对同伴的行为、学习状况和态度发表意见,培养学生初步的民主的批评与自我批评意识的评价方法。

4.自我评价法　是引导学生对自己的学习进行自我考察,鼓励学生多动脑,思考自己学习的优缺点的评价方法。

5.卷宗评价法　是给每个学生准备一个卷宗,教师对每个学生的学习进步情况、风格特点、兴趣爱好、优缺点等进行追踪式记录与评析,来整体把握学生学习进步的全过程,发现问题及时调整教学计划的评价方法。

6.成果展览法　是经过一段时间的学习后,每个学生以各种形式展现自己学习成果,体验成就感的评价方法。

(五)构建民主、平等、合作的师生关系

个性化教育应构建新型的民主、平等、合作型师生关系模式。教师要明确角色定位,由领导者变成学生学习的指导者、朋友、知己;尊重学生的人格和个性,遵循基本的人际交往准则,以平等的态度对待学生,深入学生,乐于和他们交往,尤其是以民主的方式指导教学活动进行个性交往,允许学生用不同的思想、观点、思路与教师进行平等交流,使学生掌握自身发展的主动权。在这样的师生关系与交往气氛中,容易唤起学生积极的学习动机和强烈的学习欲望,发展良好的个性品质。

(六)校园文化建设

在学校正式的教学之外,校园文化建设也是实施个性化教育的重要途径和方法。校园文化是一种隐性课程,是校园人在学校管理、教育、学习、生活过程中的活动方式和活动结果。校园文化分为四个层次:①物质文化,主要是校容校貌、教学设施等。②制度文化,是学校的各种规章制度,教学、科研和生活的模式,群体行为规范、习俗,学校的领导、管理体制等。③课程文化,主要指学校按教学计划和本校教育特色所设置的课程及其教学活动,以及课程文化的延伸部分,例如各种课外活动、文娱体育活动、社团活动、公益活动、社会实践活动等。④精神文化,主要包括校园文化观念、历史传统,被校园大多数成员所认可、遵循的共同的思想意识、价值观念和生活信念等,是以校风为核心的一种团体精神。

校园文化对学生的发展起到潜移默化的作用,也为学生个性的发展提供广阔的活动天地。校园文化是同学展示自我、塑造自我的非常宽松的环境。如高等学校的各种学生社团向学生敞开大门,为学生提供充分的选择机会。大学生既可以选择适合自己兴趣、爱好和个性发展的社团,也可以根据规定,申请成立新社团。学生社团是大学生发展个人兴趣和爱好的摇篮,是学生业余时间满足其个性化需求、引导个性发展的良好载体。

教师及相关管理人员应精心组织校园文化活动,开展内容丰富、形式新颖、吸引力强的思想教育、学术科技、文娱、体育等校园文化活动,把德育、智育、体育、美育渗透校园文化活动中,使大学生在活动中受益。另外,还要积极开拓校园文化建设新载体,充分发挥网络等新型媒体在校园文化建设中的重要作用。

(河南科技大学　陈海燕)

思与练

1. 结合罗杰斯人本主义思想论述对护理专业学生全面发展的启示。

2. 结合护理学专业特点论述实现德育的过程。

3. 结合实际论述在护理院校如何加强对护理专业学生的素质教育。

4. 根据全面发展的教育目的和个性化教育的原则与内容,以小组为单位,策划一份切实可行的班级文化建设方案。要求:有建设目标、建设内容、建设形式和方法、评价标准。

5. 李小鹏,男,21 岁,某校护理学专业大三学生,家庭经济条件较差,性格内向,大学录取时为其他专业调剂到护理学专业,常因自己作为男生被调剂到护理学专业而感到自卑,喜欢绘画和电子游戏,英语阅读能力一般,听说能力较差,基础护理操作练习不积极,也因此基础护理操作考试不及格。

(1)结合本章学习内容,试分析该生存在哪些方面的问题?

(2)设计一套对该生进行个性化教育的策略。

第十一章 护理教育中的评判性思维

第一节 评判性思维的特征

教与学导引

在课堂上,同学们围绕"曹冲称象"的故事展开了讨论。大家提出曹冲很好地运用了评判性思维,其中 A 同学说:"曹冲的评判性思维是一种创新思维,打破了规范性思考的条条框框。"B 同学则认为:"曹冲的评判性思维不单纯是创新,更重要的是找到了一个合理可行的称象办法。"

评判性思维(critical thinking),又译为批判性思维,作为一种普遍的思维活动,存在于不同的学科领域,目前尚没有一个公认统一的定义。"评判的"源于希腊文中的两个词——kriticos(意为提问、理解、分析和判断的能力)和 kriterion(意为标准)。从这些术语词源上看,评判性思维是基于恰当的评估标准的有辨别能力的判断。现有定义主要来源于哲学、心理学和教育学。下面是北美学者常用的一些对评判性思维的定义。

评判性思维这一概念最早由被称为评判性思维之父的美国教育家杜威提出,他当时提出"反省性思维":是对自己的一种信仰或所偏爱的某种知识形式,从它们所依存的基础上和可能得出的结论上进行积极的、持续的、仔细的审视。如果对所提议的内容照盘全收,那就是非批判地、非反省地思维。而反省性思维则意味着,在进一步的探究期间,判断被悬置。

1941 年,美国学者格拉泽提出评判性思维是知识、技能和态度的综合体,具体包括:①针对某些难题和或课题,以一种置身于其中的全方位体验的深思熟虑的方式去思考;②一套逻辑探究及逻辑推理的手段的学问;③运用这些方法的相关技能。

1987 年,恩尼斯指出:评判性思维是指在确定相信什么或者做什么时所进行的合理而成熟的思考。同一年,美国评判性思维中心主任理查德·保罗指出评判性思维是积极地、熟练地、灵巧地应用、分析、综合或评估由观察、实验、推理所获得的信息,并用其指导信念和行动。这个定义被美国评判性思维卓越组织沿用至今。

1989年,哈尔彭将评判性思维定义为"一个目标指向的、合理化的思维形式"。他认为"评判"就是强调对思维的评价,比如对某一观点所有证据的评价,而非仅仅是消极的含义。

1990年,在费星的带领下,美国哲学及协会通过一项多学科德尔菲研究,发表了《评判性思维:一份专家一致同意的关于教育评估的目标和指示的声明》,其关于评判性思维的定义:评判性思维是有目的的、自我调控的判断过程,包括阐述、分析、评价、推理及对证据、概念、方法、标准的解释说明,或对判断所依据的全部情景的考虑。完整意思上,评判性思维即包括技能维度,也包括气质维度。声明指出理想的评判性思维者习惯上是好奇的、见多识广的,相信推理,思想灵活、开放,能合理公正地做出评估,诚实地面对个人偏见,审慎地做出判断,乐于重新思考,对问题有清晰的认识,有条理地处理复杂问题,用心寻找相关信息,合理选择评价标准,专注于探究,坚持寻求学科和探究环境所允许的精确结果。由此指出了培养优秀的评判性思维者努力的方向,也是目前较为广泛的定义。

1993年,施奈德定义:评判性思维是通过运用创造性的、直觉的、逻辑推理和分析的心理过程进行信息的理解从而解决问题的一种能力。

1995年,保罗又提出了一个通俗的定义:评判性思维是当你思考时,想你所想,使你的思维更好、更清晰、更准确、更有说服力。

2001年,哈里斯提出:评判性思维是从审慎思虑的立场获取观点的一种方法。

尽管西方学者对评判性思维的理解多样,但都是基于以下两种维度。一个维度认为评判性思维是一种工具性或者非工具性的活动。如哈尔彭的观点就强调了评判性思维以目标驱使的本质特点;而保罗则认为评判性思维是一种抽象的、非工具性的活动过程。另一个维度则关注思维的活动性或目的性。例如哈里斯认为评判性思维是基于具体的视角进行思考的过程,其目的就是为了实现最大可能的适应,而这个过程特别强调的是"反思"。相反,恩尼斯则认为思维是基于当下、基于思考者的原有想法,因此,是一个设定性的过程。而这两个维度对应的评判性思维的本质区别是问题解决和认知。问题解决需要的是思考者带有目的性、设定性的思维,而认知则需要的是抽象持续的思考过程。由以上得知,这里提出评判性思维是一种理性的思维,其核心是反思基础上的一种认知过程,同时也是制订决策、解决问题的有效手段。

一、护理领域中的评判性思维

在护理学科领域中,学者们对评判性思维也未达成一致的定义,也没有一种公认的方法予以测量或评估评判性思维对护理质量的影响。

1995年,班德曼将护理中的评判性思维定义为:对观点、原则、推理、假设、论据、结论、问题、陈述、信念和行动理性的检验。这种检验是科学的推理,包括护理程序、决策和对争议问题的推理。

1996年,Miller和Babcock建议将护士的评判性思维定义为:当他们决定相信什么或者做什么时,考虑重点、语言、态度、参考框架、假设、证据、原因、结论、意义和情景的有目的的思考。

1997年,Jacobs将护理中的评判性思维定义为:逐渐独立的相关信息的不断综合、假设检验、形式的确定、结果的预测、决策的产生和行动的选择。

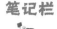

1998 年,美国高等护理教育学会(American Association of Colleges of Nursing,AACN)定义:评判性思维存在于独立和相互依赖的决策中,包括提问、分析、综合、诠释、推理、演绎和归纳、直觉、应用和创造。具体知识和技能表现为:运用护理和其他恰当的理论模型、伦理框架,运用护理和自然学科的研究为基础的知识作为护理实践的基础,掌握临床判断和决策的技能,进行自我反思并就专业实践与同事开展交流对话,通过数据的获取和不一致结果的质疑对照护机构进行评价,并允许对行为和目标进行调整,参与创造性的问题解决。

2000 年,Scheffer 和 Rubenfeld 重复了 APA 的一项德尔菲研究,咨询了来自 9 个国家的 55 名专家,经过了 5 轮咨询,对以下评判性思维的定义达到了 88% 的认同率:评判性思维是职业责任和高质量护理的重要组成部分。并提出和定义了评判性思维者的 10 项思维习惯:创造性、自信、考虑情景、变通性、知识完整性、探究性、直觉性、思想开放性、坚定性和反思性;7 项认知技能:分析、运用标准、辨别、逻辑推理、寻求信息、预测和转换知识。

2011 年,Bradshaw 和 Lowenstein 提出作为一名护理评判性思维者首先必须要有解决问题的态度或者欲望并能接受需要解决的问题。其次,要具备问题的相关知识。再次,还需要掌握在问题解决中应用知识的必要技能。可以看出,这个定义也是从态度、知识和技能三个领域对评判性思维进行了划分,与格拉泽的观点是一致的。

2012 年,Zenobia 提出了基于中华文化背景下护理专业学生视角的评判性思维:①评判性思维需要逻辑的推理,才能更好地理解世界并解决多元的问题;评判性思维强调提供优质的证据开展讨论而非仅仅提出意见。②每个人都可以开展不同程度的评判性思维,评判性思维是基于多元化视角的高质量的思维。③评判性思维打破了传统的思维,接受他人的意见,因此具有一定的创造性。之后,Zenobia 又提出评判性思维者的素养通常包括:收集信息,提问和调查,分析、评价和推理,问题解决和理论运用。

2013 年,台湾学者 ShuYan Chao 等人历时 2 年,通过焦点小组访谈和德尔菲研究确立了护士实践中的评判性思维和评判性思维者的特征。评判性思维指标以护理程序为维度,总计 37 项。①评估阶段:专业知识与技能,共 6 项;分析资料的清晰和准确性,共 5 项;诠释,共 5 项。②诊断阶段:估计和初步的假设,共 5 项。③计划阶段:推理、解释和预测目的,共 5 项。④实施阶段:依据计划实施,共 5 项。⑤评价阶段:自我评估和记录,共 6 项。评判性思维者的特性有 10 项:思维开放、积极追求真理、展现耐心和自信、开展自我反思、显示承认和纠正错误的勇气、展示中立的观点、拥有敏锐的观察技能、接受批评、显示良好的沟通技能、准确记录结果和行动。不难发现,ShuYan Chao 提出的评判性思维的指标对应的是技能层次,而特征反映的是态度层次。有别于过去对评判性思维概念抽象性的描述,这个概念框架的提出紧密结合了临床护理实践,并且通过行为指标进行描述,更为直观、易于理解,也更有助于在临床实践中的测量和评价。

2014 年,Mansooren 等人提出了护理教育中的评判性思维概念:评判性思维是一个逻辑性、情景性、目的性和以结果为导向的思维过程。这是一种习得的、不断发展能力,其发展因人而异。它的先决条件是全体师生的态度和技能,源自患者需求的系统整体的知识和护理学科的某些改变,比如:哲学课程在护理课程设置中的整合、基于专业标准和伦理准则的护理实践。评判性的思维过程可以推动个人明白专业使命,促进个人成长和个性发展,使人能够有向善心和良知。

回顾国外护理文献发现,许多学者强调"反思"既是评判性思维的本质,也是推动评判性思维发展的重要因素。Riddell(2007年)提出评判性思维是个复杂的过程,但有4点共性:反思;确认和评价假设;查询、解释和分析、推理和判断;对背景的考虑。但是,随着护理学科的发展和护理教育系统的改革深入,评判性思维的概念一直在发生着变化,新的要素在不断加入。如Jenkins(2011年)提出保持镇静和乐观也是评判性思维的组成要素。鉴于概念的不断变化和复杂性,导致了评判性思维在护理学科的应用中存在一定程度的混淆和不确定性,是临床护理人员、护理教育者和护生在使用评判性思维是会与其他一些相关的词汇混淆。

二、与评判性思维相关的概念

1. 创造性思维　创造一词根据《辞海》有"首创前所未有的事物"的意思,具有"首创"的性质。创造力是指个体在支持的环境下结合敏锐、流畅、变通、独创和精进的特性,通过思维的过程,对于事物产生不同的观点,赋予事物独特新颖的意义,其结果不但是自己也是他人获得满足。

对于创造性思维能力的定义,由于各自的研究领域不同,哲学家、教育学家及心理学家各有不同的看法。有人认为创造性思维能力是发明能力;有人认为它是发散思维、产生思维的能力;有人认为它是想象力;有人认为评判性思维包含了创造性思维。其实创造性思维不同于评判性思维,也不同于习惯性思维。在处理同一件事情上,习惯性思维者会思考常规的办法是什么,评判性思维者会思考这种办法是否合适及为什么合适,而创造性思维者则会寻求是否还有其他办法。创造性思维和评判性思维是高素质创新人才必须具备的两种能力,两者是相辅相成的。也有学者指出"创造性思维是对评判性思维的补充""运用创造性的方法能促使评判性思维的发展",这两句话说明创造性思维和评判性思维相互关联,也相互平衡。评判性思维重在"破",而创造性思维重在"立"。评判性思维是创造性思维的动力和基础,没有评判就没有创造。

创造力作为解决问题和产生新观点的重要技能,也是护士必须具备的能力。护理职业的特殊性使得经常会遭遇不可预期的情况,护理对象不同的背景、不同的健康状况,也要求护士能够打破常规,运用创造性的思维做出最佳的决定。因此,作为一名护理教育者,不仅需要具备创造性的思维开发新颖的教学策略吸引学生学习,更重要的是培养学生的创造性思维,使其成为卫生保健队伍里有价值的资源。目前,常用的有效培养学生创造性思维的护理教学策略有:自由式的学习、多元化的学习、学习自信心的培养和小组工作式的学习。教师可通过活动、任务、案例的形式允许学生的创造力得到自由发挥。同时,教师要尊重学生的观点,鼓励学生主动思考,并通过适当的反馈予以指引。

2. 决策制定　决策制定是人们生活中普遍存在的思维活动,是从两个或两个以上的可行方案中选择一个最佳方案的思维活动过程。Potter和Perry(2001年)指出,"决策时一个人面对问题或者情景,对行为方案必须做出选择的过程,决策时评判性思维的最后步骤,使问题得以解决"。他们还指出,护理临床决策过程要求护士进行周密的推理,以便根据患者的情况和首优问题选择最佳的方案。护理临床决策的根本目的

笔记栏

在于:护士在任何时候做出的临床决策都是要促进或保持患者的健康,而这和评判性思维的核心目标,即满足患者需要是一致的。在护理实践中,临床决策制订是护士最重要的临床职能,如确定患者的问题、解决方法及对结果的评价。另外,在实施护理、管理和进行其他活动等方面也需要做出决策。

护理临床决策程序由一系列既相互作用又彼此独立的步骤组成:确定问题、陈述目标、寻求备选方案并做出决断、实施方案、评价和反馈。评判性思维是临床决策和解决问题的思维基础,有效地运用评判性思维方法有助于做出合理的临床决策,实现评判性思维的核心目标。

3. 问题解决 "问题"在《现代汉语词典》中的解释为:①要求回答或解释的题目;②需要研究讨论并加以解决的矛盾、疑难问题;③关键,问题核心之处;④事故或意外。在问题解决中,重要讨论的是②所讲的问题。在认知心理学中,问题被分为两种类型:结构良好问题和机构不良问题。结构良好问题是按指定程序思维方式即可求得答案的问题,比如医学基础课的习题。结构不良问题是指情景不能、因素不定、不易找出解答线索的问题。在问题解决中,主要是指结构不良问题。

问题解决是指个人面对问题时,综合运用知识技能以达到解决问题的思维活动过程。Eisenhauer 和 Gendrop(1990 年)对问题解决的定义为:对关注的时间提出一个尽可能好的解决办法,因此,是所有专业实践都必不可少的组成部分。整个问题解决的过程始于护士发现患者的问题,并坚持不懈地寻求做出决策的要点,进而缓解乃至解决问题。问题解决的过程与护理程序的步骤基本是一致的,包括 5 个阶段:①发现问题,问题解决的第一步是发现问题,确定解决问题的需要,而问题的发现需要一定的好奇心和感应力。②收集资料,在确定问题后,要进一步收集有关的资料,如问题的已知条件是什么? 解决问题还需要什么信息? 应再寻找哪些资料等。③提出解决问题的方案:对于一个问题,可以有多个解决的方法,通过比较和评判性分析,根据具体的人力、物力和财力情况,选择最佳方案。④实施方案:在确定最佳方案后,付诸实施。⑤评价结果:在问题解决后,评价问题解决的结果。

在临床护理工作中,护士要不断解决各种问题才能提供更为安全、有效的护理。Potter 等学者认为护士常用的问题解决方法有 4 种。①试误:要求护士尝试各种不同的方法直到找到解决的方法。这种方法对护士来说效果不好,对于患者,则具有一定的危险性。②直觉:直觉是临床决策中的必要环节。这种直觉是通过经验和知识获得的,涉及对有着相似或不同背景的情景的直接理解,是一种智力和技能的体现。③实验:与试误相比,实验法更为可控。实验法以理论和研究为基础,所以比试误和直觉更为有效。在实验中,护士应用逻辑标准以尝试实现预期达到的结果。④科学方法:通过逻辑、系统的方法解决问题,科学方法的接受度高,是实验环境下最有用的方法。但其在护理实践中应用存在一定的限制。护理环境的特殊和复杂性很难实现科学条件的控制,往往许多问题同时存在,难以做到隔离其他情况仅就一个问题开展调查或者研究。

问题解决、决策制定和创造性思维这三种能力对于护理工作都非常重要,且是相互交织的。评判性思维是它们的基础,贯穿于创造性思维、决策制定和问题解决的整个过程。

三、评判性思维的重要性

21世纪的人类处于"信息超越"时代,人们时刻都扮演着信息决策者角色。为了有效地使用信息,需要评判性地阅读、聆听、观察、演讲和写作,而这些技能的基础就是评判性思维能力。鉴于社会发展日益依赖于信息,评判性思维已成为现代人才必备的核心能力之一。人们需具备对信息应用评判性思维的技能,并将自己的理解与他人进行有效沟通,进而运用所学的知识、技能和经验应对新的、更为复杂的情景。大学作为培养人才的阵地,将增进学生的评判性思维能力作为学校的关键目标之一,具备评判性思维成为对大学生毕业的要求,对学生进行评判性思维能力的培养和促进成为教育改革关注的重点。国际评判性思维的权威机构指出:评判性思维是构思教育改革和教育调整的心脏,因为它处于21世纪挑战的中心。

在护理领域,随着人们对卫生保健需求的日益增高,21世纪的护理范式从传统的任务导向到角色导向转变。护士涉足的领域除了照护患者,还包括社区、跨专业的合作、个案管理等,需要扮演照护者、领导者、教育者、协调者、研究者等多重角色,也就意味着护士必须具备决策能力,有效解决各种问题。因此,评判性思维在护理学科中的各个领域如临床护理、护理管理、护理教育、护理研究等都具有非常重要的意义。

(一)评判性思维在临床护理中的重要性

护理是一门独立的学科。在临床实践中,护理与医疗是合作关系而不是从属关系。现代护理理论和实践要求护理人员在临床实践中独立判断患者的健康状况、存在的护理问题和应当执行的护理措施。这就决定了护理人员必须具备一定的评判性思维能力。同时,护理实践是在由人所组成的复杂环境中进行的,护士面对不同保健需要的患者,必须以患者需求为中心,运用现代护理知识,结合护理实践的经验和科学循证的依据,同时考虑所处的护理环境,对患者的情形进行具体分析,来提供人性化、个体化、有效的护理措施,而不是简单地按照常规的护理步骤进行。因此,美国护士协会(American Nursing Association,ANA)颁布标准建立了评判性思维在护理程序中应用的框架以指导护理实践的开展。在护理实践中,运用评判性思维,通过系统、逻辑的思考方式,开放性的问题和对推理过程的不断反思,才能做出合理的临床判断和决策制订,有效解决相关问题,也才能保证护理实践的安全,实现照护质量的提升,推动护理学科的发展。

(二)评判性思维在护理教育总的重要性

评判性思维是护士应该具备的技能,因此,评判性思维必然也是护理教育的重要内容。随着社会发展和卫生改革的深入,评判性思维对护理教育的特殊意义日益显现。自20世纪80年代以来,国外的护理界就通过大量的试验证明了评判性思维与学生的教育成就密切相关。而能力导向的人才培养是护理学界所倡导的。因此,培养学生的评判性思维能力被看作护理教育最重要的职能,得到了各国护理学术组织、教育职能部门的广泛认可。

在美国,评判性思维技能是护理教育质量的评价标准,美国高等护理教育学会(AACN,1998年)、美国护理联盟(NLN,1992年)和美国护理认证委员会联盟(NLAC,2002年)确定评判性思维是本科护理教育的重要组成部分,要求护理院校明确学生评判性思维能力的评价标准。2001 年,英国高等教育质量保证署(Quality Assurance Agency for Higher Education,QAA)颁布了《护理教育的学科基准》,规定了护理毕业生的基本要求,其中包括了问题解决、资料收集和诠释时具备评判性思维能力,并在提供照护服务是综合考虑社会、文化、精神、法律、政治和经济的因素。2009 年,世界卫生组织颁布《专业护士及助产士起点教育全球标准》,要求护理毕业生需具备评判和分析思维,其课程设计标准为"教育项目要能够培养临床推理、解决问题和评判性思维能力"。同年,我国《本科医学教育标准——护理学专业》(试行)也把评判性思维能力培养作为本科护理教育的基本要求。

另外,美国护理联盟提出卓越护理教育的目标就是培养学生具备终身学习的能力,能够实现持续的自我发展,不断拓宽自我的知识和技能。具备评判性思维能力是护理学生置身于大量的专业性、技术性、进展性的知识,进行有选择性获取的关键环节。由此可见,只有具备评判性思维能力,才能适应护理职业实践的需要,在促进学科发展的同时,达到自我发展的目的。

总而言之,有效地培养学生的评判性思维能力已成为全球护理教育界关注的焦点。而对我国的护理教育而言,探索出适合国情的评判性思维的定义、科学的评价和有效的培养方法是目前的重要任务。

(三)评判性思维在护理管理中的重要性

护理管理工作内容包括人、财、物的管理,其重要职责之一就是做出各种决策,正确的决策时成功有效管理的重要保障。在复杂环境中决策的制定需要对各种现象、人群和事物进行分析,对传统的管理思想、管理方法进行质疑,采用新型有效的管理方法。因此,为实施科学化、人性化的护理管理并不断提高护理质量的控制水平,都需要护理管理者的评判性思维意识和能力。

(四)评判性思维在护理研究中的重要性

在护理研究过程中,其首要步骤就是对各种观点、方法、现象、常规等的好奇与质疑,发现问题,收集相关资料,在众多的信息资料中发现对该问题有用的资料并在此基础上进行调查或实验,最后以有力的证据提出新观点、模式和方法。在这些步骤中,护理研究者必须具备评判性思维的能力和意识。

第二节　护理中的评判性思维的培养

教与学导引

　　一位护生记录了她在心内科的见习经历:今天去心内科见习,老师非常有耐心,学到了很多东西,老师建议我把今天的见习经历写下来,我觉得这是个 good idea。

　　今天遇到了一次抢救,一位中年女患者自述她感到胸闷,并咳粉红色泡沫痰。我立即告诉了老师……

　　抢救后,老师把所有实习生叫到一起,问:"刚才那名患者发生了什么情况?"

"左心衰?"

"对,是左心衰,是什么原因引起的?遇到这样的患者该怎么处理?"带着疑问,老师让我们回忆了整个事情处理过程。这件事让我意识到:护士的细心观察和准确分析能力对患者的生命安危是如此重要。

问题与思考:

1.该案例中老师运用哪些教学方法培养学生的评判性思维?请列出其他常用的教学方法。

2.学生日记能否用于评价学生的评判性思维?请列举常用的评价方法。

对护理人才评判性思维的培养和开发是现代护理教育的重要任务,它不仅关系护士个人的发展,更是现代社会发展的迫切需要。评判性思维是面对相信什么或做什么而做出合理决定的思维能力。就如何培养这种能力而言,评判性思维指的是培养和训练思维能力的一种方法。这个方法引导人们树立深思熟虑的思考态度,尤其是理智的怀疑和反思态度,帮助养成清晰性、一致性、相关性、正当性和预见性等良好的思维品质;可以培养对相信什么或做什么时做出合理决策的思维技能。对大学生,尤其是护理专业学生来说,具备一些理智的怀疑和反思精神,养成深思熟虑和严谨审慎的思考态度,追求清晰性、正当性、一致性和可靠性的思维习惯,以及独立自主和自我校正的思维技能,要比储备知识具有更为重要的意义。

一、学生评判性思维发展的阶段

教师在进行促进学生评判性思维能力教学时应遵循评判性思维发展的规律,这对促进学生评判性思维的发展至关重要。评判性思维发展的规律和特征是教育教学改革的基础,只有遵循这一规律,教学策略的改革才能有的放矢,取得成效。Linda 和 Paul 指出,学生评判性思维发展要经历 6 个阶段,每个阶段有不同的特征和相应的教学指导。

(一)阶段一:非反思性思考者

非反思性思考者通常难以意识到思维在生活中扮演的重要角色和思维问题所导致的许多问题。他们缺乏明确评估自己的思维并予以改进的能力。对于老师来说,必须认识到对于这些高中毕业生进入大学的学生,绝大多数都处于非反思型思考者的阶段,他们并不知道自己的思维是结构化的,更不知道如何进行评估和改进。因此,在思考中遇到问题时,缺乏发现和确定问题的能力。但是,大多数老师似乎并没有意识到学生的这种无意识状态,很少去帮助学生发现他们的思维。这种现状有待于转变。

(二)阶段二:挑战性思考者

当思考者开始意识到思维在生活中扮演的重要角色,并承认思维不足所导致的许多严重的问题时,他们就步入了挑战阶段。作为老师,必须认识到挑战学生的重要性,认识到学生尽管是思考者,但他们的思维也经常走偏。老师需要在班级中引导开展思维是讨论,可通过设计班级活动明确要求学生思考他们的思维;要求学生检验自身思维的优点和不足,讨论思维的区别;向学生介绍思维的组成和评估的标准。

（三）阶段三：初级思考者

初级思考者能够积极应对挑战并明确把握对生活各领域的思考。这个阶段的思考者能够认识自我思维中存在的问题，并开始尝试理解如何改变和改进。基于这些认识，初级思考者开始修正他们思维的某个方面，但限于他们有限的观察力，难以深入到思维问题的本质。更重要的是，对于思维的改进，他们还缺乏系统规划，因此，努力往往都是随意的。作为老师，需要学生认识到自己思维的缺陷，只有规律的练习才能成为一个好的思考者。老师不仅要寻求机会鼓励学生进行优质的思考，而且要帮助他们理解如何养成好的思维习惯。为了能够更好地听、读、写，他们需要规律地做些什么。

（四）阶段四：思维的实践者

这个阶段的思考者已经意识都自己需要养成把握思维的习惯。他们不但认识到思维中存在的问题，而且也知道需要全面、系统地去解决这些问题。基于对规律化实践需求的认知，他们会在不同领域积极进行思维分析。但是，尽管思维的实践者尝试用系统方法解决思维问题，他们仍然缺乏深入的观察力，因此，很难发现思维中深层次的问题。在这个阶段，老师需要教会学生无论处于什么情况，都必须采用确切的可预测的思维结构：思维都是问题驱使的，因此需要带有目的性地寻找问题的答案；回答问题需要信息，对信息予以解释，而这些解释都是基于一定的假设和暗示，所有这些都涉及某个观点或者概念。

（五）阶段五：高级思考者

高级思考者已经养成了什么才是有效的思维的习惯。基于这些习惯，他们不仅能够对生活重要领域进行积极分析，而且还能较为深入地洞察问题。尽管这样，他们还不能始终对生活所有领域进行高层次的思维，有时还是会陷入自我中心和一边倒的推理中。Paul 认为要到大学甚至更高层次，学生才能成为高级的思考者。因此，作为老师，更重要的是要学生知道如何成为一个高级的思考者。要让学生把成为高级思考者作为一个重要的目标而努力，引导讨论智力的完整性、坚韧性、勇气和公正，以帮助学生认识到思维中的自我中心主义和社会中心主义。

（六）阶段六：高超思考者

高超思考者不仅能够系统地把握自我的思考，而且能持续监控、修订和重新思考持续改进思维的策略。他们已经将基本的思考技能内化。因此，评判性思维对于他们来说，既是有意识的，也是出于直觉。通过自我评估的广泛经验和实践，高超思考者不仅能系统积极地评估生活的所有领域，还能不断发展对问题深入思考的新视角。他们是公平的思考者，有着很高的思维层次，但基于自我中心主义天性，其思维也并不完美。对于大多数学生，很难成为高超思考者。同样，重要的是让他们认识到怎样成为一个高超思考者。意识到通过日积月累的思维练习，将思考技能变成他们的特征，那么，成为高超思考者就能实现。

此外，教师还应遵循以下原则：①维护评判性思维者的自我价值。进行评判性思维的教学不能否定学生的自我价值，应该在其基础上发展和完善学生的世界观，促进学生的成长。②注意倾向评判性思维者的观点。教师应该让大家意识到，无论是老师还是学生，没有一个人是知道所有答案的，并且没有一个答案适合所有的情况。教师对评判性思维者的观点应该给予支持并进行开放式讨论，鼓励学生敢于冒险的精神。

③表达出对于评判性思维者所做的努力的支持。在教学过程中,鼓励学生提出关于问题的新见解,对于学生的努力应该给予积极的反馈。④反思、反映评判性思维者的观点和行动。对于问题的解决过程进行反思,提倡学生记录反思日记,进一步理清思路,促进合理地解决问题。⑤鼓励学生进行评判性的思考。在教学过程中,恰当地提出问题,启发、引导学生进行评判性思考,通过评判性思考提高学生评判性思维能力。⑥定期评估评判性思维的发展。评判性思维是在一定理念下的指导下进行的,定期评估学生评判性思维能力的情况,选择合适的工具对课程及教学效果进行评价,以促进课程和教学改革。

二、培养评判性思维的策略

如何发展学生的评判性思维能力呢?美国哲学家杜威强调,一位优秀的思考者必须能够同时把正确的态度和原则性知识结合起来,并将二者融为一体。引导思考者树立深思熟虑的思考态度,尤其是理智的怀疑进而反思态度,这是培养评判性思维的开端。思考态度是一种思维倾向,它能引导向优秀思考者的方向不断努力;帮助思考者养成清晰性、一致性、相关性、正当性和预见性等到的思维品质,这是培养评判性思维的基础;学习面对相信什么或做什么时做出合理决策的一系列技术和方法,并结合大量的思维训练学会如何在日常思维实际中运用这些技术和方法,是培养评判性思维的核心。意味着评判性思维是帮助人们树立并强化好的思维态度、培育并养成好的思维品质的理想途径。

由此可见,评判性思维并不容易,而发展评判性思维的技能需要付出努力,并运用一定的策略。当然,对于护理教育者来说,有许多策略可发展护理专业学生和护士的评判性思维。但是,在讨论具体的教学和评价策略前,Sandra(2003年)提出首先考虑一个重要的基础问题,即提供培养评判性思维的学习条件。

(一)创设评判性思维的正向学习条件

对于护理教师,很重要的是创设一个正向的学习环境。在这样的环境中,学生能够感受到自我的价值,感受到他们的努力被支持,对他们的观点有所反馈,并鼓励学习者之间开展互动。这样的环境能使学习者积极倾听,在互动中创造机会,他们之间也会敞开心扉分享观点,并共同承担学习的风险。在这个过程中,学生不再按照教师安排的所谓的正确方式前行,他们可能会走弯路,但收获也会更多。

1. 教师角色的转换 评判性思维的教学要求教师和学生把学习视为一种职责的分担。这是一个平等、民主的学习环境,学生享有较大自主权控制学习的进程,他们明确自我需求,并动用各种资源满足需求,开展自我评价。作为教师,在教学中的角色要有所转变,从知识的传递者、对错的公断人转变为学生学习的指导者、促进者和同伴。教师的主要职责就是在给予支持的同时,推动和挑战学生进行学习。

因此,鼓励教师运用沉默进行反思,介绍争议,并帮助学生学习如何处理。还可以通过角色榜样示范评判性思维。这就要求教师自己也要具备评判性思维的能力,譬如教师在讲授对某个患者的护理诊断时,应说出自己判断的依据和思路。但是必须注意提醒学生,方法远远不止一种,教师的展示仅仅是其中一种正确的方法。对于教师,更重要的是学会说"不知道",要学会退出聚光灯下的中心位置。

2.教学外在条件的建设 进行评判性思维教学教学需要学校具备必需的资源,如图书馆提供丰富的图书资料及文献资料,相应的合理的课程设置,如哲学、逻辑学、心理学等,授课所需要的教学设施等充足的资源。学校教师需要开展科学研究,探索适合学生进行评判性思维学习的有效教学策略和模式,精心设计教学内容,精心设计教学内容,以促进教学效果。

3.学生自身的准备 学生对于评判性思维的教学要有一定的心理和知识准备。现阶段我国主导的传统教学模式还是接受式学习,学生以被动接受为主,缺乏学习的主动性。在推进评判性思维的教学中,尽管老师会提供一些支持性的策略,比如框架、指引、案例等,但这些支持会逐渐减少,而挑战性的策略会逐渐增多,比如自主选择、自我指引、灵活性、抽象思维、独立自主、反思、团队合作、多元化视角和价值观、冲突、模糊和不确定性信息。因此,对于学生来说,学习中就要做好直面挑战的准备,学会在挑战和支持中寻求平衡,实现评判性思维能力的不断发展。此外,学生还需要做好相关的教育学、哲学、心理学和逻辑学的知识准备。

(二)进行评判性思维的课程设置

评判性思维能力的培养需要有相关课程的建设和开发,关于课程,众多教育研究者、哲学家、心理学家和教师开展了诸多的讨论和实验,提出了3种课程模式。

1.独立的评判性思维课程 包括哲学和教育学家利普曼、心理学家斯滕伯格在内的很多学者都主张建设一门独立的、有别于其他学科的评判性思维课程。他们认为如果将评判性思维融入传统学科教学,会导致两者之间的冲突。要设立一门独立的评判性思维课程,不涉及过多的学科知识,而将重点放在评判性思维的方法、态度的训练以及习惯的养成。目前,在我国仅有少数学习开设了独立的护理评判性思维课程,且这类课程往往在高校仅作为通选课程来开设。

2.渗透于传统的学科课程的融合课程 对于独立课程模式,有学者提出质疑,认为每个领域进行评判性思维需要理解该领域的专业问题。正如麦克白在《评判性思维与教育》一书中所描述那样:评判性思维是对问题进行恰当的反思性质疑,而要指导如何以及何时有效地进行这种反思性质疑,首先必须了解所质疑的问题的所属领域。因此,仅仅学习一门思维课程是不够的,学生必须在具体的学科课程中学习思维。而"融合课程"就是在传统的学校课程中列入评判性思维的教学目标,并且加入一些评判性思维的内容和练习,学校课程表不需做任何改变。这种做法在许多学科的教学中较为多见。

Caroline R. Ellermann(2004年)提出将评判性思维的逻辑模型整合到护理课程中,他认为在护理教学中使用逻辑模型可以增加对话、情景、时间和反思,逻辑模型的这四个要素也是护理实践必需的评判性思维的核心要素,正确理解逻辑的因果关系是提高评判性思维的途径。通过促进特定知识、经验、评判性思维能力、态度和职业标准来得出正确决策。

3."独立课程"和"融合课程"的综合化 另一种主张是"综合化"的评判性思维课程,即将两者结合起来。有学者认为,"独立课程"和"融合课程"的统一,可以是评判性思维能力的培养获得更大的效益。这种综合化思路,意味着学校不必再纠缠于两种课程的选择,而是可以将独立的思维技能教学与常规课程中的思维教学结合起来,相互提供评判性思维技能规则和相关内容,在反复的练习中促进学生评判性思维能力

笔记栏

的发展。

但必须指出,3 种课程模式都应该遵循以能力为导向,即以培养学生的评判性思维的态度、知识和技能的综合素质为宗旨,作为课程设置的重要原则。

(三)探索促进评判性思维的教学方法

不论是独立的评判性思维课程的设置,还是融合或综合化的课程,都需要通过具体的教学活动予以落实。国内外许多教育研究者都非常重视评判性思维的教学研究,开展了积极的探讨。具体措施有:

1. 讨论法 早在 1953 年,Bloom 提出讨论法比起讲授法在培养思维的作用中更为有效。主要原因为:讨论时人的思维更为集中;讲授时出现无关和被动想法的频率是讨论时的 2 倍。在传统的讲授中,学生很少对老师的言论、主题进行思考,更极少数会对讲授中的观点予以整合并尝试进行问题解决。因此,讨论法被认为是有效促进学生评判性思维发展的方法之一。

在讨论中,为了提高评判性思维能力,教师可采用行为榜样法示范评判性思维并仅对学生难以理解的问题予以解答。教师或者其他学时对某个问题的解答并不是因为回答者是方面的权威,知晓答案,仅仅是对他人做出习惯性的反馈。另一种有效的讨论法就是学生通过问题进行思考,明确已知的和未知的,列出可能的假设。教师在这个过程总引导讨论,指出忽略的要点并进行适当总结。

2. 提出问题 为了促进学生评判性思维的发展,在课堂、临床、会议以及面对面的沟通时,教师一定要注意提问的质量。高质量的问题应要求学生进行思考和推理,帮助学生去探索和理解不同的观点。Colucciello(1997 年)认为作为教育者,提出的问题可以帮助学生理清思路,发展思维的深度和广度,并能推动学生实现从护理角色的扮演到对问题的内化为成熟的护理实践者。所以,要尽量减少提出客观性问题诸如"哪项正确"或因个人偏好存在多个答案的问题,比如"你喜欢 A、B 还是 C?"这两种问题都被视为是无效的提问。对于培养评判性思维,常用的提问方法有:

(1)苏格拉底问答法 又称"产婆术""头脑助产术",被认为是较为经典的一种提问方式。其本质在于提出一些问题,通过不断提问来暴露对方观点中的错误,是对方对自己的错误和缺陷有所认识,从而接近正确合理的本质。在这个方法中,教师通过提问激发他人的思维,并对所有的反馈和提问均以问题的方式进行回答,最终实现帮助他人解决问题并促进思维的进一步发展。

(2)结构性争论 由 John 和 Smith 在 1991 年提出,通过有目的地介绍争议性问题,来提高人的思维、认知,实现有效的学习。运用分组讨论合作学习方式,透过正反立场互换,使学生深入探讨分析重要的护理议题。这种方式与一般的讨论相比,更能凸显议题的争论点,在争论中,学生不仅运用客观知识,还需要推理决策,并能通过循证的方式支撑达成的一致性的结论。具体实施包括引导、讨论和补充三个阶段。

3. 概念地图 作为元认知的工具,概念地图能帮助学生看到自己的思考和推理,指导学生基于一定情景进行问题的思考,做出目的性的判断。由于该方法较为灵活、规则少、易于教学,在护理教学和研究中发挥了越来越大的作用。这种方法是将潜在于命题框架中的一系列概念以图解的方式分层联系而成的复杂计划或者方案,是一种等级式地图。它需要学习者在具体情境中对涉及的概念进行区别、整合,确认优先顺序,在概念间建立有意义的联结。Wheeler 等人的实验研究表明:概念地图相对于传统的护理计划更有助于学生评判性思维技能的提高,可以使学生获得丰富、有效、结构合理的网络化的认知结构,使学生根据自己的认知风格真正理解抽象的概念,提高学习效率。

4. PBL　PBL 主要是在真实的情景和案例引导学生对这些特殊情景进行讨论的基础上进行的教学方法,被视为培养学生评判性思维和解决问题能力的一种有效的教学方法。Candan(2007 年)研究发现比起来传统课堂教学,PBL 对护理学生评判性色能力的提升,尤其是在寻求真理和开放思想上有显著促进作用。在案例教学过程中,学生是基于解决问题的需要开展学习而非教师提出学习需求。一个团队中,每位学生都需要贡献自己的智慧,为分析问题做准备,在讨论和查阅资料的过程中梳理清楚事情的来龙去脉,形成自己的独立见解,明确选择,评价这些决定和行为结果。教师对于学生来说则意味着专家资源,更多都是引导学生查阅信息,进行价值,分析存在的问题,并运用循证的方法对结论给予支持,制定决策以及其他评判性技能的运用。

5. 反思学习　反思学习的概念及策略是由美国护理学者 Boyed 和 Fales 于 20 世纪 80 年代提出的,他们认为反思学习可使学生更好地利用经验,从经验中发现新的观念和信息,通过反思可增强自我意识和促进评判性思维能力的发展。反思学习的方法具体有:①教材互动,教材是学生学习的重要资源,如何在阅读教材中发展学生的评判性思维? 对此,Abeglen 和 Conger 提出了教材互动法。在这个教学过程中,学生在课前对教材进行阅读,完成预习。通过阅读,学生提出问题:有哪些假设有待验证? 信息中是否存在冲突? 得出的结论尚缺乏哪些充分的证据? 互动结果可以在课前交给教师进行分析或者在班级、小组内开展讨论。这种方法的目的就是发展学生质疑、批判的精神。②反思日记,常用于临床护理实践,要求学生以日记的形式记录实践中的所见所闻、所感所悟。这种叙事性的方法鼓励学生不仅记录自己的经历、观点,也可以将自己的情绪进行安全的反思、关注、深入,但不带有任何判断性质。真正最为有效的反馈需要教师投入和学生书写日记一样甚至更多的时间进行阅读和评论。③实践反思讨论法,是国内学者在国内护理教育的实际基础上提出的。该方法包括实践中保持探究质疑态度、实践后书写反思日记、实践告一段落后组织讨论、教师评阅反思日记。研究证明,该方法对于发展学生的评判性思维、提高自信和环境适应能力、增加实践的丰富性和多样性、反省自我情感和态度、确立正确学科价值观有显著效果。

另外,还有许多教学方法,比如案例学习、合作学习、文档法、现象法、概念分析和澄清等可以通过在正性的学习环境中实施,从而达到培养学生评判性色的效果。

(四)开展积极的教学反馈和评价

1. 对评判性思维教学进行积极反馈　在教学过程中,对于学生的积极思考和问题回答要给你积极反馈,为学生创造一种无压力的环境,减轻学生上课的心理压力。应该让学生意识到,无论是教师还是学生,没有一个人是知道所有答案的,并且没有一个答案是适合所有情况的。教师要支持学生开放式的讨论和敢于冒险的精神,允许学生犯错误,并反思所学内容,与自己的经验相联系,然后将所学内容转化为认知。

2. 对评判性思维的教学效果进行评价　在进行教学评价时,情景性项目应加入到考试中。情景可以是临床情景的描述、在实践中可能要面对的问题或者患者的资料,资料应该为分析提供充足的信息,但不宜太长。要注意,情景性问题要适合学生的水平,不一定有固定的格式,但是应该是开放性问题,这些有利于学生展开分析。这类问题的优点是不仅评估了学生的决策能力,而且评估了学生做出决策的思考过程。

三、评判性思维能力的评价方法

评价评判性思维主要基于两大理由:①学生了解自己思维的优势和不足;②教师和管理人员判断护士(生)胜任临床护理实践的重要依据。评判性思维能力评价方法较多。Facione(1996 年)认为多模型的评价项目是了解学生评判性思维能力的最合适的方法。其中,运用标准化的工具测评是评价评判性思维的常用手段之一,现介绍几种方法。

(一)一般的评判性思维测量工具

1.加利福尼亚评判性思维技能测试(California critical thinking skills test,CCTST) 费星等人编制,于 1990 年由加利福尼亚学术出版社出版。测试适用于大学生,也可以是高中生。该测试为多项选择题,总计 34 题,由分析、评价、解释、推理、演绎和自我规范组成。

2.加利福尼亚评判性思维倾向问卷(California critical thinking disposition inventory,CCTDI) 费星等人编制,是一种评价评判性思维倾向的多项选择测验,总计 75 个条目,包括寻求真相、开放思想、分析能力、系统化能力、评判思维的自信心、求知欲、成熟度,适合自我评价和研究的用途。

3.华生—格拉泽评判性思维评价(Watson-Glaser critical thinking appraisal,WGCTA) 由华生和格拉泽于 1980 年编制,适用于 9 年级以上的学生和成年人。由 80 个条目组成多项选择测验,包括归纳、假设识别、演绎、判断结论是否可信、对争论的评价几个部分。

以上 3 个测验量表是应用最为广泛的工具。

4.学习环境偏好问卷(learning environment preference test,LEP) 该工具是基于 Perry 的认知发展理论发展而来的,由 65 个条目组成,包括 5 个领域,分别是教学内容、教师的角色、学生或同伴的角色、教室氛围和活动、教学评价。

5.康奈尔评判性思维测验 X 水平由恩尼斯和米尔曼编制,适用对象为 4~14 年级学生,包括归纳、可信性、观察、演绎和假设确认几个部分。

6.康奈尔评判性思维测验 Z 水平由恩尼斯和米尔曼编制,适用对象为大学生和成年人,也可用于程度高的高中生,包括归纳、可信性、预测和实验计划、谬论(尤其是模棱两可的话)、演绎、定义和假设识别等部分。

(二)护理领域常用的评判性思维测量工具

在护理领域许多研究中使用华生-格拉泽研制的 WGCTA 评价验证评判性思维和其他变量(如临床决策、注册护士考试成绩、临床表现)的关系。费星研究的 CCTDI 和 CCTST 也被应用于护理专业学生评判性思维的测定。但是专门针对护理人员使用的量表较少,现介绍如下:

1.临床护理实践/注册护士评判性思维测试(critical thinking inclinical nursing practice/RN test) 由美国护理联盟 2001 年颁布。有 120 个条目,反映了 21 项评判性思维的行为,例如循证解释、判断证据的价值、检验偏差。每种行为都涉及了评判性思维的技能,如解释、评价、分析。此外,该量表也反映了护理程序和 9 个领域的护理内容(研究、文化、精神系统、健康促进/疾病管理、患者教育/赋权)。

2. 护理专业学生评判性思维测评(critical thinking skill test for nursing students)由 Kim Nam Cho 等韩国学者与 2014 年编制。适用对象为护理专业学生。有 30 道多项选择题,包含分析、推理、评价、综合性思维 4 个领域 27 项技能。

(三)考试测评

除了标准化的量表测评,考试测评也是一种常用的了解学生评判性思维的方式、评价高层次认知能力时,考试题目要合乎两个标准:①使用新的信息或材料,这些信息或材料应是学生在以往学习中未遇到过的。②提供的材料是提供学生思考使用的并因此而得出答案,而非直接得出答案。因此,在进行评价时多考虑情境性问题,题型可以为选择题或问答题。Morrison 和 Free 提出这种试题出题的四项原则:①试题要有理论依据,使学生所得出的正确答案建立在充分的理论依据上;②试题的水平在应用层次或以上;③需要多重逻辑思维来回答问题;④高度的辨别力,尤其在选择题的题型上,答案选项应该有最优选项。

(四)其他评价方式

1. 概念地图　地图中呈现的概念间的等级组织、概念间关系的合理性和有效性、连接的数量和重要性、信息的完成度等,都可以成为评价个人评判性思维的指标。

2. 行为指标观察　真实测量个人的能力、价值观包括评判性思维、并不是看个体锁了什么或者看认知测试的得分,而是看他具体做了什么、可观察的行为指标可包括(但不限于):允许偏见和个人倾向;忍受不同的观点;识别关系,根据新的或不充分的数据悬置或调整判断。尽管行为观察需要花费较长的时间并带有一定的主观判断,但也是最可信、最强大,并且可在需要任何时间都能够实施的评价方法。

3. 学生文档　可包括文章、日记、学习计划或者其他记录思维发展的文件。随着时间的推移,发现学生在提问的技巧性、对背景的关注度、行为和决策的自我反思、不同情境下细微状况的辨识度、自我评价方法方面的改进。该方法的优势在于其评价证据的丰富性。

(河南科技大学　陈海燕)

思与练

1. 如果一个护士具备较好的解决问题的能力,是否可以判断他具备评判性思维的能力?
2. 简述学生评判性思维发展的阶段和特征。
3. 病区收治了一位年轻的 1 型糖尿病患者,17 岁,男性。作为一名护士,你要指导他开展自我管理。你意识到患者需要具备一定的评判性思维能力以实现长期的管理。如何评估这位患者是否具备评判性思维的能力?

参考文献

[1]姜安丽.护理教育学[M].3 版.北京:人民卫生出版社,2014.

[2]夏海鸥,孙宏玉.护理教育理论与实践[M].北京:人民卫生出版社,2012.

[3]范秀珍.教育心理学与护理教育[M].北京:人民卫生出版社,2011.

[4]孙宏玉.护理教育学[M].北京:北京大学医学出版社,2009.

[5]李丽萍.护理教育学[M].杭州:浙江大学出版社,2009.

[6]李小寒.护理教育学[M].2 版.北京:人民卫生出版社,2013.

[7]刘冰,吴之明.护理教育学[M].南通:江苏凤凰科学技术出版社,2013.

[8]姜安丽.护理教育学[M].3 版.北京:人民卫生出版社,2012.

[9]黎加厚.新教育目标分类学概论[M].上海:上海教育出版社,2010.

[10]朱雪梅,潘杰.护理教育学[M].武汉:华中科技大学出版社,2016.

[11]王霞,王建萍,高立艳,等.本科护理教育培养目标的现状研究[J].护理研究,
2011,25(21):1 881-1 883.

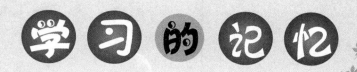

小事拾遗：

_____

_____

_____

_____

_____

_____

_____

学习感想：

_____

_____

_____

_____

_____

_____

　　学习的过程是知识积累的过程，也是提升能力、稳步成长的阶梯，大家的注释、理解汇集成无限的缘分、友情和牵挂，请简单手记这一过程中的某些"小事"，再回首时定会有所发现、有所感悟！

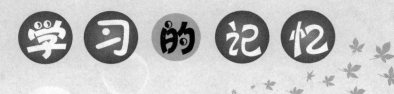

姓名：_____

本人于20____年____月至20____年____月参加了本课程的学习

此处粘贴照片

任课老师：_____　_____　　班主任：_____

班长或学生干部：_____　_____　_____

我的教室（请手写同学的名字，标记我的座位以及前后左右相邻同学的座位）